Beiträge zur Gesundheitsökonomie und Versorgungsforschung (Band 54)
Andreas Storm (Herausgeber)

Pflegereport 2025

dak.de/forschung-1288

Beiträge zur Gesundheitsökonomie und Versorgungsforschung (Band 54)

Pflegereport 2025
Pflege vor Ort – zwischen Anspruch und Wirklichkeit
Perspektiven für ein verlässliches Pflegesystem

Herausgeber:
Andreas Storm, Vorsitzender des Vorstands der DAK-Gesundheit
DAK-Gesundheit
Nagelsweg 27-31, D-20097 Hamburg

Autor:
Prof. Dr. habil. Thomas Klie
AGP Sozialforschung
Bugginger Straße 38, D-79114 Freiburg

Unter Mitarbeit von
Dr. Wilhelm Haumann, Dr. h. c. Helmut Hildebrandt, Philip Lewin, Dr. Mareike Mähs, Sam Schwierk, Isabel Schön, Pascal Wendel, Marco Zeptner

Redaktion:
Stefanie Oyoyo, Pablo Rischard, Isabel Schön, Sam Schwierk

Hamburg/Freiburg
Mai 2025

Bibliografische Informationen der Deutschen Nationalbibliothek
Die Deutsche Nationalbibliothek verzeichnet diese Publikation in der
Deutschen Nationalbibliografie; detaillierte bibliografische Daten sind im Internet über
http://dnb.d-nb.de abrufbar.

Bei der Herstellung des Werkes haben wir uns zukunftsbewusst für umweltverträgliche und wiederverwertbare Materialien entschieden. Der Inhalt ist auf elementar chlorfreiem Papier gedruckt.

MIX
Papier | Fördert gute Waldnutzung
FSC® C013205
FSC www.fsc.org

Alte Eppelheimer Str. 42/1
69115 Heidelberg
E-Mail: info@medhochzwei-verlag.de
Web: www.medhochzwei-verlag.de
Informationen zur Produktsicherheit finden Sie unter
www.medhochzwei-verlag.de/Produktsicherheit

medhochzwei

ISBN 978-3-98800-153-5
ISBN eBook: 978-3-98800-154-2

Fotos: © Gettyimages/Jacob Wackerhausen (Titelbild); privat (Fotos Haumann, Schwierk, Schön, S. 183 f.); OptiMedis AG (Fotos Hildebrandt, Lewin, Mähs, Wendel, Zeptner, S. 183 ff.); EH Freiburg Marc Doradzillo (Foto Klie, S. 183 und Umschlag Rückseite), DAK-Gesundheit/Läufer (Foto Storm, Umschlag Rückseite)
Titelbildgestaltung: Natalia Degenhardt
Satz: Strassner ComputerSatz, Heidelberg
Druck: mediaprint solutions GmbH, Eggertstraße 28, 33100 Paderborn
Printed in Germany
A001

Vorwort

Wir leben in dynamischen Zeiten. Was gestern noch eine Gewissheit war, gilt heute vielleicht schon nicht mehr. Viele Bürgerinnen und Bürger in Deutschland fühlen sich mit ihren alltäglichen Sorgen nicht mehr an- und ernstgenommen – das zeigt der DAK-Pflegereport 2025 deutlich. Diese Entwicklung beschädigt das Vertrauen in die Politik. Zu den Sorgen einer älterwerdenden Gesellschaft gehört auch das Thema Pflege. Das Institut für Demoskopie Allensbach hat im Auftrag der DAK-Gesundheit eine repräsentative Bevölkerungsbefragung durchgeführt. Die Ergebnisse sprechen eine klare Sprache: Für die Menschen in Deutschland ist das Thema Pflege von immenser Bedeutung – das gilt insbesondere für die Pflege vor Ort. Dabei geht es nicht allein um Heimkosten oder die finanzielle Stabilität der Pflegeversicherung. Für die Bürgerinnen und Bürger vor Ort geht es vor allem um die Frage: Ist für mich und wird für mich und meine An- und Zugehörigen gesorgt sein?

Diesem Thema widmet sich der DAK-Pflegereport 2025. Was ist den Bürgerinnen und Bürgern in Sachen Pflege wichtig, wo sehen sie (politischen) Handlungsbedarf? Inwiefern sorgen sie selbst vor und in welcher Weise sind sie bereit, sich beim Thema Pflege und Sorge selbst zu engagieren? Der DAK-Pflegereport untersucht in besonderer Weise die Themen Beratung, Pflege und Care und Case Management – Aufgaben, die der Gesetzgeber der Pflegeberatung gemäß § 7a und den Pflegestützpunkten gemäß § 7c SGB XI zugeordnet hat.

Welche Wirkung entfaltet die Beratung? Wie werden die – auch aus Sicht der Bevölkerung – so wichtigen Ansprüche auf Beratung und Begleitung in den 16 Bundesländern umgesetzt? Der DAK-Pflegereport 2024 hatte bereits klar gezeigt, dass schon in wenigen Jahren eine deutlich sinkende Anzahl an Pflegefachpersonen einer beständig wachsenden Anzahl an Menschen gegenüberstehen wird, die auf Pflege, Begleitung und Versorgung angewiesen sind. Umso stärker kommt es deshalb jetzt auf die Effizienz des Gesamtsystems an sowie auf gut abgestimmte Hilfen.

Die DAK-Gesundheit hat mit ihrem national und international beachteten Innovationsfondsprojekt Regionales Pflegekompetenzzentrum (ReKo) beim Thema Pflegeberatung, Care und Case Management und Digitalisierung bereits Maßstäbe gesetzt. Die Analysen des DAK-Pflegereports verdeutlichen die Notwendigkeit einer Weiterentwicklung der Pflegeversicherung, die in der gerade begonnenen 21. Legislaturperiode angegangen werden muss. Der DAK-Pflegereport bietet für eine notwendige Strukturreform der Pflegeversicherung wichtige Impulse und konkrete Empfehlungen.

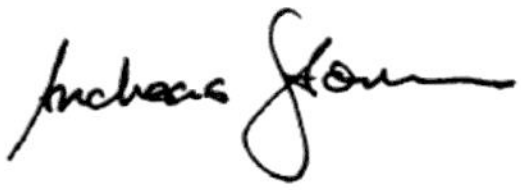

Andreas Storm
Vorstandsvorsitzender der DAK-Gesundheit

Hamburg, Mai 2025

Geleitwort
Pflege vor Ort – eine gesamtgesellschaftliche Aufgabe

Die DAK-Gesundheit leistet mit ihrer Tradition der Pflegereporte, die inzwischen eine hohe Reputation in der fachpolitischen und wissenschaftlichen Diskussion genießen, wichtige Thematisierungsarbeit. Die Reporte lenken die fachpolitische, aber auch die gesellschaftspolitische Aufmerksamkeit immer wieder auf vernachlässigte Themen. Pflege ist nicht sexy. Das Thema Pflege und hohes Alter ist mit vielfältigen Ambivalenzen verbunden: sowohl individuell als auch gesellschaftlich.

Mit dem Pflegereport 2024 hatte die DAK-Gesundheit eine breite Resonanz für das Thema der aktuellen und künftigen Personalsituation gefunden: die Babyboomer und die Zukunft der Pflege. Wir steuern auf Kipppunkte der Qualifizierungs- und Arbeitsmarktreserve in der beruflichen Pflege zu. Gleichzeitig nimmt die Zahl der auf Pflege angewiesenen Menschen zu – schon heute nicht ausschließlich aus epidemiologischen und demografischen Gründen, sondern wegen der ökonomischen Attraktivität von Transferleistungen der Pflegeversicherung. Künftig werden aber vor allem die demografischen Dynamiken an Relevanz gewinnen: Die Boomer gehen nicht nur aus dem Beruf (Klie 2024), sondern sie werden ab 2030/35 auch vermehrt zu den auf Pflege angewiesenen Menschen gehören.

Der Pflegereport 2025 widmet sich den Herausforderungen der Sicherstellung der pflegerischen und gesundheitlichen Versorgung einer älter werdenden Gesellschaft. In der Allensbach-Befragung 2025 wird deutlich, dass die Bevölkerung ganz überwiegend einen sehr realistischen Blick auf die Herausforderungen der Pflege hat: Man weiß um das Problem der Fachkräfte, aber auch anderer beruflicher Helferinnen und Helfer. Man weiß darum, dass es schwer ist, in der Region, in der man lebt, einen Pflegedienst oder ein Pflegeheim zu finden. Man weiß, dass die Finanzierung der Pflegeversicherung keineswegs gesichert ist. Man sieht sich künftig erheblichen Finanzierungsproblemen ausgesetzt, sollte man selbst pflegebedürftig werden und selbst die Kosten der Pflege (mit-)tragen müssen. Man weiß auch um die Grenzen innerfamiliärer Sorgeressourcen: Man möchte insbesondere den Kindern nicht zur Last fallen.

Im Wahlkampf 2025 standen zwei pflegepolitische Themen auf der pflegepolitischen Agenda im Vordergrund: die Finanzierung der Pflegeversicherung und die Deckelung von Heimkosten. Mit diesen beiden Themen wurden die Herausforderungen der Langzeitpflege nur sehr unvollständig aufgegriffen und bedient. Es stellt sich die grundlegende Frage, wie man informelle Pflege, die heute und sicherlich auch in Zukunft die Pflegelandschaft in Deutschland prägen wird, in Zeiten demografischer Transformation und gesellschaftlicher Wandlungsprozesse erhalten kann. Das Leitbild der *Caring Community* wird verstärkt aufgegriffen.

Überdies geht es um die Frage, wie die gesundheitliche und medizinische Versorgung von auf Pflege angewiesenen Menschen angesichts der zunehmenden Versorgungsengpässe gewährleistet werden kann. Wir werden mit deutlich weniger Pflegefachpersonen mehr auf Pflege angewiesene Menschen zu versorgen haben. Es stellt sich die Frage, wie unter diesen Bedingungen eine bedarfsgerechte Infrastruktur der pflegerischen Versorgung in der Zukunft auszusehen hat und wie sie sicherzustellen ist.

Die DAK-Gesundheit thematisiert mit dem Pflegereport 2025 letztlich eine Systemfrage: Wie lässt sich das System der Langzeitpflege demografiefest weiterentwickeln? Ohne eine Strukturreform lässt sich dieses Ziel nicht erreichen. Auf Care und Case Management-Strategien, die der Effizienzsicherung bei gleichzeitiger individueller Bedarfsorientierung dienen, wird man nicht verzichten können. Es geht um die Frage, wie auch in der Pflege gleichwertige Lebensbedingungen in Deutschland gewährleistet werden können.

Die neue Bundesregierung sieht die Notwendigkeit einer Strukturreform, sie will Sektorengrenzen überwinden und im Anschluss an die (Vor-)Arbeiten in der 20. Legislaturperiode zügig die gesetzlichen Regelungen zur Stärkung der Pflegekompetenz der Pflegefachpersonen schaffen und die eigenverantwortliche Heilkunde für sie – insbesondere akademisch qualifizierte – öffnen. Das wichtige Thema (Pflege-)Prävention wird leider ebenso vernachlässigt wie der Anschluss der Pflege an die Telematikinfrastruktur.

Auch dem Thema Case und Care Management wird sich die neue Bundesregierung widmen müssen. Mit dem Innovationsfondsprojekt Regionales Pflegekompetenzzentrum (ReKo) hat die DAK-Gesundheit in Sachen Care und Case Management eine Pionierrolle übernommen. Der DAK-Pflegereport 2025 untersucht in Fortsetzung dieser Bemühungen die Praxis des Care und Case Managements in der Langzeitpflege in mehrfacher Hinsicht: Er befragt die Bevölkerung nach den Unterstützungsbedarfen, er analysiert die GKV-Routinedaten hinsichtlich der Wirkung von Pflegeberatung, er recherchiert die Umsetzung der Aufgaben, die mit den Pflegestützpunkten verbunden wurden, in allen 16 Bundesländern und stößt eine breite und qualifizierte Diskussion über die Weiterentwicklung eines Care und Case Management-basierten Langzeitpflegesystems an, indem er einen hochrangig besetzten Perspektivworkshop durchführt und dokumentiert. Dabei setzt sich die DAK-Gesundheit stellvertretend für andere Kassen mit der Frage auseinander, wie das Verhältnis von bei der Kasse selbst angesiedelten qualifizierten Beratungsstrukturen zu den immer wichtiger werdenden regionalen und lokalen Care und Case Management-Ansätzen zu gestalten ist.

Am Ende steht ein Ausblick mit Empfehlungen, die von der Bundesregierung der 21. Legislaturperiode aufgenommen werden können. Der DAK-Pflegereport 2025 möchte die politischen Akteurinnen und Akteure auf die Chancen und Möglichkeiten, ein zukunftsfestes Fundament für die Pflegeberatung und -versorgung zu schaffen, aufmerksam machen.

Ich danke der DAK-Gesundheit, dem Vorsitzenden Herrn Andreas Storm sowie dem Bereichsleiter Pflege Martin Schönwälder und Georg Schaffer für die gute und vertrauensvolle Zusammenarbeit, meinem Team mit Sam Schwierk, Pablo Rischard und Stefanie Oyoyo für die Co-Produktion und den bewährten Partnern im Institut für Demoskopie Allensbach mit Herrn Dr. Haumann und dem Team von OptiMedis um Dr. Helmut Hildebrandt für die kollegiale, vertrauensgeprägte und konstruktive Zu- und Zusammenarbeit.

Prof. Dr. habil. Thomas Klie

Freiburg/Berlin, Mai 2025

Inhaltsverzeichnis

1. Langzeitpflege in Zeiten demografischer Transformation: die neue Bedeutung von Care und Case Management

Thomas Klie

1.1 Mehr politische und gesellschaftliche Aufmerksamkeit, mehr Kooperation und Koordination und weniger Bürokratie

Der Wahlkampf überging die zentralen Herausforderungen der Pflege

Der DAK-Pflegereport 2025 rückt Fragen der pflegerischen Versorgung in den Fokus, die in der bundespolitischen Diskussion entweder ausgeblendet oder nachrangig behandelt werden: Wie gelingt es in Städten und Gemeinden angesichts der demografischen Transformationsdynamiken, des gesellschaftlichen Wandels und der zunehmend knappen Kassen öffentlicher Haushalte, die Pflege zukunftsfest zu machen? Auf der Bundesebene stehen meist Fragen der Finanzierung der Pflegeversicherung in ihren bestehenden Strukturen im Vordergrund. Der Bundestagswahlkampf 2025 nahm sich am Rande dieses Themas und der Problematik der Heimkosten an. Die meisten auf Pflege angewiesenen Menschen wollen nicht ins Heim, die meisten auf Pflege angewiesenen Menschen werden zuhause versorgt. Die große Pflegepolitik geht an ihrer Lebenswirklichkeit weithin vorbei.

Anlage des Reports

Der DAK-Pflegereport 2025 widmet aber gerade der Wirklichkeit der Pflege in den Gemeinden und Städten, in den Dörfern und Quartieren seine Aufmerksamkeit. Drei Institute waren (wieder) an der Erstellung des Pflegereportes beteiligt. AGP Sozialforschung übernahm die Koordinierungsfunktion und die Aufgabe, eine Recherche und qualitative Studie zu den Pflegestützpunkten und der Pflegeberatung in allen 16 Bundesländern durchzuführen. Das Institut für Demoskopie Allensbach führte eine, eng mit den Verantwortlichen für den DAK-Pflegereport abgestimmte, Bevölkerungsbefragung durch. Die OptiMedis AG widmete sich wieder in bewährter Weise der GKV- und SPV-Routinedatenanalyse und dies mit dem Fokus auf die Pflegeberatung: Wird sie genutzt, welche Wirkung erzielt sie? Mit Blick auf Empfehlungen, auf ein Konzept von PflegestützpunktenPlus fand überdies ein von AGP Sozialforschung vorbereiteter und durchgeführter Perspektivworkshop in der DAK-Zentrale in Hamburg statt. Die Ergebnisse dieses Workshops sind ebenfalls Gegenstand des DAK-Pflegereportes.

1.2 Pflege in Kommunen. Pflege vor Ort sichern – Schlaglichter der Allensbach Befragung

Die repräsentative Bevölkerungsbefragung des Instituts für Demoskopie Allensbach fokussierte das Thema Pflege in Kommunen, Pflege vor Ort. Die Bevölkerungsbefragung zeichnet ein prägnantes Bild der Problemwahrnehmung der Bevölkerung. Das Thema Langzeitpflege ist kein attraktives Thema. Es war auch kein dominantes im Bundestagswahlkampf 2025. Gleichwohl zeigt sich auch in der Allensbach-Studie, dass die Bevölkerung weiterhin der Auffassung ist, wie schon in den Vorjahren, dass die Politik dem Thema Pflege nicht den Stellenwert zuordnet, den es verdient.

Abbildung 1: Unveränderte Wahrnehmung der großen Mehrheit: Das Thema Pflege kommt in der Politik zu kurz

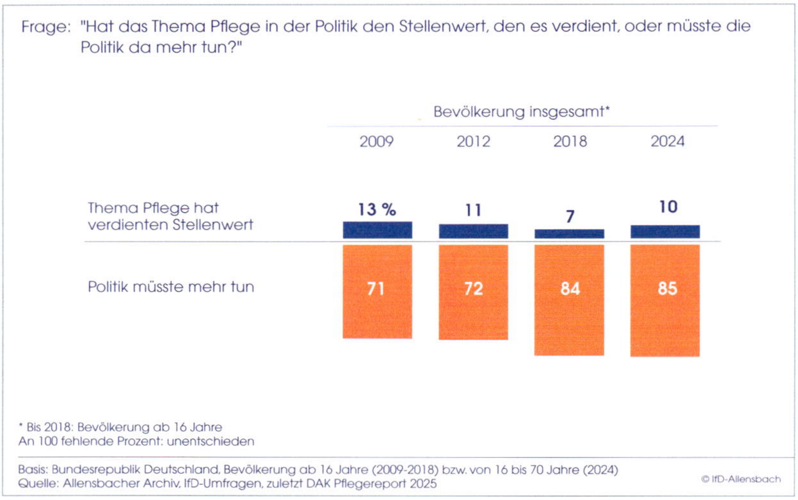

Bevölkerung verlangt eine Pflegereform

Die Bevölkerung ist sogar der Auffassung, dass das Pflegesystem einer grundlegenden Reform bedarf: Ein „Weiter so!" scheint nicht als angemessene Antwort auf die unter der Breite der Bevölkerung antizipierten Herausforderungen.

Abbildung 2: Das Pflegesystem müsste umfassend reformiert werden: verbreiteter Eindruck, unabhängig vom eigenen Einblick in die Pflege

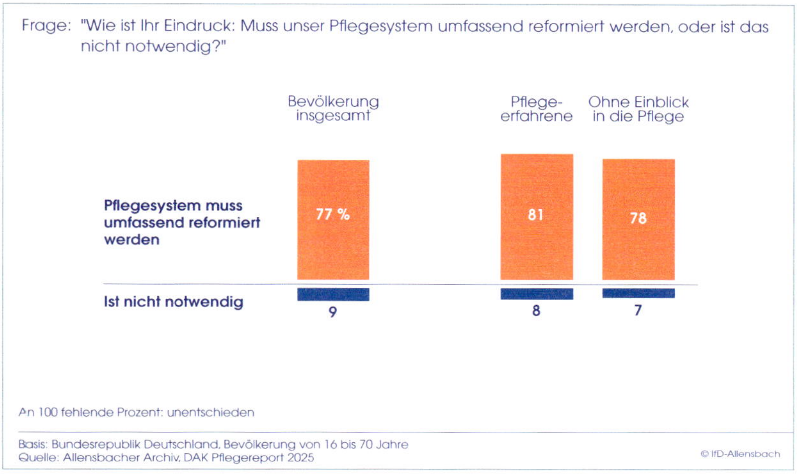

Die Bevölkerung erlebt generell, dass es schwieriger wird, ambulante Dienste und Heimplätze zu finden. Man antizipiert realistisch, dass die heute noch so verbreitete Familienpflege in der Zukunft nicht mehr in gleicher Weise erwartbar und realisierbar sein wird.

Aufklärung ist gefragt: Bevölkerung sitzt Pflegemythen auf

Die Bevölkerung sitzt allerdings auch einer Reihe von verbreiteten Pflegemythen auf (Klie 2024), wenn sie etwa die Meinung vertritt, Pflege sei ein unattraktiver Beruf, sie sei schlecht bezahlt, die Berufsangehörigen blieben nur kurz in ihrem Beruf. All das stimmt nicht, prägt aber die allgemeine Sicht auf die Pflege und unterstützt pessimistische Zukunftsaussichten. Aufklärung scheint gefragt zu sein, etwas anderes als eine apokalyptische Rede über die Pflege. Aufklärung ist auch gefragt, wenn es um die örtlichen Bedingungen der Pflege geht. Hier zeigt sich die Bevölkerung überwiegend unvollständig und schlecht informiert, gerade wenn es um Unterstützungsstrukturen geht, die nicht zum klassischen Repertoire gehören wie Pflegeheime und ambulante Dienste.

Auf den Ort kommt es an

Neue und alternative Wohn- und Versorgungsformen werden für ebenso wichtig gehalten wie eine gute Verfügbarkeit ärztlicher und heilkundlicher Versorgung. Letztere wird zunehmend als problembehaftet wahrgenommen. Das gilt zunächst generell für die gesundheitliche und pflegerische Versorgung in Deutschland. Es gilt dann speziell bezogen auf die jeweilige Region, auf die Versorgungs- und Pflegesituation in Stadt und Land. Hier zeigen sich hinsichtlich der gesammelten Erfahrungen und der Einschätzung für die Zukunft deutliche Unterschiede. Während etwa ambulante Dienste im ländlichen Raum noch für besser verfügbar gehalten werden als in der Stadt, gilt das Umgekehrte für stationäre Versorgungsangebote. Interessant ist, dass dort, wo Kenntnisse über die regionale Versorgungssituation bestehen, die Einschätzung der Versorgungssicherheit in der Langzeitpflege sehr unterschiedlich ausfällt. Es kommt auf den Ort an. Es kommt auf die Region an: Das machen die Befragungsergebnisse von Allensbach deutlich.

Abbildung 3: Wo man sich eine bessere ärztliche Versorgung wünscht

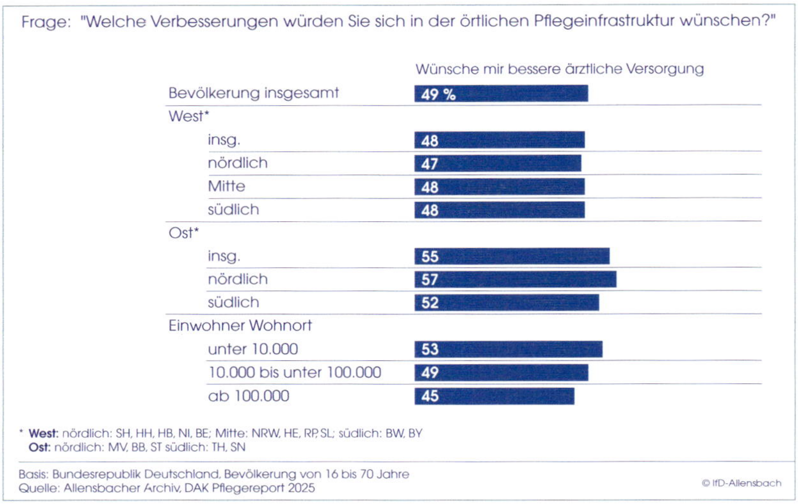

Versprechen der Pflegeversicherung künftig nicht mehr einlösbar

Pflege ist auch ein soziales Schicksal, auch das ist ein Ergebnis der Bevölkerungsbefragung. Man ist sich keineswegs sicher, ob man mit dem eigenen Einkommen und Vermögen die erforderlichen Leistungen der Pflege und Unterstützung wird bezahlen können – gerade, wenn sie über den begrenzten Leistungsrahmen der Pflegeversicherung hinausgehen. Das Versprechen der Pflegeversicherung, dass für alle in gleicher Weise gesorgt sein wird, wird als nicht mehr einlösbar eingeschätzt. Es ist eine sehr realistische Zukunftsperspektive, die die Befragten wiedergeben. Es muss etwas geschehen in der Pflege und dies sowohl auf der Bundesebene als auch auf regionaler Ebene.

Es zeigt sich aber auch, dass je nach regionaler Infrastruktur und der Befassung mit der Langzeitpflege vor Ort die Einschätzungen differieren. Nochmals: auf den Ort, auf die Region kommt es an. Generell gilt allerdings: In der Zukunft wird man nicht mehr mit der gleichen Versorgungssicherheit wie heute rechnen können.

Abbildung 4: Leistungsfähigkeit der regionalen Pflegeinfrastruktur: mehrheitlich bezweifelt

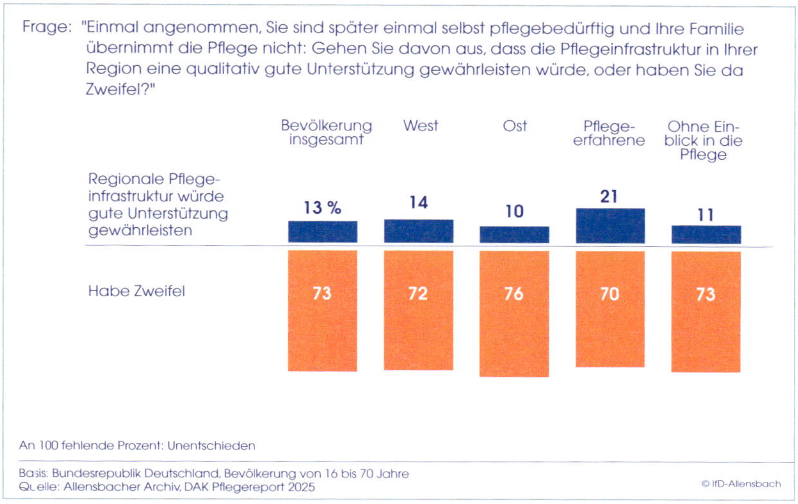

Gewünscht: Mehr Angebote bei stabilen Preisen

Die Kosten der Pflege werden steigen. Das ist die sichere Annahme. Gleichzeitig möchte man kostengünstige Angebote vor Ort und auch vermeiden, dass die Beitragssätze für die Pflegeversicherung steigen. Lebensstandardsicherung bei gleichzeitiger Stabilität der sozialen Sicherungssysteme: Das ist nicht nur ein Spannungsverhältnis, das für die soziale Pflegeversicherung zu diagnostizieren ist. Das gilt auch etwa für die Rente oder die Krankenversicherung.

Deutschland ist pflegeerfahren. Viele Bürgerinnen und Bürger haben über Jahre in der Familie, in der Nachbarschaft, im Freundeskreis Erfahrung mit Pflegebedürftigkeit gesammelt und das nicht als Zaungast, sondern durchaus in Verantwortungsrollen. Man sieht sich in der Pflege mit einem recht unübersichtlichen Versorgungssystem konfrontiert. Viele Bürgerinnen und Bürger haben Erfahrung mit Organisations- und Abstimmungsproblemen bei der Pflege gesammelt.

Abbildung 5: Organisations- und Abstimmungsprobleme bei der Pflege: nicht selten

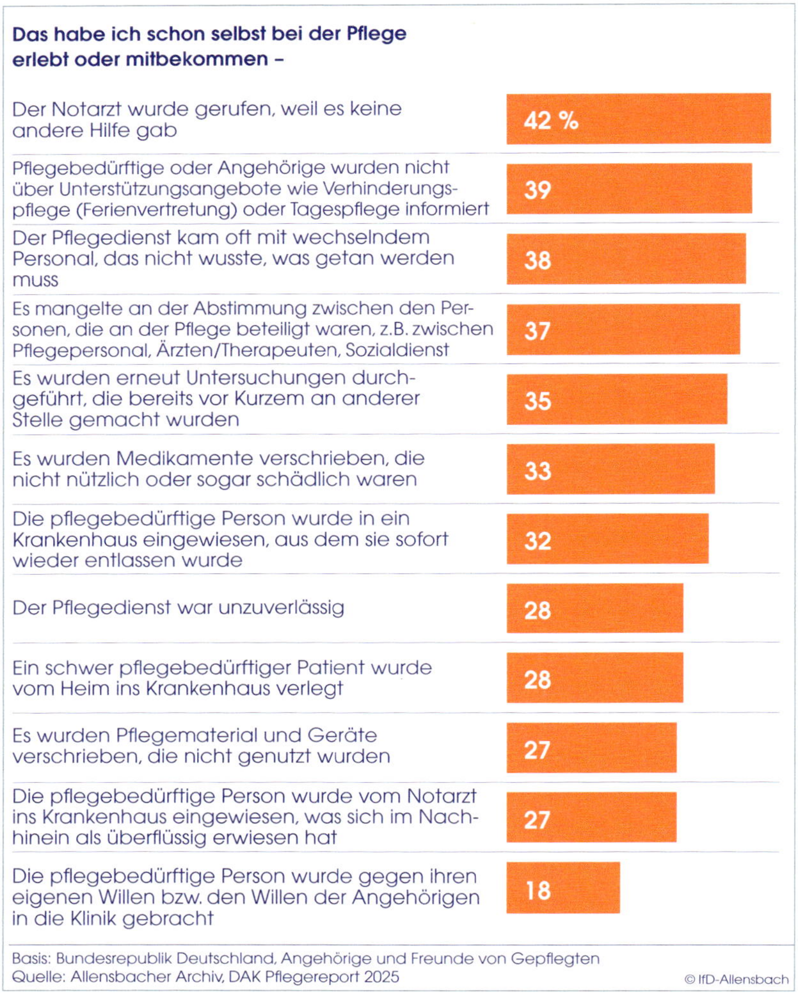

Beratung: notwendig und gefragt

Man sah sich gezwungen den Notarzt zu rufen, auch wenn es eigentlich keine medizinische Indikation gab. Man bemängelt auch fehlende Absprachen der beteiligten Institutionen. Auch Aspekte der ärztlichen Heilbehandlung und ihrer Qualität, etwa hinsichtlich der Medikation, werden durchaus kritisch gesehen. Vor diesem Hintergrund ist Beratung gefragt. Das bestätigen die Befragten überwiegend. Und dort, wo Erfahrungen mit der Beratung gesammelt wurden, insbesondere mit dem, was mit Pflegeberatung assoziiert wird, wurde diese als hilfreich erlebt. Es sind aber nur vergleichsweise wenige, die die Pflegeberatung und andere qualifizierte Angebote nutzen. Die Zufriedenheit von An- und Zugehörigen nach einer Pflegeberatung ist markant.

Abbildung 6: Nach einer erfolgreichen Beratung sind Angehörige mit der Pflegesituation eher zufrieden

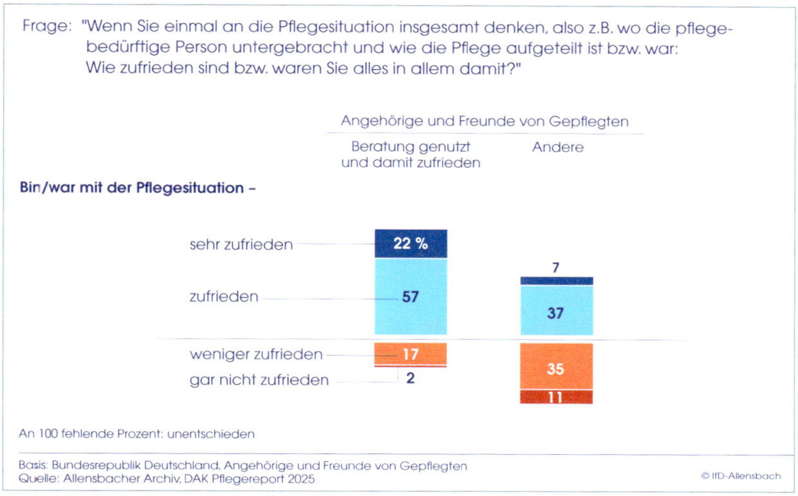

Pflegestützpunkte unbekannt, Case Management gewünscht

Pflegestützpunkte, ein wesentliches Thema im Pflegereport 2025 sind nur bei einer Minderheit der Bevölkerung bekannt: Ihre zentrale Koordinierungs-, Beratungs- und Vernetzungsfunktion wirkt wohl, wenn überhaupt, im Stillen. Sie werden (noch) nicht als zentrale Anlaufpunkte vor Ort angesehen, erkannt und genutzt. Dabei wäre es aus Sicht der Bevölkerung ausgesprochen sinnvoll, eine einheitliche Anlaufstelle zu haben. Auch das, was mit dem Care und Case Management verbunden wird, wird von der Bevölkerung ausgesprochen und explizit begrüßt: Es wäre sehr sinnvoll, man könnte in komplexen Bedarfskonstellationen, in schwierigen Fällen mit einer guten Begleitung, Beratung und einem Fallmanagement rechnen.

Abbildung 7: Case Manager: erst bei einer Minderheit bekannt, aber viele würden Case Manager heranziehen

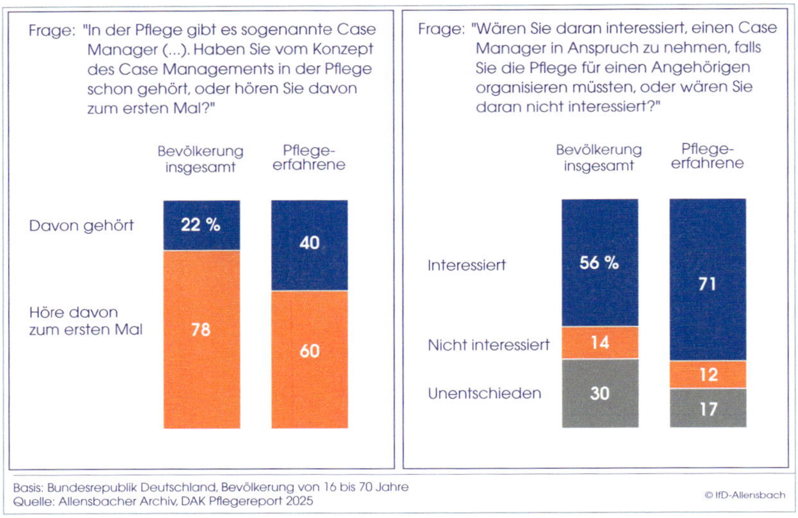

In der Bevölkerungsbefragung kommt zum Ausdruck, dass es durchaus hohe Erwartungen an die Politik gibt, das Thema Pflege ernster zu nehmen, die Pflegeversicherung ebenfalls grundlegend neu auszurichten. Man sieht aber auch, dass die Bevölkerung und man selbst in der Pflicht bleibt. Ohne eigenes Engagement im Familienkreis, ohne Engagement vor Ort und Bereitschaft sich zu kümmern, wird es nicht gehen. Dieser Befund bestätigt sich auch in der weiterhin ausgeprägten Bereitschaft, sich generell ehrenamtlich oder auch gegen Entgelt an Aufgaben der Begleitung auf Pflege angewiesener Menschen zu beteiligen.

Abbildung 8: Bereitschaft zur Pflege: generell sowie gegen eine Aufwandsentschädigung

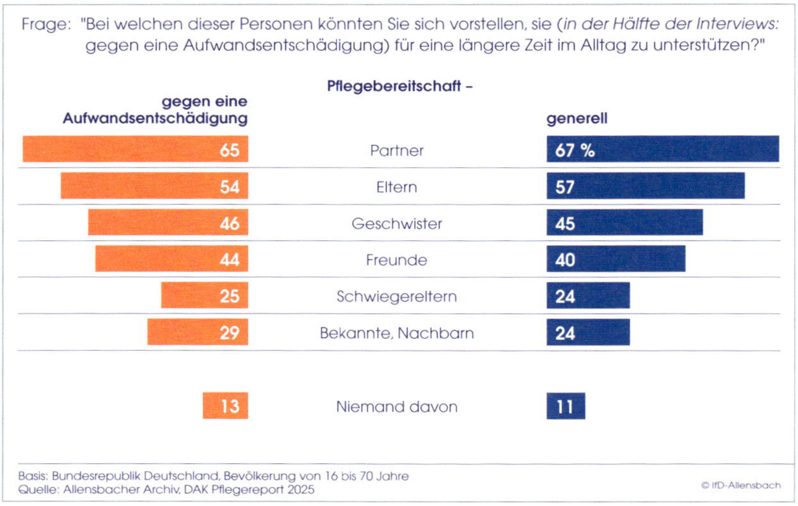

Gleichwohl: Ohne professionelle Pflege geht es auch aus Sicht der Bevölkerung nicht: Ihr wird ein hoher Stellenwert beigemessen – auch wenn sich das Bild und die Vorstellungen von professioneller Pflege noch deutlich profilieren müssen.

Es braucht beides: professionelle und informelle Pflege

1.3 Die Pflegeberatung im Lichte der GKV-/SPV-Routinedaten

Die Allensbach-Studie zur Pflege in Kommunen hat deutlich gemacht, dass Beratung im Zusammenhang mit Pflegebedürftigkeit aus Sicht der Bevölkerung einen hohen Stellenwert hat und bei denjenigen, die sie in Anspruch genommen haben, auch positiv bewertet wird und häufig großen Nutzen gestiftet hat – insbesondere dann, wenn es sich um eine intensivere und fachliche Begleitung und Beratung gehandelt hat.

Unterschiedliche Wege in der Pflegeberatung in den Bundesländern

Was sagen die GKV- und SPV-Routinedaten zur Bedeutung und Wirksamkeit von Pflegeberatung? OptiMedis hat die DAK-Daten ausgewertet, dabei ist zu berücksichtigen, dass aufgrund der aktuell geltenden Rahmenbedingungen die Beratungen in den Pflegestützpunkten und die Beratungen bei den Pflegekassen nur getrennt voneinander betrachtet werden können. Pflegestützpunkte haben die Aufgabe unabhängig Auskunft und Beratung zu gewährleisten. In den Pflegestützpunkten wird in unterschiedlicher Weise auch Pflegeberatung i. S. d. § 7a SGB XI angeboten. Dabei ist kein Rückschluss auf die Versicherung der betroffenen Personen möglich. Die Routinedaten zeichnen damit nicht ein vollständiges Bild, wenn es um die Pflegeberatung geht. Pflegeberatung wird in Deutschland, wie insbesondere von AGP Sozialforschung herausgearbeitet, in höchst unterschiedlicher Weise praktiziert. Jede Kasse hat einen eigenen Weg gefunden: Die Bundesländer sehen zum Teil die Integration der Pflegeberatung in den Pflegestützpunkten vor, andere trennen, zumindest auf dem Papier, streng zwischen der allgemeinen Beratung in Pflegestützpunkten und den Care Management-Aufgaben und der intensiveren Pflegeberatung durch die Pflegekassen.

Was bewirkt die Pflegeberatung im Lichte der GKV-/SPV-Routinedaten?

Pflegeberatung führt zur Erhöhung des Pflegegrades?

Wenn Pflegeberatung in Anspruch genommen wird, kennt dies auch einen spezifischen Auslöser: Die Situation in der häuslichen Pflege wird als nicht mehr tragbar angesehen, man braucht zusätzliche Hilfen, man kommt mit der Pflegesituation nicht mehr allein zurecht, sucht Unterstützung, auch in der Inanspruchnahme von Leistungen der Pflegeversicherung. Man ist möglicherweise auch nicht zufrieden mit dem Pflegegrad. Die GKV-/ SPV-Routinedatenanalyse zeigt, dass die Pflegeberatung in einer durchaus nennenswerten Anzahl von Fallkonstellationen zu einem höheren Pflegegrad führt. Die DAK-Gesundheit hat in den letzten Jahren in die Qualifizierung der Pflegeberatung gem. § 7a SGB XI investiert und sie stärker mit Ansätzen des Case Managements verbunden. Sie geht damit proaktiv auf die Pflegebedürftigen mit Beratungsangeboten zu.

Abbildung 9: Veränderungen im Pflegegrad nach der Pflegeberatung

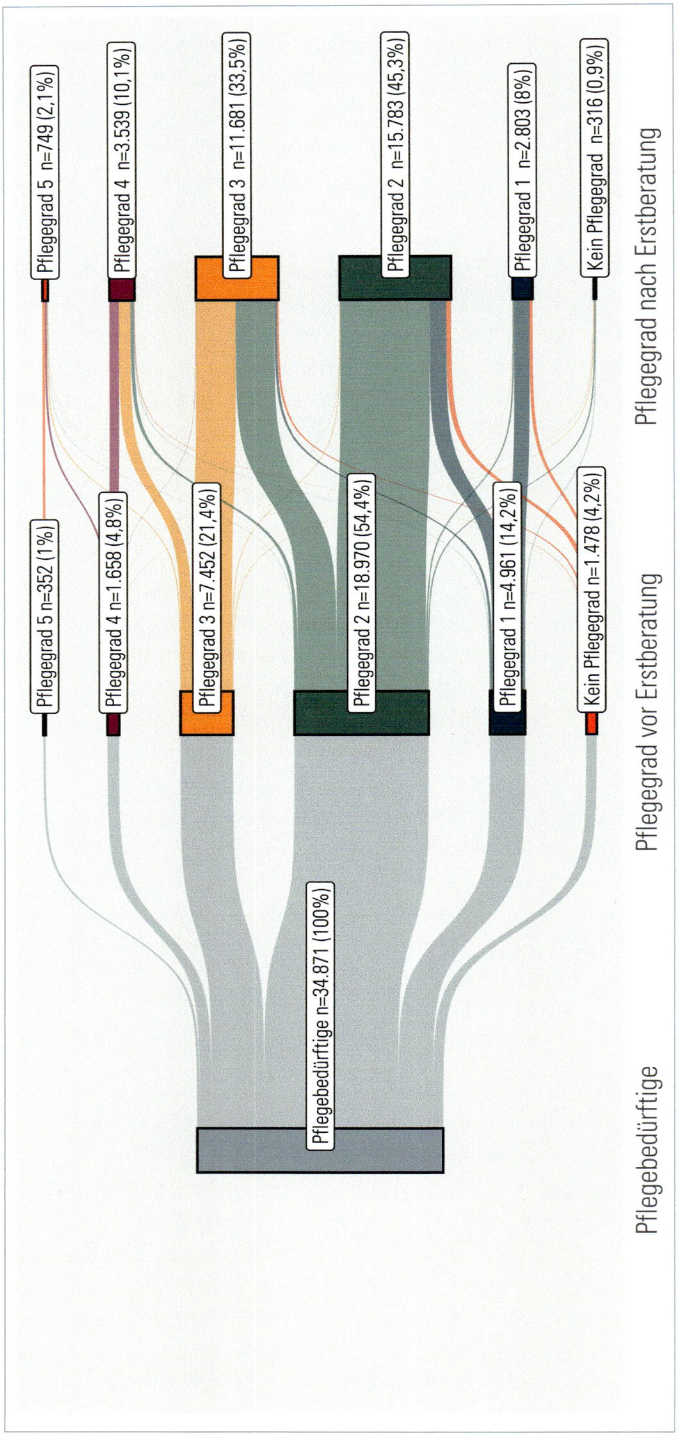

Quelle: Lewin et al. in diesem Report

Abbildung 10: Veränderung des Pflegearrangements nach der Pflegeberatung

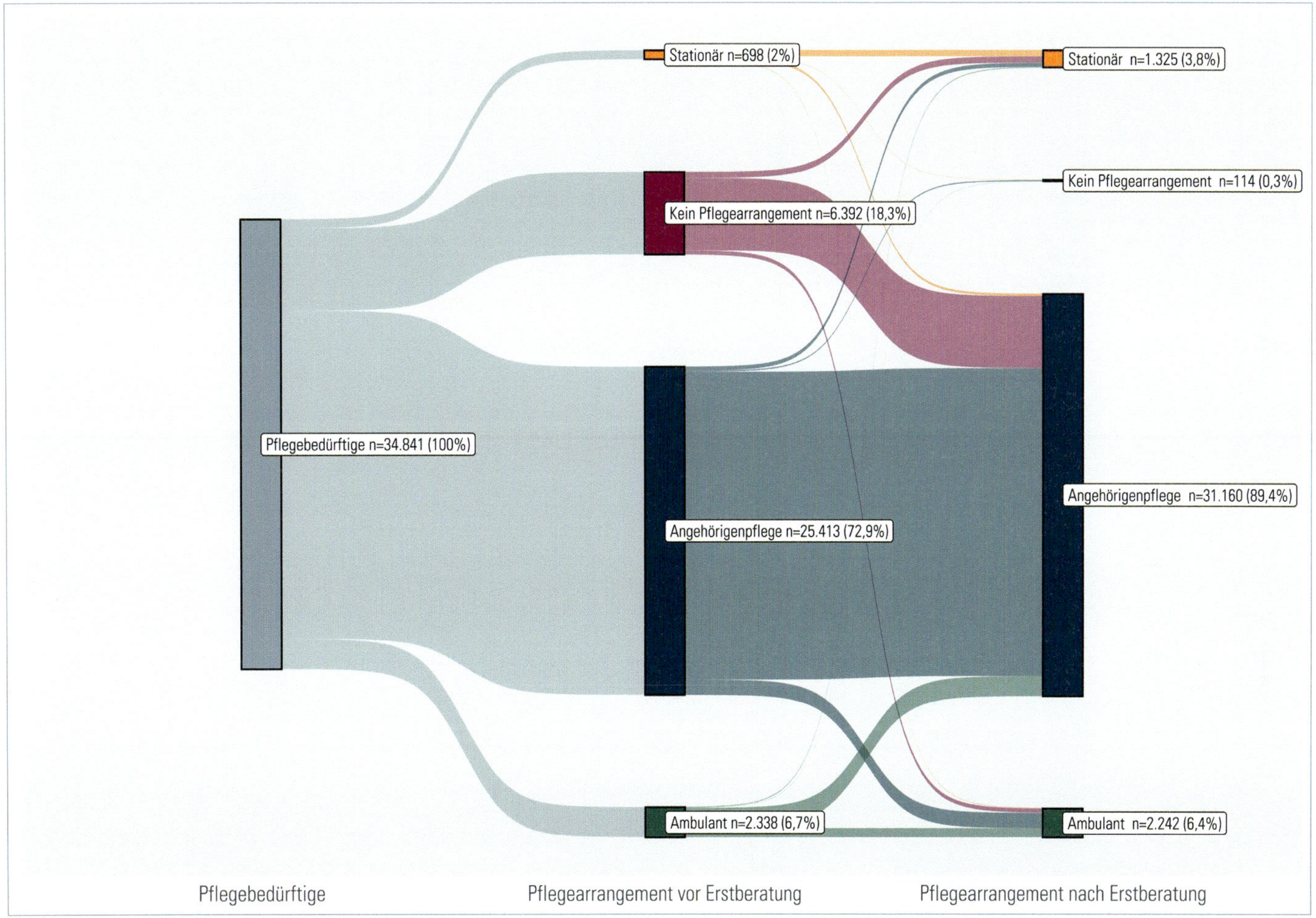

Quelle: Lewin et al. in diesem Report

Pflegeberatung stabilisiert häusliche Pflege

Zu einer Veränderung des Pflegearrangements kommt es durch die Pflegeberatung, allerdings bei zuvor bereits bestehendem Pflegearrangement nur ausgesprochen selten. Personen ohne Pflegearrangement organisieren sich nach der Pflegeberatung vor allem in einem häuslichen Pflegearrangement mit Angehörigenpflege. Man kann also davon ausgehen, dass die Pflegeberatung zu einer Stabilisierung des meist häuslichen Pflegearrangements führt.

Das von der DAK-Gesundheit als Konsortialführerin initiierte und verantwortete Innovationsfondsprojekt Regionales Pflegekompetenzzentrum (ReKo) (Hülsken-Giesler et al. 2024) hat als ein Ergebnis hervorgebracht, dass eine intensive Case Management-basierte Begleitung von Pflegehaushalten zu einer deutlichen Verbesserung der Pflegesituation, zu einer erhöhten Zufriedenheit, aber durchaus auch zu einer Leistungsausweitung sowohl der GKV- als auch der SPV-Leistung führt.

Pflegeberatung erhöht Inanspruchnahme wohnumfeldverbessernder Maßnahmen

Es gibt Leistungen, die nach der Inanspruchnahme der Pflegeberatung mehr in Anspruch genommen werden als ohne Pflegeberatung. Dazu gehören etwa Wohnungsanpassungsmaßnahmen.

Abbildung 11: Maßnahmen zur Verbesserung des individuellen Wohnumfeldes

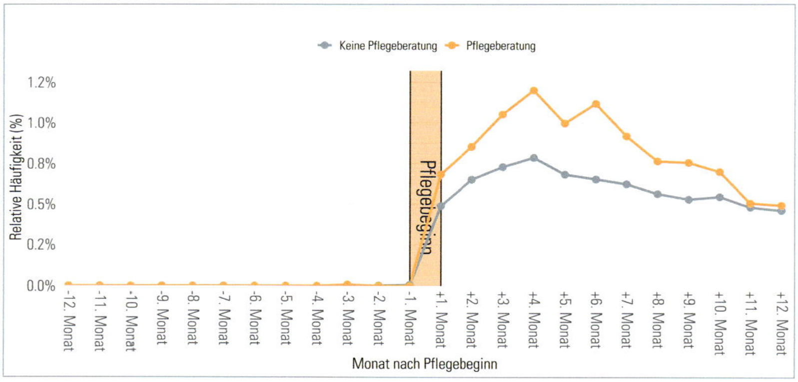

Quelle: Lewin et al. in diesem Report

Dazu gehören in eingeschränktem Umfang auch Hilfsmittel, kaum ausgeprägt Leistungen der häuslichen Krankenpflege, aber durchaus zusätzlich ambulante Betreuungs- und Entlastungsleistungen.

Pflegeberatung verstärkt die Inanspruchnahme ambulanter Betreuungs- und Entlastungsleistungen

Abbildung 12: Zusätzliche ambulante Betreuungs- und Entlastungsleistungen

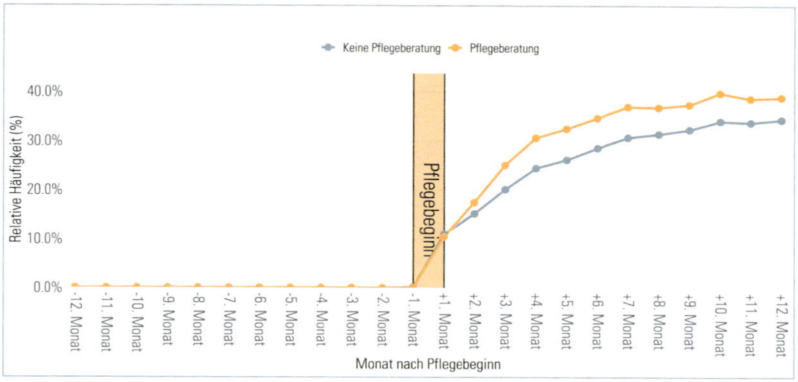

Quelle: Lewin et al. in diesem Report

Am Ausgeprägtesten ist die Wirkung der Pflegeberatung bei den teilstationären Angeboten der Tages- und Nachtpflege.

Pflegeberatung führt zu deutlich höherer Inanspruchnahme von Tages- und Nachtpflege

Abbildung 13: Tagespflege und Nachtpflege

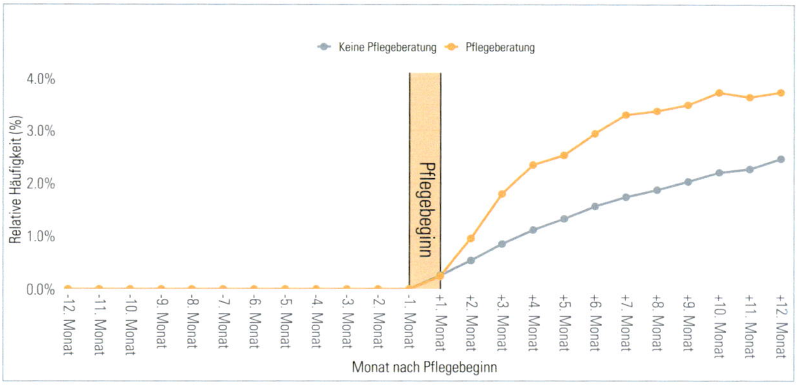

Quelle: Lewin et al. in diesem Report

Es zeigt sich also, dass Pflegeberatung eine wichtige Aufgabe als Leistungsberatung einnimmt und dazu beiträgt, weitere, die häusliche Pflege stabilisierende Leistungen zu nutzen und gerade bei der Tagespflege gegebenenfalls die Akzeptanz einer solchen Leistung, die auf ein verändertes Pflegearrangement hinausläuft, zu erhöhen.

Man kann spekulieren, ob eine deutlich höhere, von der Bevölkerung auch gewünschte Beratung zu einer weiteren und intensiveren Nutzung von Leistungen der Pflegeversicherung – so sie denn vor Ort verfügbar sind – führen würde. Plausibel wäre dies. Eine „durchschlagende" Wirkung auf die Pflegearrangements kann anhand der GKV-Routinedaten nicht nachgezeichnet werden. Vor allen Dingen bleibt das statistische Grundproblem bestehen, dass die Pflegeberatung nicht je nach Typ der Pflegeberatung und auch nicht nach Ort der Durchführung und Qualifikation der Beratenden nachgezeichnet werden kann. Dies ist dann eher dort möglich, wo die Pflegeberatung, aber auch die Koordinations- und Vernetzungsaufgaben der Pflegestützpunkte evaluiert werden, wie dies etwa in einigen Bundesländern, wie etwa Rheinland-Pfalz, der Fall ist. Aber die OptiMedis-Analysen bestätigen die Allensbach-Studien insofern, als dass jede Beratung durchaus ihre Wirkungen entfaltet, hilfreich ist und auch so erlebt wird.

PRISCUS-Verordnungen sind rückläufig

Die OptiMedis AG ist langjähriger Kooperationspartner bei der Erstellung der DAK-Pflegereporte. So bietet es sich an, Zeitvergleiche in den Analysen anzustellen. Die GKV-Routinedaten ermöglichen einen Blick auf die Medikation der auf Pflege angewiesenen Menschen. In dem DAK-Pflegereport 2017 (Klie 2017) stand das Thema Demenz und pflegebedürftige Menschen mit Demenz im Vordergrund. Hier wurde eine Analyse der Medikation der Pflegebedürftigen vorgenommen. Diese wurde 2025 wiederholt. Es zeigt sich ein durchaus positiver und begrüßenswerter Effekt: Hinweise auf Fehlmedikationen durch die Verordnung von PRISCUS-Medikamenten an Pflegebedürftige, insbesondere der Psychopharmaka mit den Wirkstoffgruppen Antipsychotika, Anxiolytika, Hypnotika und Sedativa sowie Antidepressiva sind gegenüber 2017 rückläufig. Das ist ein ausgesprochen erfreulicher Befund.

1.4 Pflegestützpunkte und Pflegeberatung in der Fachdiskussion

Ursprünge von Care und Case Management in der Langzeitpflege in Deutschland

Mit dem Pflegeweiterentwicklungsgesetz wurde 2008 (auch) in der Langzeitpflege auf die in anderen Arbeitsbereichen des Sozial- und Gesundheitswesens bereits etablierten Care und Case Management-Ansätze zurückgegriffen. Vorausgegangen waren eine Reihe von Modellprojekten in Deutschland. Internationale Konzepte und Erfahrungen mit Care und Case Management in der Langzeitpflege standen Pate für die Regelung der Pflegeberatung und der Pflegestützpunkte. Auf Case Management-Ansätze wurde in einer ganzen Reihe von Bundesländern noch vor dem Pflegeweiterentwicklungsgesetz zurückgegriffen. Die BEKO-Stellen in Hessen und Rheinland-Pfalz sind hier ebenso zu nennen, wie die sogenannten Informations-, Anlauf- und Vermittlungsstellen (IAV-Stellen) in Baden-Württemberg. Auch in Berlin und Schleswig-Holstein waren zum Teil flächendeckend Case Management-Strukturen aufgebaut worden. Sie waren zumeist auf der kommunalen Ebene angesiedelt, häufig – wie etwa in Baden-Württemberg – unterhalb der Landkreisebene, das heißt: dezentral. Mit dem Pflegeweiterentwicklungsgesetz folgte eine Vereinheitlichung. Auch wurden die Pflege- und Krankenkassen als Player in die bislang überwiegend auf kommunaler Ebene angesiedelten Care und Case Management-Strukturen eingebunden. Sie wurden mit den Aufgaben des Case Managements, der sogenannten Pflegeberatung betraut. Die Pflegestützpunkte, zunächst in § 92c SGB XI fixiert, regeln das zum Case Management korrespondierende Care Management. Es war und ist den Ländern und den Kommunen überlassen, ob und wie sie das Case Management in ihre Versorgungs- und Beratungsstrukturen einbinden. Durch die Zuordnung der Case Management- und Beratungsaufgaben zu den Pflegekassen wurden in einigen Bundesländern bewährte Strukturen aufgegeben (Klie et al. 2011) – etwa in Schleswig-Holstein und Baden-Württemberg. Pflegekassen mussten vollständig neu Beratungs- und Case Management-Kompetenzen und -Strukturen aufbauen. Sie taten das je nach Kasse höchst unterschiedlich, mit einem unterschiedlich ausgeprägten *Commitment* und wiederum in unterschiedlicher Weise in landesrechtliche Rahmenbedingungen und Vorgaben eingebunden.

Pflegeberatung und Pflegestützpunkte sehr unterschiedlich ausgestaltet in den Bundesländern

So ist ein buntes Bild an Pflegeberatungs- und Pflegestützpunktstrukturen in Deutschland entstanden. Der Rechtsanspruch auf Pflegeberatung (Schiffer-Werneburg in: Klie et al. 2014, 4. Auflage, § 7a SGB XI Rz. 5.) kann nicht überall in gleicher Weise eingelöst werden.

Die normativen Vorgaben für die Pflegeberatung und die Pflegestützpunkte orientieren sich recht streng an den von der Deutschen Gesellschaft für Care und Case Management entwickelten Standards (www.dgcc.de; Monzer 2018). Von daher ist Pflegeberatung deutlich mehr als allgemeine Information und Beratung. § 7a SGB XI sieht vor, sowohl eine leistungsgesetzübergreifende Leistungsberatung als auch eine Unterstützung bei der Auswahl und Inanspruchnahme für die erforderlichen Pflege-, Betreuungs-, Behandlungs- und Unterstützungsleistungen zu gewährleisten. Die Umsetzung einer bedarfsentsprechenden Versorgung soll organisiert, deren Umsetzung begleitet und evaluiert werden.[1] Von einem solchen Aufgabenverständnis sind die allermeisten Kassen weit entfernt (Wolff et al. 2020; Wolff et al. 2023; Klie et al. 2011). Die seinerzeit von der Deutschen Gesellschaft für Care und Case Management formulierten fachlichen Anforderungen (Frommelt et al. 2008) wurden trotz intensiver Bemühungen einiger Kassen zur Qualifizierung und Profilierung der Pflegeberatung zumindest in der Fläche keineswegs umgesetzt. Die DAK-Gesundheit hat sich der Problematik angenommen und an einem gezielteren Einsatz der Pflegeberatung nach § 7a SGB XI im Sinne

1 Empfehlungen des GKV-Spitzenverbandes nach § 7a Absatz 3 Satz 3 SGB XI zur erforderlichen Anzahl, Qualifikation und Fortbildung von Pflegeberaterinnen und Pflegeberatern vom 29. August 2008 in der Fassung vom 22. Mai 2018, abrufbar unter https://www.gkv-spitzenverband.de/media/dokumente/pflegeversicherung/richtlinien__vereinbarungen__formulare/richtlinien_zur_pflegeberatung_und_pflegebeduerftigkeit/180522_Pflege_Empfehlungen_7a_Abs._3_Satz_3_SGB_XI.pdf#:~:text=Der%20GKV-Spitzenverband%20gibt%20diese%20Empfehlungen%20nach%20%C2%A7%207a,Anforderungen%20an%20die%20Pflegebe-ratung%20gerecht%20werdenden%20Beratungsniveaus%20ab.

eines Case Managements gearbeitet. Seither erfolgt eine proaktivere Ansprache von Versicherten sowie eine kontinuierliche Fortbildung der Pflegeberatenden (Demenzberatung, Gewalt in der Pflege, Hitzeschutz, Kinderpflegeberatung und Young Carer). Zudem wurden Fallkonferenzen unter Beteiligung regionaler Pflegestützpunkte implementiert.

Pflegeberatung stabilisiert und entlastet häusliche Pflege

Trotz eines sehr differenzierten Bildes, das die Pflegeberatung auf nationaler Ebene abgibt, machen alle Evaluationsstudien zur Pflegeberatung deutlich, dass die Pflegeberatung von den Versicherten positiv bewertet wird, dass sie stabilisierende und entlastende Wirkungen entfaltet und als hilfreich angesehen wird. Auch für die Pflegestützpunkte enthält inzwischen § 7c Abs. 2 SGB XI ein klares Aufgabenkonzept, das sich in drei Aufgabenbereiche gliedern lässt:

1. „umfassende sowie unabhängige Auskunft und Beratung zu den Rechten und Pflichten nach dem Sozialgesetzbuch und zur Auswahl und Inanspruchnahme der bundes- oder landesrechtlich vorgesehenen Sozialleistungen und sonstigen Hilfsangebote einschließlich der Pflegeberatung nach § 7a in Verbindung mit den Richtlinien nach § 17 Absatz 1a,
2. Koordinierung aller für die wohnortnahe Versorgung und Betreuung in Betracht kommenden gesundheitsfördernden, präventiven, kurativen, rehabilitativen und sonstigen medizinischen sowie pflegerischen und sozialen Hilfs- und Unterstützungsangebote einschließlich der Hilfestellung bei der Inanspruchnahme der Leistungen,
3. Vernetzung aufeinander abgestimmter pflegerischer und sozialer Versorgungs- und Betreuungsangebote." (§ 7c Abs. 2 SGB XI)

Care Management ist Aufgabe der Pflegestützpunkte

Damit wird recht präzise ein Care Management-Ansatz gesetzlich geregelt, der seinerseits untergesetzlich weiterprofiliert und präzisiert wird. 14 Bundesländer haben die Pflegestützpunkte in ihre Landespflegepolitik integriert und entsprechende Rahmenverträge mit den kommunalen Spitzenverbänden geschlossen oder sie sogar landesrechtlich in den Landespflegegesetzen aufgenommen. Zwei Bundesländer – Sachsen und Sachsen-Anhalt – haben eine alternative Strategie verfolgt und gestalten die Care Management-Aufgaben in Pflegenetzwerken. Auch für die Pflegestützpunkte gilt, dass sie ein höchst vielfältiges Bild abgeben. In einigen Bundesländern war oder ist die Ansiedlung von Pflegestützpunkten in den Landkreisen und kreisfreien Städten/Stadtkreisen fakultativ. In anderen Bundesländern werden sie hierzu verpflichtet. Die Aufgabenkonzepte unterscheiden sich ebenso wie die Frage, wie die Pflegeberatung in die Pflegestützpunkte integriert wird oder auch nicht. Die Personalausstattung und die Co-Finanzierung wird auf Landesebene geregelt und kennt große Unterschiede. Während etwa in Rheinland-Pfalz für etwa 40.000 Bürgerinnen und Bürger ein Pflegestützpunkt vorgehalten wird, kennt das Land Baden-Württemberg in der Regel ein Pflegestützpunkt pro Landkreis. Ähnliche Vorgaben sind aus anderen Bundesländern bekannt.

Auch bezogen auf die Pflegestützpunkte wird im Rahmen der Evaluationen festgestellt, dass mit ihnen regional qualitativ hochstehende und wirksame Care Management-Strukturen aufgebaut werden konnten, bundesweit aber keineswegs von einer konsistenten und den Ansprüchen des § 7c SGB XI entsprechenden Pflegestützpunkt- und Care Management-Struktur in Deutschland ausgegangen werden kann. Letztlich wurden in der Vergangenheit das Care und Case Management mehr als ein Add-on, ein zusätzliches Angebot verstanden, nicht in dem Sinne, wie es der DAK-Pflegereport 2025 zugrunde legt: Eine immer notwendiger werdende Strategie, die Effizienz und Bedarfsgerechtigkeit des Gesamtsystems der gesundheitlichen und pflegerischen Versorgung sicherstellt.

Case und Care Management als Add-on?

1.5 Fokusgruppengespräche

Beschreibungen der Situation in der Langzeitpflege vor Ort

Die Anlage und Durchführung der Fokusgruppen sind in Abschnitt 5.2 in diesem Report im Detail beschrieben. Zu Beginn des Fokusgruppengespräches wurden die Gesprächsteilnehmenden gebeten, die Situation in der Langzeitpflege in ihrem Zuständigkeitsbereich zu skizzieren und zu bewerten. Dabei wurde ein einerseits sehr vielfältiges, andererseits in der Tendenz aber auch übereinstimmendes Bild gezeichnet. Die durch die Pflegeversicherung finanzierten Dienste und Einrichtungen erreichen jeweils nur eine Minderheit der auf Pflege angewiesenen Menschen, gewährleisten allerdings für die meisten, die entsprechende Sachleistungen nachfragen, ihre Versorgung. Dies gilt je nach Landkreis und Stadt – auch mit großen regionalen Unterschieden – sehr unterschiedlich. In der Tendenz wird deutlich, dass sich die Versorgungssituation zuspitzt: Auch wenn jeweils etwa nur 20 Prozent der Versicherten ambulante Dienste in Anspruch nehmen oder Heime nutzen, wird die Vermittlung von Diensten und Einrichtungen für die Akteure in den Landkreisen und Städten immer komplizierter. Es zeigen sich einheitlich Infrastrukturdefizite insbesondere im Bereich der Kurzzeitpflege. Es fehlen fast überall Angebote für besondere Gruppen von auf Pflege angewiesenen Menschen, wie etwa die „junge Pflege", psychiatrisch erkrankte Pflegebedürftige und FTD-Demenz-Betroffene. Überall wurde davon berichtet, dass sich der als Nachfragemarkt konzipierte Markt zu einem Anbietermarkt entwickelt, in dem sich die Träger von Diensten und Einrichtungen ihre „Kundinnen und Kunden" aussuchen können. In allen Fokusgruppendiskussionen wurde die Schnittstelle zur gesundheitlichen, insbesondere auch zur klinischen Versorgung, als problematisch geschildert. Ebenfalls übereinstimmend dominiert als aktuelles und antizipiertes Problem der Personalmangel in der Pflege, sowohl an Pflegefachpersonen als auch an anderen in der beruflichen Pflege und hauswirtschaftlichen Unterstützung Tätigen. Auch wenn die Inanspruchnahme der Beratungsangebote in den Pflegestützpunkten und der Pflegeberatung noch nicht in einem Umfang erfolgt, wie dies dem Bedarf entsprechen würde, – auf eine vergleichsweise Geringe Inanspruchnahme der Versicherten verweisen auch die OptiMedis-Daten (Lewin et al. in diesem Report), sehen sich die Gesprächsteilnehmenden in den Fokusgruppen häufig nicht mehr in der

Lage, den qualifizierten Beratungs- und Unterstützungsbedarf auch im Sinne des Case Managements in einer bedarfsgerechten Weise nachzukommen.

Organisation von Case und Care Management: regional unterschiedlich

Die regionale Organisation von Care und Case Management unterscheidet sich in den 16 Bundesländern sehr. In einigen Bundesländern finden sich Parallelstrukturen von kassengeführten und landesfinanzierten und stärker sozialräumlich ausgerichteten Pflegestützpunkten wie etwa in Berlin. Andere Bundesländer sehen eine sehr klare einheitliche Ausrichtung der Pflegestützpunkte vor, mit einheitlicher und verbindlicher Dokumentationssoftware, wie etwa Rheinland-Pfalz. Andere Bundesländer, wie Baden-Württemberg, haben bisher keine einheitliche Software etabliert. Nur dort, wo die Pflegeberatung in die Pflegestützpunkte integriert ist, können sich auch die Kassen an regionalen IT-Lösungen und -Konzepten beteiligen.

Auch die Personalausstattung ist höchst unterschiedlich. Das gilt ebenso für die eingesetzten Berufsgruppen: Hier sind es überwiegend Sozialarbeiterinnen und -arbeiter, dort Verwaltungsmitarbeitende, dort Pflegefachpersonen. Typisch ist ein Personalmix, wobei die Kommunen, die regelmäßig an der Finanzierung der Care Management-Strukturen, an den Pflegestützpunkten oder Pflegenetzen beteiligt sind, sozialarbeiterische Qualifikation einbringen. Von Mitarbeitenden der Pflegestützpunkte werden häufiger als von den der Pflegekassen Hausbesuche durchgeführt. Die Aufgaben der Pflegestützpunkte überschneiden sich in Teilen mit Aufgaben der Kommunen als Sozialhilfeträger oder für die Beratung gemäß § 71 SGB XII zuständige Stellen. Zum Teil erfolgt eine Aufgabendifferenzierung, zum Teil eine Aufgabenintegration.

Vernetzung und Kooperation unterschiedlich umgesetzt

Die Performance im Care Management – im Sinne von Vernetzung, Koordination und Kooperation – ist ebenfalls höchst unterschiedlich. Einige Bundesländer wie Nordrhein-Westfalen sehen verbindliche kommunale Pflegekonferenzen vor, in anderen Bundesländern sind sie fakultativ. An den Netzwerktreffen, die häufig als Informationsnetzwerke fungieren, sind in der Regel nur wenige Akteursgruppen beteiligt. Die Vielzahl der Kassen kann sich auf der kommunalen Ebene in die Care Management-Strukturen allein mit Blick auf die Kapazitäten und die Anzahl der Kassen gar nicht einbringen. Vertreten sind zumeist die AOK, der Dienstleister der privaten Krankenversicherung compass, Leistungserbringer sowie die Kommunen. Damit unterbleibt eine konsequente Nutzung von im Case Management gesammelten Erfahrungen für das Care Management und die Planung. Die Professionellen, die in der Pflegeberatung und in den Pflegestützpunkten arbeiten, sehen sich zum Teil in Traditionen der Allgemeinen Sozialen Dienste in Verantwortung für Sozialräume und das Funktionieren aufeinander bezogener Unterstützungs- und Hilfestrukturen. Die persönliche Identifikation mit den Aufgaben der Pflegestützpunkte und der Pflegenetze führt an einigen Orten zu einer überobligatorischen Aufgabenwahrnehmung und teilweise ehrenamtlichen Engagement der Professionellen. Die Care Management-Aktivitäten sind zumeist auf der Landkreis- und städtischen Ebene angesiedelt. Eine ganze Reihe von Pflegestützpunkten agiert aber z. T. seit Langem oder veranlasst durch die Anfrage von Gemeinden mit dezentralen Angeboten. Die Unterstützungsstrukturen gerade aus dem informellen Bereich, aus dem Bereich der örtlichen Dienstleistungswirtschaft und den zivilgesellschaftlichen Akteuren lassen sich nur vor Ort einbeziehen, gestalten, unterstützen und aufeinander beziehen. Pflegestützpunkte und die Pflegenetze in Sachsen und Sachsen-Anhalt fungieren zum Teil wie die Spinne im Netz und übernehmen eine Garantie- und Gewährleistungsfunktion in der Sache, wenn es um die gemeinsame und kooperative Sicherstellung der Versorgung und die Identifikation von Handlungsbedarfen geht. So zeigte sich in den Fokusgruppendiskussionen, wie bedeutsam Care Management-Ansätze in einer zunehmend von Infrastrukturmängeln gekennzeichneten Langzeitpflege sind.

1.5.1 Care Management und Planung

Kommunale Planung nicht überall verpflichtend

Die Länder sehen in sehr unterschiedlicher Weise Planungsverpflichtungen der Kommune in der Langzeitpflege vor. Manche Bundesländer beschränken sich auf Anregungen, wie etwa der Freistaat Bayern, so es um seniorenpolitische Gesamtkonzepte geht. Andere Bundesländer erwarten eine höhere Verbindlichkeit der kommunalen Planung, wie etwa Mecklenburg-Vorpommern oder Rheinland-Pfalz. Die Länder befinden sich mit den Kommunen stets in einem latenten Konflikt, der in den Flächenländern unter dem Stichwort Konnexität verhandelt wird: Länder können ohne Übernahme der Finanzierung von den Kommunen keine spezifischen Aktivitäten in der Langzeitpflege verlangen. Gleichwohl wurde auch in den Fokusgruppendiskussionen ein breites Spektrum von methodisch zum Teil sehr ausgereifter integrierter Pflegeplanung erkennbar, die sich bei einem bestimmten „Reifegrad" als Teil einer integrierten Sozialplanung versteht (Klie und Rischard 2025). Die Trias von Case Management, Care Management und Planung, des Verhältnisses von Einzelfallbetrachtung und Systemsteuerung zeichnet den Ansatz des Care und Case Managements aus (Monzer 2023). Die Theorie des Care und Case Managements findet in diesem Zusammenspiel von Fall und System Resonanz in einigen Regionen. Von einer konsequenten Umsetzung und Implementierung eines entfalteten Care und Case Management-Ansatzes in der Langzeitpflege kann allerdings in Deutschland insgesamt nicht gesprochen werden. Aber Good Practice lässt sich besichtigen: Dazu gehört auch der von der DAK-Gesundheit initiierte und wissenschaftlich begleitete Ansatz des Regionalen Pflegekompetenzzentrums in Niedersachsen (ReKo).

1.5.2 Analyse der Fokusgruppendiskussionen

Zentrale Befunde der Fokusgruppen

Bei einer problemorientierten Analyse der 16 Fokusgruppendiskussionen lassen sich folgende Befunde zusammenfassen:

1. Die Situation der Versorgung von Menschen mit Pflegebedarf gerät zunehmend unter Druck

Diese Entwicklung wurde in allen 16 Fokusgruppendiskussionen bestätigt respektive bebildert. Dabei besorgt die Gesprächsteilnehmenden, dass insbesondere Menschen mit Pflegebedarf und ihre sozialen Netzwerke in prekären Lebenslagen von den aktuellen und zukünftigen Versorgungsengpässen besonders betroffen sind – etwa einkommensarme und mit geringen Bildungsressourcen ausgestattete Personengruppen, aber auch Menschen mit komplexen Problemsituationen.

2. Das System der Langzeitpflege ist in vieler Hinsicht ineffizient

In allen Fokusgruppendiskussionen wurden die starren Systemgrenzen zwischen ambulant und stationär, die häufig nicht gut geregelten respektive praktizierten Schnittstellen zwischen der gesundheitlichen und pflegerischen Versorgung, etwa in nachklinischen Settings, als ineffizient benannt. Auch die zunehmende Bürokratisierung der Inanspruchnahme von Leistungen der Pflegeversicherung, etwa im Bereich der Unterstützungs- und Entlastungsleistungen wurde trotz landesrechtlicher Flexibilisierung als faktisch leistungsbegrenzend identifiziert: es gibt meist deutlich zu wenig Angebote, die die Zulassungskriterien erfüllen. Auch die Logik der Vergütung von pflegerischen Dienstleistungen, insbesondere im ambulanten Bereich mit einer in Teilen immer noch starken Verrichtungslogik stünde einer bedarfsgerechten und flexiblen Versorgung tendenziell im Wege. Die immer noch strikte Markt- und Wettbewerbsorientierung führt überdies zu eigenen Effizienzdefiziten, wenn etwa mehrere Pflegedienste in einer Straße oder in einem Dorf mit ggf. langen Wegezeiten tätig werden und sich „die Klinke in die Hand geben".

3. Die Potenziale des Care Managements werden nicht systematisch genutzt

Ob in Pflegestützpunkte oder in den Pflegenetzen: Die Pflegestützpunkte und Care Management-Instanzen sind in der Regel personell nicht so ausgestattet, dass sie ihre zentrale Koordinations- und Vernetzungsfunktion wirksam wahrnehmen können. Am ehesten gelingt dies, wo die Pflegestützpunkte oder die Pflegenetze konsequent in kommunaler Verantwortung geführt und auch mit anderen Stellen innerhalb der Kommunalverwaltung zusammenarbeiten. Die Fokusgruppendiskussionen zeigten aber wie hochbedeutsam ein Care Management in den Pflegestützpunkten und auf kommunaler Ebene sein kann. Auch hier finden sich zahlreiche Good Practice-Beispiele.

4. Care Management und Effizienz des Gesamtsystems

Die Langzeitpflege in Deutschland leidet an Schnittstellenproblemen, Effizienzdefiziten – nicht zuletzt aufgrund nicht ausreichend aufeinander bezogener Aktivitäten maßgeblicher Systemakteure. Auch zeigt sich mit erfreulichen Ausnahmen, dass eine systematische Verschränkung der Fall- und Systemebene mit einem Monitoring und Planung innerhalb der Langzeitpflege nicht gewährleistet wird. Die Bedeutung eines modernen *Welfare Mix*, das heißt eines Zusammenwirkens von informellen, bürgerschaftlichen, professionellen und staatlichen Unterstützungsformen ist vielfach im Blick der Fokusgruppen. Auch werden dem bürgerschaftlichen Engagement und neuen Formen informeller Unterstützung für die Sicherung der Pflege von allen Beteiligten eine zentrale Rolle zugeschrieben. Allerdings gelingt die Unterstützung und Pflege dieser *Welfare Mix*-Strukturen auch keineswegs überall und in einer Weise, die ihre Wirkung auf die Versorgungssicherheit und Teilhabe von Menschen mit Pflegebedarf entfaltet.

5. Potenziale der Digitalisierung

Die Digitalisierungsniveaus im Care und Case Management sind sehr unterschiedlich. Die Potenziale werden von allen Gesprächsteilnehmenden gesehen. Keineswegs überall werden bereits Care und Case Management-Software-Ansätze eingesetzt, an vielen Orten findet sich ein Nebeneinander unterschiedlicher digitaler Lösungen und Anwendungen. Die Nutzung von Digitalisierung für die Herstellung von einer jeweils aktuellen Übersicht über Einrichtungen und Dienste und freier Kapazitäten wird modellhaft erprobt respektive praktiziert, ist aber keineswegs überall verfügbar, sodass sehr viel Zeit der in der Beratung tätigen Akteure mit telefonischen Recherchen zu Versorgungsoptionen und freien Plätzen verbracht wird. Auch eine konsequente Nutzung der digitalen und KI-Potenziale für die Planung wurden und werden an einigen Standorten diskutiert, aber so gut wie nirgends bisher genutzt und umgesetzt.

6. Kommunale Einbettung

Ein zentraler Befund der Fokusgruppendiskussionen liegt in der allenthalben erkannten Notwendigkeit, die kommunale Ebene – sowohl der Landkreise und Städte als auch der kreisangehörigen Gemeinden und Quartiere – in den Blick zu nehmen. Pflege findet vor Ort statt. Ohne eine konsequente Verschränkung von Case Management und Care Management auf kommunaler Ebene lassen sich die mit der Pflegeberatung und den Pflegestützpunkten verfolgten Ziele nicht erreichen – so der Tenor der Gespräche.

1.6 Pflegestützpunkte als Perspektive für die Sicherstellung der pflegerischen Versorgung in Zeiten demografischer Transformationen – der Perspektivworkshop

Der DAK-Pflegereport führte die Forschungsergebnisse in einem diskursiven Format, einem *Perspektivworkshop*, am 16.01.2025 in der Zentrale der DAK-Gesundheit in Hamburg zusammen. Hier konnten die Befunde in einen größeren pflege- und gesundheitspolitischen Zusammenhang gestellt werden. Anhand von Thesen wurden, zum Teil kontrovers – überwiegend aber im Konsens – Schlussfolgerungen vor- und zur Diskussion gestellt und mit einer schriftlichen Diskussionsmethode, der Metaplan-Methode, dokumentiert. Zu den wesentlichen Ergebnissen dieses Perspektivworkshops gehören folgende:

1. **Es sind die Bedingungen vor Ort, die für die Sicherstellung der Pflege maßgeblich sind.** Der Befund, dass von gleichwertigen Lebensbedingungen für auf Pflege angewiesene Menschen in Deutschland nicht gesprochen werden kann, enthält eine Reihe von Implikationen für alle an der Sicherstellung der Pflege beteiligten Akteure. Dabei kommt dem Care und Case Management eine wichtige Rolle zu: in Verbindung von individueller Bedarfsgerechtigkeit und struktureller Bedarfssicherung gilt es jeweils vor Ort auf die Effizienz der regionalen und lokalen Versorgung hinzuwirken.
2. **Die Beratung von auf Pflege angewiesenen Menschen bedarf einer zielgruppen- und bedarfsspezifischen Ausrichtung und Differenzierung.** Unter Pflegeberatung werden in der Praxis höchst unterschiedliche Beratungsansätze von der Information bis zum intensiven Fallmanagement subsumiert. Hier bedarf es einer klaren Differenzierung. Die an sich mit der Pflegeberatung verbundenen Erwartungen an ein Fallmanagement im Bedarfsfall werden in der Breite so nicht realisiert. Gleichwohl bleiben die Beratungs- und Informationsangebote hoch bedeutsam und werden auch von der Bevölkerung goutiert. Insofern sollten die unter der Pflegeberatung subsumierten Beratungsansätze ausdifferenziert und gegebenenfalls in einer Novellierung der §§ 7a, c SGB XI stärker differenziert und in eine neue Ordnung gebracht werden. Für spezifische Zielgruppen bedarf es überregionaler Beratungsstrukturen.
3. **Pflegestützpunkte spielen eine zentrale Rolle bei der Etablierung von Kooperationen, dem Aufbau und der Pflege von Netzwerken und einer sektorenübergreifenden Zusammenarbeit.** Die bekannten Effizienzdefizite in der Langzeitpflege verlangen nach Koordination, Kooperation und sektorenübergreifenden Arbeitsansätzen. Die Verschränkungen mit informellen, bürgerschaftlichen und selbstorganisierten Formen der Sicherung der Pflege gelingen, wenn, vor Ort. Insofern ist ein Care Management in einem wohlfahrtspluralistischen Sinne mit den gesetzlich geregelten Aufgaben der Pflegestützpunkte oder anderen Care Management-Agenturen (Pflegenetzen)

verbunden. Sie sind Garant für Versorgungssicherheit vor Ort. Ihre Ansiedlung sollte vor Ort auf den kommunalen Ebenen erfolgen, so dies noch nicht der Fall ist.

4. **Angesichts regional immer deutlicher werdender Infrastrukturdefizite und Versorgungsengpässe erscheint eine verbindliche kommunal und regional verankerte Pflegestrukturplanung unumgänglich.** Appellativ und programmatisch wird schon seit Langem eine kommunale Pflegestrukturplanung erwartet und gefordert. Verbindlichkeit erlangt sie bisher jedoch kaum oder gar nicht. Die Verschränkung von Care und Case Management mit einer verbindlichen Planung wurde als eine notwendige Perspektive für die Weiterentwicklung eines bisher im Wesentlichen marktorientierten Systems der Langzeitpflege identifiziert. Eine in ihren Aussagen und Vorgaben verbindliche Pflegestrukturplanung würde eine Reihe von Implikationen bundes- und landesgesetzlicher Art kennen.

5. **Der zu erwartende Mangel an (Fach-)Pflegepersonen gefährdet eine bedarfsgerechte Versorgung.** Der Mangel an Pflegefachpersonen verlangt nach einem kompetenzorientierten und eigenverantwortlichen Einsatz der professionellen Pflege. Die Qualitätssicherung, die Verantwortung für die Qualität und die Steuerung der Pflegeprozesse liegt – berufsrechtlich betrachtet – in der Hand der Pflegefachpersonen. Die Potenziale der Pflegefachpersonen in ihrer Kernaufgabe als Profis lässt erwarten und hoffen, dass auch mit weniger Pflegefachkräften mehr auf Pflege angewiesene Menschen gut versorgt werden können. Das verlangt allerdings einen Abschied von einer verrichtungsbezogenen Finanzierung und Logik des Einsatzes von Pflegefachpersonen.

6. **Ohne informelle und zivilgesellschaftliche Formen der Unterstützung, die bereits heute die Langzeitpflege prägen, wird der künftige Bedarf an Sorgearbeit und Pflege nicht gewährleistet werden können.** Auch hier bestand große Übereinstimmung auf dem Perspektivworkshop. Es bedarf alter, aber auch neuer Formen informeller zivilgesellschaftlicher und sozialräumlicher Unterstützung für die Sicherung der Pflege und Sorge. Auch hier kommt dem Care und Case Management eine zentrale Rolle zu – nicht zuletzt an der Schnittstelle kommunaler Kulturentwicklung, des Freiwilligenmanagements und der sozialräumlichen Arbeit (Kümmerer, Quartiersarbeit pp.).

7. **Die bundes- und landesrechtlichen Vorgaben sind maßgeblich für ein wirksames Care und Case Management in der Fläche.** Noch ist es ein bunter Flickenteppich an Care und Case Management, an Pflegeberatungs- und Pflegestützpunktaktivitäten, der die Pflegelandschaft in Deutschland auszeichnet. Bei aller notwendigen Berücksichtigung gewachsener Strukturen, bei aller Unterschiedlichkeit der Länder und der Kommunen bedarf es gleichwohl verbindlichere Vorgaben für das Care und Case Manage-

ment, soll es nicht als Nice-to-have, sondern als notwendiger Baustein für eine zukunftssichere und resiliente Pflege seine Wirkungen entfalten.

8. **Die Programmatik *PflegestützpunktPlus* verweist auf eine Care und Case Management-basierte sektorenübergreifende Versorgungsstrategie.** Der Bedarf an pflegerischen Leistungen steht niemals allein. Er ist verschränkt mit gesundheitlichen Unterstützungsformen, mit ärztlicher Begleitung und Therapie, mit sozialer Einbettung und Teilhabe. Auch die Wohnungspolitik, die Arbeitsmarktpolitik: All diese für die Sicherung der Pflege so bedeutsamen Politikfelder sind mitzudenken und dies in ihrer kommunalen und örtlichen Performance. Insofern verweisen die Pflegestützpunkte über die Langzeitpflege hinaus und sind anschlussfähig an Konzepte regionaler Gesundheitsversorgung. Bei ihrer Weiterentwicklung sollten diese Dimensionen einbezogen werden.

1.7 Zwischenfazit

Die DAK-Pflegereporte zeichnen sich in methodischer Hinsicht stets dadurch aus, dass das zu bearbeitende Thema – dieses Mal das Care und Case Management, die aktuelle und künftige Bedeutung von Pflegeberatung und Pflegestützpunkten – aus unterschiedlichen wissenschaftlichen Blickwinkeln betrachtet wird: 2025 geschah dies (wieder) Mithilfe einer repräsentativen Bevölkerungsbefragung, der Auswertung der GKV-/ SPV-Routinedaten der DAK-Gesundheit und als qualitative Forschungsansätze bezeichnete Fokusgruppendiskussionen und dem diskursiven Format eines Perspektivworkshops. Die in diesem Kapitel zusammengeführten und kondensierten Erträge ergänzen sich und unterstreichen eindrucksvoll wo Handlungsbedarfe in der Weiterentwicklung des Systems der Langzeitpflege in Deutschland liegen und welche neue Bedeutung Care und Case Management-Ansätze für eine zukunftssichere und effiziente Versorgung auf Pflege angewiesener Menschen haben. Das von der DAK-Gesundheit gewählte Thema passt in die Zeit: Die Ressourcen werden knapp – sowohl personell als auch finanziell. Die Zahl auf Pflege angewiesener Menschen wird deutlich zunehmen. Gefragt ist ein regional und lokal ausgerichtetes, subsidiär angelegtes, effizientes Gesamtversorgungssystem, das Pflege ebenso als Kooperationsaufgabe versteht wie als eine Angelegenheit der gesamten Gesellschaft – vor allen Dingen der vor Ort.

1.8 Literaturverzeichnis

Frommelt, Mona/Klie, Thomas/Löcherbach, Peter/Mennemann, Hugo/Monzer, Michael/Wendt, Wolf Rainer (2008). Pflegeberatung, Pflegestützpunkte und das Case Management. Die Aufgabe personen- und familienbezogener Unterstützung bei Pflegebedürftigkeit und ihre Realisierung in der Reform der Pflegeversicherung. Freiburg, FEL Verlag Forschung – Entwicklung – Lehre.

Hülsken-Giesler, Manfred/Teuteberg, Frank/Arlinghaus, Tim/Bläser, Philipp/Cordes, Janet/Hammer, Jonas/Jalaß, Isabel/Rodrigues, Patricia Kajüter/Kus, Kevin/Ruppert, Nicole/Wirth, Lena Marie (2024). Erkenntnisse aus dem G-BA-Modellprojekt „Regionales Pflegekompetenzzentrum" (ReKo). In: Andreas Storm (Hg.). Case Management – Ein Booster für die häusliche Pflege? Forschungsergebnisse aus dem Innovationsfondsprojekt „ReKo" – Regionales Pflegekompetenzzentrum. Heidelberg, medhochzwei, 27–124.

Klie, Thomas (2017). DAK Pflegereport 2017. Gutes Leben mit Demenz: Daten, Erfahrungen und Praxis. Hg. von Andreas Storm/DAK-Gesundheit. Heidelberg, medhochzwei Verlag.

Klie, Thomas (2024). Pflegereport 2024. Die Baby-Boomer und die Zukunft der Pflege – Beruflich Pflegende im Fokus. Hg. von Andreas Storm/DAK-Gesundheit. Heidelberg, medhochzwei Verlag.

Klie, Thomas/Frommelt, Mona/Schneekloth, Ulrich/Behrend, Sabine/Göhner, Anne/Heislbetz, Claus/Hellbusch, Christiane/Püchner, Anja/Riesterer, Jella/Schmidt, Manuela/Schuhmacher, Birgit/Ziller, Hannes (2011). Evaluation der Pflegeberatung nach § 7a Abs. 7 Satz 1 SGB XI. + Anhang Bundesweiter Überblick Nr. 1 – 6c. AGP Sozialforschung; Hans-Weinberger-Akademie der Arbeiterwohlfahrt e.V; TNS Infratest Sozialforschung. Berlin.

Klie, Thomas/Krahmer, Utz/Plantholz, Markus (Hg.) (2014). Sozialgesetzbuch XI. Soziale Pflegeversicherung, Lehr- und Praxiskommentar. 4. Aufl. Baden-Baden, Nomos.

Klie, Thomas/Rischard, Pablo (2025). Kommunale Pflegeplanung. In: Antonio Brettschneider/Stephan Grohs/Nora Jehles (Hg.). Handbuch Kommunale Sozialpolitik. Wiesbaden, Springer VS.

Monzer, Michael (2018). Case Management Grundlagen. 2. Aufl. Heidelberg, medhochzwei Verlag.

Monzer, Michael (2023). Die Funktion von Case Management in Caring Communities zur Versorgung schwerstkranker und sterbender Frauen und Männer. die Hospiz Zeitschrift 25 (3), 45–48.

Wolff, Julia Katharina/Pflug, Claudia/Dehl, Rellecke, Julian/Rieckhoff, Sandra/Dehl, Terese/Nolting, Hans-Dieter (2020). Evaluation der Pflegeberatung und Pflegeberatungsstrukturen gemäß § 7a Absatz 9 SGB XI. IGES Institut GmbH. Online verfügbar unter www.gkv-spitzenverband.de/media/dokumente/pflegeversicherung/beratung_und_betreuung/pflegeberatung/20200331_IGES_Evaluation_Pflegeberatung_Abschlussbericht.pdf (abgerufen am 21.06.23).

Wolff, Julia Katharina/Pflug, Claudia/Meier, Deborah/Roll, Paul/Dehl, Terese/Topalov, Lennart/Nolting, Hans-Dieter (2023). Evaluation der Pflegeberatung und der Pflegeberatungsstrukturen gemäß der gesetzlichen Berichtspflicht nach § 7a Abs. 9 SGB XI. Berlin. Online verfügbar unter www.gkv-spitzenverband.de/media/dokumente/pflegeversicherung/forschung/projekte_unterseiten/eva_pflegeberatung_7a/2023-02_IGES_Abschlussbericht_Evaluation_Pflegeberatung_mit_korrigierten_Abbildungen.pdf (abgerufen am 17.02.2025).

2. Pflege vor Ort sichern – Ergebnisse der Bevölkerungsbefragung

Wilhelm Haumann

Der demografische Wandel bewirkt nicht allein eine Zunahme der älteren Bevölkerung, sondern zusammen damit auch eine Zunahme derjenigen, die auf Pflege und Unterstützung angewiesen sind. Von heute etwa 5,6 Millionen, die Leistungen aus der staatlichen Pflegeversicherung erhalten, soll sich die Zahl der Gepflegten in den nächsten beiden Jahrzehnten um über wenigstens ein Fünftel erhöhen. Für 2055 prognostiziert die Pflegevorausberechnung des Statistischen Bundesamtes eine Zunahme auf 6,8 Millionen – sofern die Pflegewahrscheinlichkeiten gleich bleiben – bzw. auf 7,6 Millionen, falls die Pflegewahrscheinlichkeiten steigen, etwa aufgrund verbesserter Möglichkeiten, auch bei Pflegebedarf noch ein sehr hohes Alter zu erreichen (Statistisches Bundesamt 2023).

Weniger Angehörigenpflege

Zugleich verschlechtern sich die Voraussetzungen für die jetzt noch dominierende Angehörigenpflege. Das ergibt sich vor allem durch die Verringerung der Kinderzahlen, die Zunahme der Kinderlosigkeit, die häufigere Erwerbstätigkeit von Frauen sowie auch durch die zunehmende Multilokalität in vielen Familien. Damit ständen bei gleichbleibender hoher Bereitschaft zur Angehörigenpflege einfach weniger mögliche Pflegepersonen bereit (Blinkert/Klie 2008).

Fachkräfte werden fehlen

Auch deshalb wären mehr professionelle Pflegekräfte notwendig. Hier gibt es zwar eine grundsätzlich positive Entwicklung: Die Zahl der Beschäftigten in ambulanten Diensten und stationären Einrichtungen nahm zwischen 1999 und 2021 bereits von rund 625.000 auf rund 1,3 Millionen zu (Bundesministerium für Gesundheit 2024). Allerdings arbeiten viele von ihnen in Teilzeit und ein erheblicher Teil steht, auch das eine Folge der demografischen Entwicklung, kurz vor dem Ruhestand. Trotz deutlicher Zunahme der Berufseintritte würden weitaus mehr neue Fachkräfte sowie Helferinnen und Helfer benötigt. In der neuesten Pflegekräftevorausberechnung des Statistischen Bundesamtes wird bis 2045 bundesweit ein ungedeckter Bedarf an rund 200.00 Vollzeitkräften prognostiziert (Statistisches Bundesamt 2024). Hierbei zeigen differenzierte regionale Analysen, dass sich der Mangel an Pflegekräften in einigen Kommunen schon sehr bald und heftig, in anderen erst mit Verzögerung oder nur schwach bemerkbar machen wird (Isfort/Klie 2023).

Nach wie vor werden die auf Pflege und Unterstützung Angewiesenen weit überwiegend von ihren An- und Zugehörigen gepflegt. Rund 2 Millionen werden (daneben auch) von ambulanten Pflegediensten versorgt (Meißner 2024), rund 844.000 leben in stationären Pflegeeinrichtungen (Bundesministerium für Gesundheit 2024). Die Quote der Gepflegten zu den jeweils benötigten Kräften ist in Pflegeeinrichtungen besonders ungünstig: Während in Pflegeheimen 96 Pflegekräfte für 100 Gepflegte notwendig sind, kommen dort, wo ambulante Dienste tätig sind, nur 22 Pflegekräfte auf 100 Gepflegte.

Stationäre Pflege wo nicht nötig vermeiden

Auch unabhängig von der immer drängenderen Frage der Finanzierbarkeit liegen damit einige Notwendigkeiten für die organisatorische Weiterentwicklung der Pflege auf der Hand: Um die Pflege in Deutschland überhaupt funktionsfähig zu halten, ist es zum einen unabdingbar, die Angehörigenpflege zu stärken und besonders personalaufwendige Formen der Pflege, insbesondere die Pflege in stationären Einrichtungen, so lange wie möglich zu vermeiden. Das entspricht auch den Wünschen der Menschen in Deutschland, die sich für die eigene Pflege mit großer Mehrheit wünschen, im gewohnten häuslichen Umfeld bleiben zu können (Institut für Demoskopie Allensbach 2023). Nicht zuletzt müssten dazu Pflege- und Versorgungsmöglichkeiten erweitert werden, die bislang erst wenig genutzt werden, etwa die Unterstützung durch informelle Hilfe aus dem eigenen Umfeld oder neue Wohnformen für Ältere.

Kommunale Perspektive

Zum anderen ergibt sich die Aufgabe, den wachsenden Herausforderungen verstärkt auch kommunal zu begegnen. So wächst die Notwendigkeit einer für die kommunalen Bedürfnisse passgenauen Planung der jeweiligen Pflegeinfrastruktur. Zudem müsste darauf geachtet werden, dass in den Kommunen insbesondere bei der Organisation der Pflege möglichst funktionale Arrangements entstehen und unnötige Doppelleistungen vermieden werden. Hierzu sind wiederum lokale Beratungsangebote und Hilfen zur Organisation der Pflege notwendig; insbesondere das Case Management kann dabei hilfreich sein (Klie 2024a).

Repräsentative Umfrage

Vor diesem Hintergrund nimmt der DAK-Pflegereport 2025 (Projektleitung: Professor Thomas Klie, Freiburg) Aspekte der Pflege vor Ort in den Blick. In der Bevölkerungsbefragung geht es um die kommunale Pflegeinfrastruktur, um Pflegeberatung, Hilfen bei der Pflege-Organisation und um das Case Management. Nicht zuletzt wurden problematische Erfahrungen bei der Pflege und Veränderungswünsche erhoben. Das gemeinsam mit Professor Klie entwickelte Fragenprogramm umfasste rund 30 einzelne Ermittlungen. Die Onlineinterviews fanden zwischen dem 31. Oktober und dem 14. November 2024 statt. Dabei wurden insgesamt 4.580 Personen zwischen 16 und 70 Jahren im gesamten Bundesgebiet befragt. Die gewichteten Gesamtergebnisse sind repräsentativ für die deutsche Wohnbevölkerung in Privathaushalten.

2.1 Rahmenbedingungen: Wahrnehmungen der Pflege in Deutschland

Die in der Einleitung beschriebenen faktischen Probleme der Pflege in Deutschland prägen auch die Wahrnehmungen der Bevölkerung. Wiederholte Meldungen der

Medien über Missstände, politische Diskussionen, aber auch die persönlichen Erfahrungen und Nachrichten aus dem Umfeld erzeugen ein Bild, in dem die dunklen Farben überwiegen. Das Pflegesystem und die Versorgung von Pflegebedürftten in Deutschland werden von annähernd zwei Dritteln der Bevölkerung als nicht so (41 Prozent) oder gar nicht gut (24 Prozent) bewertet. Lediglich 26 Prozent sehen hier alles in allem eher gute, 5 Prozent sehr gute Verhältnisse. Obwohl das Nahbild der Pflegeerfahrenen[2] eher etwas besser ausfällt, bewerten auch in dieser Gruppe noch 53 Prozent das Pflegesystem noch als weniger oder gar nicht gut (Abbildung 14).

Abbildung 14: Pflegesystem in Deutschland: mehrheitlich als nicht so gut bewertet – weniger schlechtes Bild bei Personen mit Einblick in die Pflege

Eher negative Bewertung des Pflegesystems…

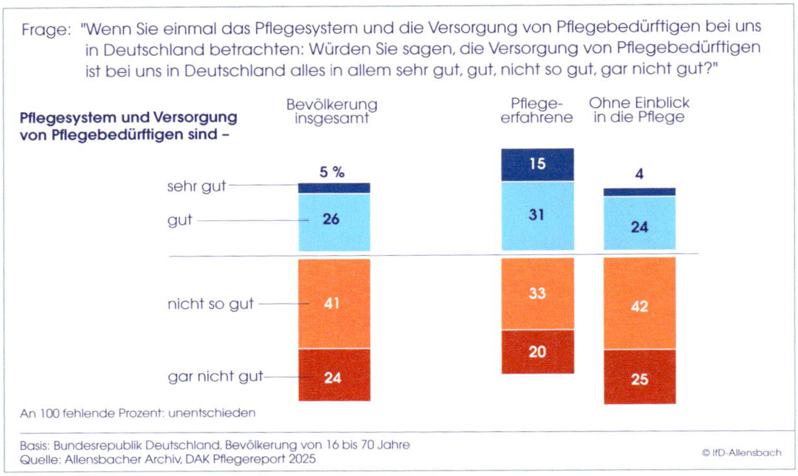

… besonders durch Frauen

Diese Einstellungen sind in den unterschiedlichen Teilgruppen der Gesellschaft nicht gleichverteilt: Frauen, die besondere Anteile der Pflegeaufgaben übernehmen, bewerten die Pflege deutlich häufiger kritisch als Männer (72 gegenüber 58 Prozent), ebenso Ältere, die eher aufgrund von Fällen im Umkreis urteilen als Jüngere (71 Prozent der 60- bis 70-Jährigen gegenüber 51 Prozent der unter 30-Jährigen) sowie Bewohner von Dörfern und kleinen Orten etwas häufiger als die Bewohner von Mittel- und Großstädten (Abbildung 15).

Bei flüchtiger Betrachtung scheint hier ein Gegensatz zwischen der eher kritischeren Sicht von Gesamtgruppen in relativer Nähe zur Pflege – Frauen und Ältere – und der noch am wenigsten negativen Bewertung derjenigen zu bestehen, die selbst pflegen. Dieser Einstellungsverteilung liegen unterschiedliche Wahrnehmungen zugrunde. Sofern Ältere und Frauen nicht selbst an einer Pflege beteiligt sind, hören sie durch Angehörige und Freunde zwar überdurchschnittlich häufig

2 Als Pflegeerfahrene werden hier wie im Folgenden Personen ausgewiesen, die aktuell Angehörige oder Freunde pflegen (bzw. in den zurückliegenden 10 Jahren gepflegt haben) und zudem über eine intensive Beteiligung an der Pflege berichten.

von den Erfahrungen anderer mit Unterstützung und Hilfeleistungen bei Pflegebedarf, wobei schlechte Erfahrungen häufiger erörtert werden als gute, sie verfügen jedoch weniger über die auch positiven Erfahrungen mit den Unterstützungsangeboten, die insbesondere die Gepflegten selbst sowie die pflegenden Angehörigen und Freunde machen, ohne allzu viele Worte darüber zu verlieren.

Abbildung 15: Pflegesystem und Versorgung von Pflegebedürftigen: Wahrnehmung von Defiziten

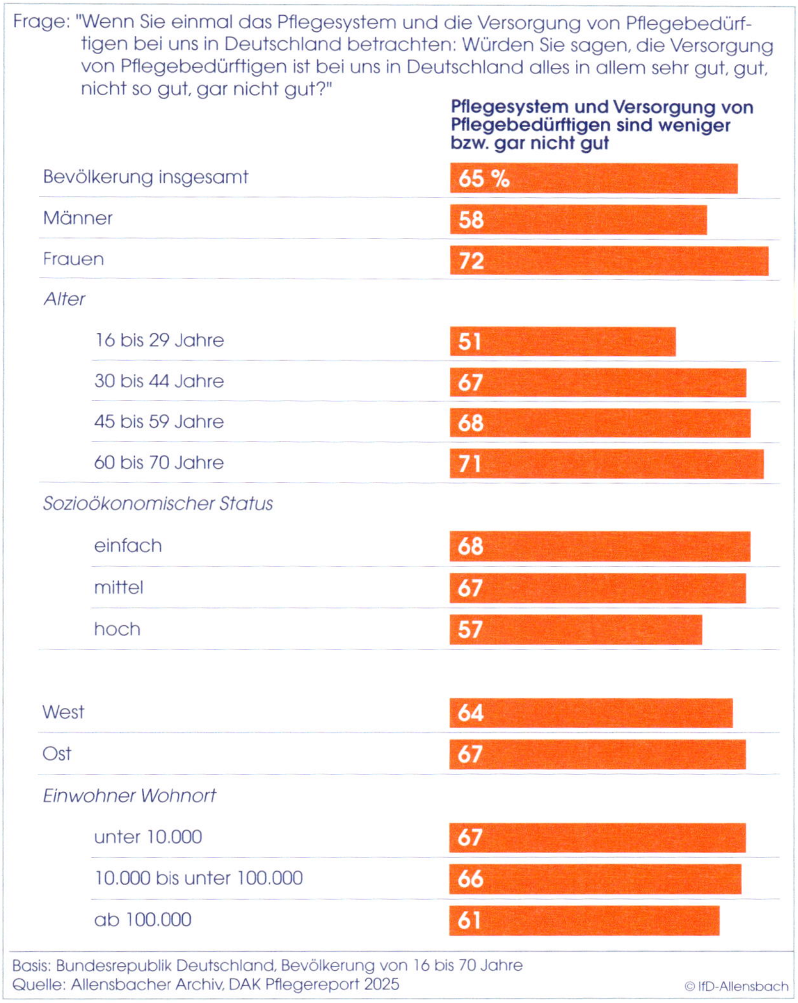

Verschlechterung erwartet

Dabei ergibt sich die überwiegend negative Wahrnehmung nicht allein durch die aktuelle Situation in der Pflege, sondern mehr noch durch die Perspektive einer erheblichen Verschlechterung, die von vielen vor allem aufgrund der Herausforderungen durch den demografischen Wandel erwartet wird. Lediglich 32 Prozent der Gesamtbevölkerung erwarten für das nächste Jahrzehnt eine Verbesserung des

Pflegesystems und der Versorgung von Gepflegten. 58 Prozent gehen von einer Verschlechterung der Situation aus, darunter 29 Prozent von einer deutlichen Verschlechterung.

Hierbei finden sich positive Erwartungen wiederum am ehesten bei den Pflegeerfahrenen, von denen aber auch 54 Prozent eine Verschlechterung der Situation befürchten (Abbildung 16).

Abbildung 16: Mehrheitlich wird eine Verschlechterung in der Versorgung von Pflegebedürftigen erwartet

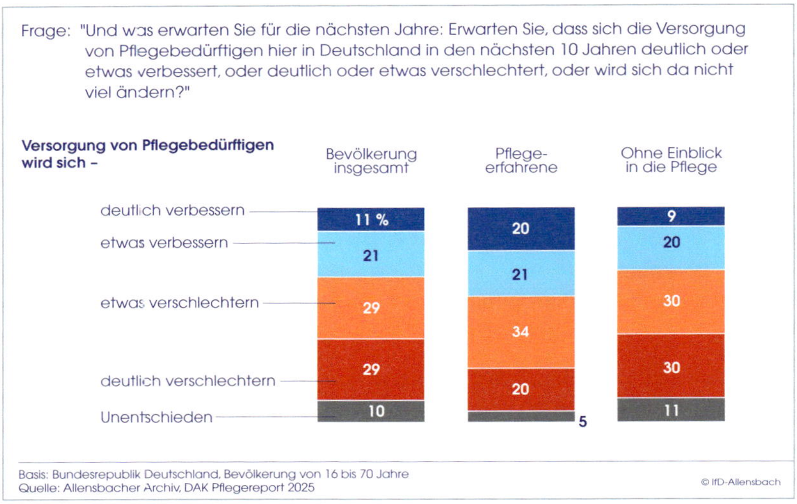

Erwartung von Unterversorgung

Weitaus häufiger kritisch fallen konkrete Erwartungen von Entwicklungen in der Pflege aus. So gehen 94 Prozent der Bevölkerung von einer deutlichen Zunahme der Pflegebedürftigen aus. 93 Prozent befürchten wachsende Probleme, wenn ein Platz im Pflegeheim benötigt wird. Ein Übertreffen des Angebots durch eine große und wachsende Nachfrage erwarten viele auch für Pflegedienste: 84 Prozent gehen davon aus, dass viele in Zukunft keine Unterstützung durch einen Pflegedienst mehr erhalten können.

Angesichts solcher Erwartungen für die professionelle Pflege wäre es eigentlich folgerichtig, für die Zukunft mehr Angehörigenpflege zu erwarten. Aber auch für diese Form der Pflege sehen viele Erschwernisse voraus. 70 Prozent gehen davon aus, dass in Zukunft weniger Menschen in der eigenen Wohnung gepflegt werden, weil viele aufgrund von Berufstätigkeit oder weiter räumlicher Entfernung keine Möglichkeit zur häuslichen Pflege ihrer Angehörigen haben. Vor diesem Hintergrund sehen 69 Prozent die Notwendigkeit von alternativen Pflege- und Versorgungsformen, etwa durch Wohngruppen, den Einsatz von 24-Stunden-Kräften oder das Mehrgenerationenwohnen. Auch die stärkere Einbindung von Männern in die Angehörigenpflege halten rund zwei Drittel der Bevölkerung für wahrscheinlich (Abbildung 17).

Abbildung 17: Zukunftserwartungen für Pflegebedürftige und ihre Familien: Fast alle befürchten zahlreiche Probleme

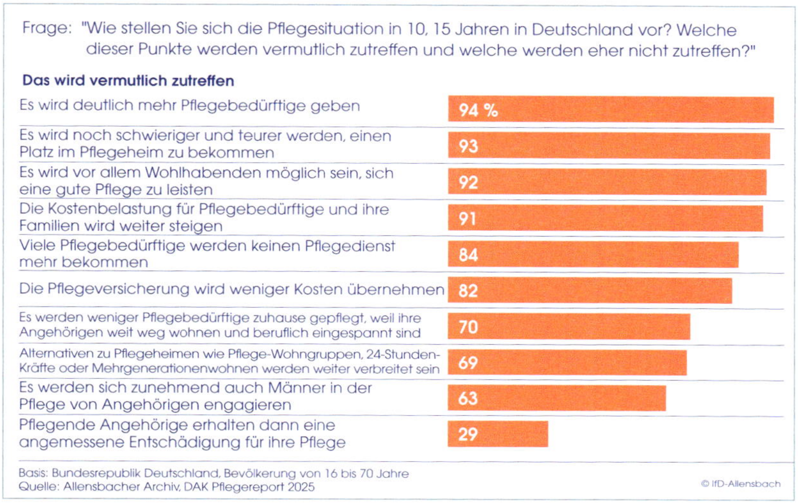

Erwartung finanzieller Überforderung

Erhebliche Verschlechterungen werden aber auch für die finanzielle Dimension der Pflege erwartet, nämlich insbesondere Kostensteigerungen bei gleichzeitiger Verringerung der finanziellen Leistungen aus der Pflegeversicherung (82 Prozent). Dementsprechend gehen 92 Prozent davon aus, dass es in Zukunft nur noch Wohlhabenden möglich sein wird, sich eine gute Pflege zu leisten. Nur eine eher kleinere Gruppe von 29 Prozent erwartet dabei angesichts der Probleme in der professionellen Pflege eine finanzielle Aufwertung der Angehörigenpflege, indem Angehörige in Zukunft eine angemessene Entschädigung für die Pflege erhalten.

Bei näherer Betrachtung fallen einige Widersprüche ins Auge: So gaben noch 2022 bei einer anderen Befragung 60 Prozent der älteren Bevölkerung von 50 bis 70 Jahren an, sie erwarteten, bei einem möglichen eigenen Pflegebedarf von einem Pflegedienst gepflegt zu werden. Dass man in Zukunft auch selbst zu den vielen Pflegebedürftigen gehören könnte, für die man ein Fehlen von Angeboten erwartet, hatte sich zumindest bis zu diesem Zeitpunkt noch nicht auf derartige Erwartungen ausgewirkt (Institut für Demoskopie Allensbach 2023).

Vor allem stehen die fast durchgehenden pessimistischen Zukunftserwartungen im Gegensatz zu den generellen Verbesserungserwartungen für die Pflege, die hier immerhin 32 Prozent der Bevölkerung zu Protokoll geben (vgl. Abbildung 16). Angesichts der pessimistischen konkreten Erwartungen müsste bei konsequenter Schlussfolgerung ja fast ausschließlich eine erhebliche Verschlechterung erwartet werden. Offensichtlich setzt sich bei einigen gegenüber solchen Erwartungen ein gegenläufiger Grundoptimismus durch, dass die Verantwortlichen in Politik und Verwaltung derartige Entwicklungen trotz aller Wahrscheinlichkeit zuletzt nicht zulassen werden.

Viele der Problemerwartungen hängen mit der Vorstellung zusammen, dass es in Zukunft weniger Kräfte, insbesondere weniger Fachkräfte für die Pflege geben wird. Jeweils fast 90 Prozent der Bevölkerung erwarten eine weitere Zunahme des Mangels an Fachkräften, insbesondere weil schon in naher Zukunft vergleichsweise viele Kräfte in Rente gehen werden. Ebenso werden mehr Pflegekräfte aus dem Ausland sowie ein verstärkter Einsatz von Hilfskräften erwartet, um die fehlenden Fachkräfte zu ersetzen.

„Pflegemythen"

Während solche Erwartungen die aktuell tatsächlich bestehenden Entwicklungen in die Zukunft verlängern, werden andere Erwartungen zu den Pflegekräften auch durch sogenannte Pflegemythen geprägt: Beispielsweise nehmen 86 Prozent der Bevölkerung ein ausgeprägtes Nachwuchsproblem bei den Pflegekräften wahr, das so nicht besteht: Als 2020 die neue Ausbildung zur Pflegefachkraft eingeführt wurde, entschlossen sich pro Jahr jeweils über 50.000 Personen für diese Ausbildung mit einem Höchststand von über 60.000 Ausbildungsverträgen im Jahr 2021. Die Zahl der Auszubildenden in den Gesundheits-, Sozial- und Bildungsberufen wuchs zwischen 2005 und 2023 um 31 Prozent (Bundesministerium für Bildung und Forschung 2024, S. 9).

Auch der verbreiteten, aber falschen Erklärung für den Fachkräftemangel, dass viele Pflegekräfte ihren Beruf schon nach kurzer Zeit wieder verlassen würden, schließen sich 84 Prozent der Bevölkerung an. Dagegen zeigt eine Untersuchung des Sachverhalts auf der Basis amtlicher Daten eine weit überdurchschnittliche Treue der Pflegekräfte zu ihrem oft aus Überzeugung ergriffenen Beruf: 74 Prozent der Erwerbstätigen, die einen Pflege- oder Gesundheitsberuf erlernt haben, bleiben ihrem Beruf auch langfristig treu, während der entsprechende Anteil in anderen Berufen bei 47 Prozent liegt (Neuber-Pohl 2017).

Zu den Pflegemythen gehört nicht zuletzt die Vorstellung eines geringen Ansehens des Pflegeberufes, hier fassbar in der deutlich geringeren Erwartung eines verbesserten Ansehens für Pflegekräfte (38 Prozent), hinter denen – wie der DAK-Pflegereport 2024 zeigte – meist die Vorstellung eines eher geringen Ansehens der Pflegekräfte steht. Hier täuscht sich die Bevölkerung über die tatsächlichen Einstellungsverteilungen, nach denen 92 Prozent den wichtigen Beitrag der Menschen in den Pflegeberufen durchaus anerkennen. Und auch beim Berufsprestige gehört der Pflegeberuf zu den am meisten geachteten Berufen (Klie 2024b, S. 55).

Tendenz zum Fatalismus

Damit übersteigern die Pflegemythen das eher angebrachte Bild erheblicher Herausforderungen zur fast schon fatalistischen Vorstellung einer nicht mehr zu bewältigenden Situation (Abbildung 18).

Abbildung 18: Zukunftserwartungen für Pflegerinnen und Pfleger: Verstärkung der verbreiteten Problemerwartungen durch „Pflegemythen"

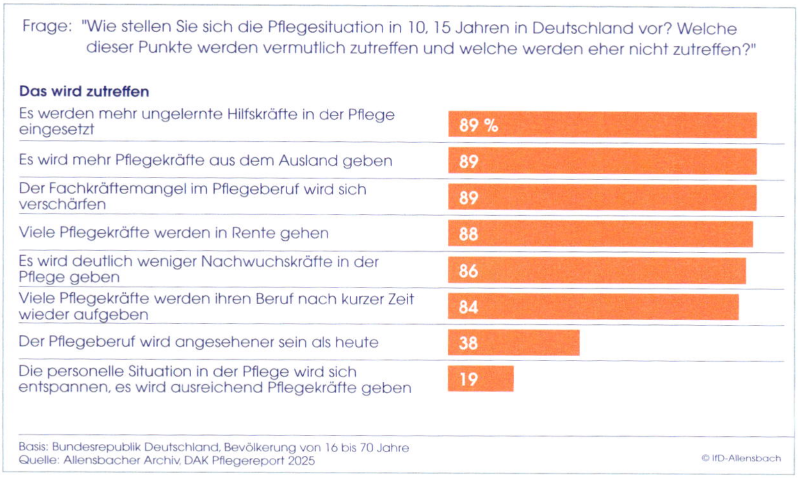

Eigene Pflege: nicht bezahlbar

Die hier erkennbare allgemeine Vorstellung einer dramatischen Entwicklung in der Pflege prägt auch die Erwartungen für die eigene Situation, falls man im Alter pflegebedürftig werden sollte. Zwar können längst nicht alle aus den wahrgenommenen Einzelentwicklungen konsequent auf eine Verschlechterung der Situation schließen und auch die Auswirkung von erwarteten Entwicklungen wie dem zunehmenden Mangel an Heimplätzen und Pflegediensten auf eine mögliche eigene Pflege können viele nicht gut einschätzen. Dass aber zumindest die erwartete Verteuerung der Pflege deutliche Auswirkungen auf die eigene Situation im Alter haben dürfte, steht für die meisten außer Frage: 64 Prozent der Gesamtbevölkerung erwarten, sich bei Pflegebedarf keine professionelle Pflegeunterstützung mehr leisten zu können; lediglich 15 Prozent sind hier zuversichtlich. Dabei wirken sich selbstverständlich Einkommen und Schulbildung aus: Personen mit höherem sozioökonomischem Status[3] sind in diesem Punkt etwas zuversichtlicher als andere. Aber auch in dieser Gruppe befürchtet noch eine relative Mehrheit, den erheblichen Pflegekosten, die für die Zukunft erwartet werden, nicht mehr gewachsen zu sein (Abbildung 19).

3 Als Schichtindikator wird hier der sozioökonomische Status genutzt. Dieser wird über Berufstätigkeit, Einkommen, Bildung und den Berufskreis bestimmt; dabei werden als Personen mit einfachem sozialem Status die 25 Prozent abgegrenzt, die auf einer Skala anhand dieser Merkmale die niedrigsten Werte erreichen. Als Personen mit höherem Status werden die 25 Prozent mit den höchsten Werten abgegrenzt, als mittlere Schicht eine Mehrheit von 50 Prozent.

Abbildung 19: Verunsicherung: Zwei Drittel erwarten, sich im Alter keine professionelle Pflegeunterstützung mehr leisten zu können – auch viele mit höherem sozialem Status nehmen das an

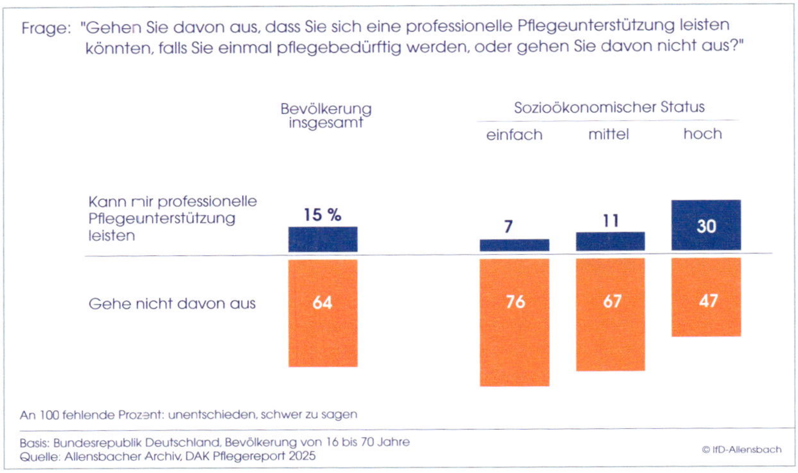

2.2 Die regionale Pflege

Regionales Angebot: eher negativ beurteilt

Die Wahrnehmungen der Pflegeinfrastruktur in der Region unterscheiden sich nicht substanziell von den Bewertungen des Pflegesystems in Deutschland insgesamt; hier wie dort überwiegen die eher negativen Urteile. Allerdings machen weniger Befragte konkrete Angaben, weil es vielen schwer fällt, die Verhältnisse vor Ort differenziert zu beurteilen. Dabei ist die überwiegend negative Tendenz bei einer absoluten Mehrheit aber eindeutig: 39 Prozent stufen die regionale Pflegeinfrastruktur als weniger gut ein, 18 Prozent als gar nicht gut. Lediglich ein gutes Viertel der Bevölkerung hat den Eindruck einer guten (23 Prozent) oder sogar sehr guten (4 Prozent) Pflegeinfrastruktur im Umfeld. Wiederum finden sich unter den Pflegeerfahrenen deutlich mehr Personen, die einen positiven Eindruck haben (insgesamt 42 Prozent) als unter jenen, die lediglich aus den Berichten anderer etwas über die Pflege vor Ort wissen (24 Prozent, Abbildung 20).

21 Prozent der Befragten, die jeweils konkrete Angaben machen, haben von der regionalen Pflegeinfrastruktur ein besseres Bild als vom Pflegesystem in Deutschland insgesamt, 19 Prozent ein schlechteres; 60 Prozent wählen für beide Perspektiven dieselbe Kategorie. Und auch bei jenen, die bei den Verhältnissen vor Ort bessere oder schlechtere Verhältnisse sehen als insgesamt, sind größere Wahrnehmungsunterschiede eher selten: Bei gerade einmal 4 Prozent der Bevölkerung unterscheiden sich die Bewertungen über zwei Stufen hinweg, dass sie also beispielsweise die Pflegeinfrastruktur in der Region als sehr gut, das Pflegesystem in Deutschland aber als gar nicht gut einstufen. Die Bilder der regionalen Angebote

des Pflegesystems in ganz Deutschland hängen von daher meist eng miteinander zusammen und beeinflussen einander.

Abbildung 20: Regionale Pflegeinfrastruktur: mehrheitlich als weniger gut bewertet

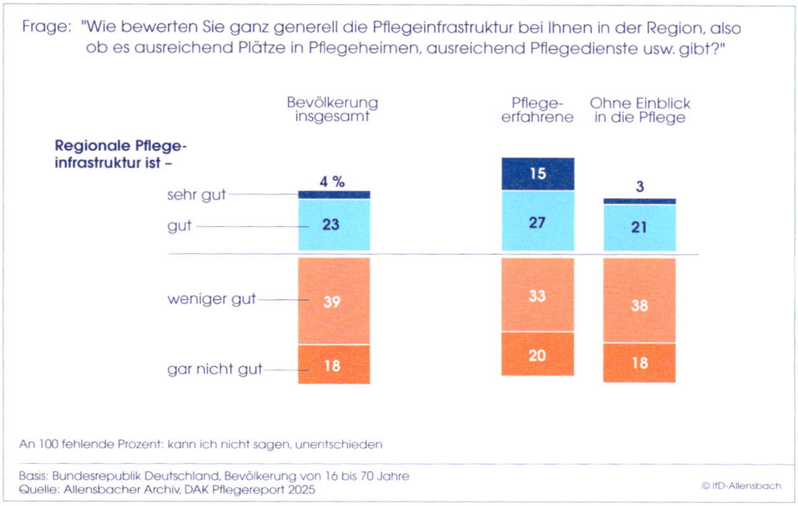

Ein eher negatives Bild von der regionalen Pflegeinfrastruktur findet sich wie dargestellt im Durchschnitt bei 57 Prozent der Bevölkerung, überdurchschnittlich häufig in eher ländlichen Regionen und damit besonders im nördlichen Ostdeutschland, das weitaus stärker durch ländliche Räume geprägt ist als viele andere Regionen in Deutschland (Abbildung 21).

Abbildung 21: Wahrgenommene Defizite der regionalen Pflegeinfrastruktur

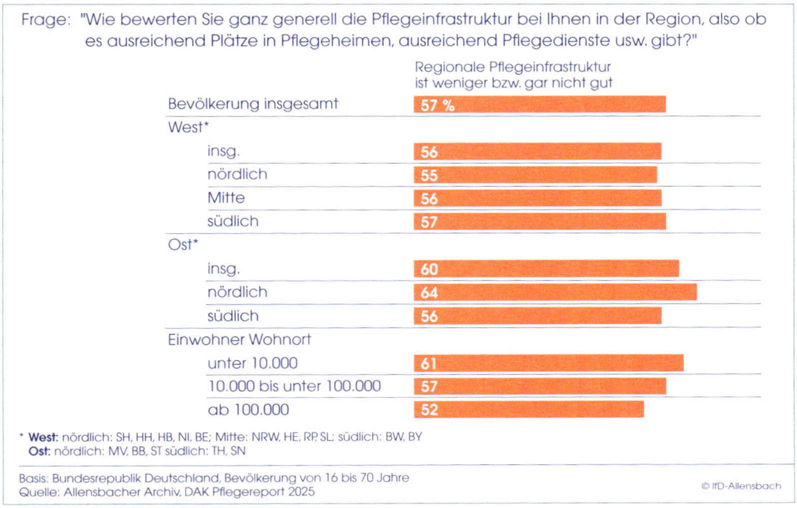

Bild geprägt durch Pflegeheime

Vorrangig hängt ein negatives Bild der regionalen Pflegeinfrastruktur an der Wahrnehmung, dass es vor Ort nicht genug Pflegeheime gibt. Eher noch als die Pflegedienste oder anderen Pflegeeinrichtungen und -angebote stellen damit bislang die Pflegeheime den wichtigsten Orientierungspunkt für das Urteil über die örtliche Pflegeinfrastruktur dar. Informationen über Schließungen oder Insolvenzen von Pflegeheimen, die seit Anfang 2023 erheblich zugenommen haben (Pflegeeinrichtungen 2024), wirken deshalb auch als besondere Verstärker überwiegend negativer Vorstellungen.

Differenzierte Nachfragen zu den einzelnen Pflegeangeboten zeigen, dass nur ein Teil der Bevölkerung über genauere Kenntnisse der regionalen Angebote verfügt: So trauen sich zwar rund 70 Prozent ein Urteil über das Angebot an Pflegeheimen oder Pflegediensten zu; im Hinblick auf Beratungsangebote oder Kurzzeitpflege gibt dagegen nur noch etwa die Hälfte der Bevölkerung eine konkrete Bewertung der Angebote ab. Diese Bewertungen fallen zudem deutlich unterschiedlich aus (Abbildung 22).

Abbildung 22: Geteilte Meinungen bei der Bewertung der lokalen Pflegeangebote

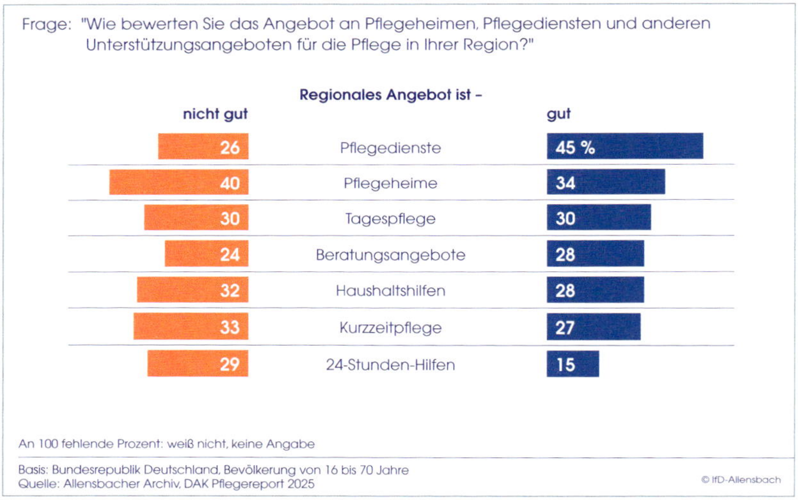

Angebot an Pflegediensten überwiegend gut

Das regionale Angebot an Pflegediensten wird mit relativer Mehrheit von 45 Prozent als gut beurteilt, nur 26 Prozent halten es für nicht gut. Für die Pflegeangebote in Heimen und Tagespflege sowie für Beratung fallen die Bewertungen dann aber schon gemischt aus: Defizitäre Angebote werden hierbei etwa ebenso häufig erlebt wie gute.[4] Signifikant häufiger schlecht wird das Angebot dann bei Haus-

4 Abgefragt wurden lediglich Beratungsangebote, also ohne besondere Unterscheidung zwischen einer Pflegeberatung im engeren Sinne nach § 7a SGB IX und anderen Formen von Beratung bei der Pflege. Diese begriffliche Unschärfe musste angesichts der weniger tiefgründigen Kenntnisse im Bevölkerungsdurchschnitt – hier belegt durch 52 Prozent Unentschiedene beim Thema Beratungsangebote – in Kauf genommen werden. Angesichts der eher kleinen Zahl derer, die vernetzte Beratungsangebote kennen (vgl. Abbildung 17), dürften sich die hier zu Protokoll ge-

haltshilfen, Kurzzeitpflege und (regionalen) 24-Stunden-Kräften bewertet, also bei jenen Hilfen und Unterstützungen, die besonders bei der hauswirtschaftlichen Versorgung der Gepflegten und der Entlastung der Angehörigen eine wichtige Rolle spielen.

Die hier erkennbaren Einstellungsverteilungen prägen sich jeweils ganz ähnlich in den unterschiedlichen Regionen aus: So finden sich positive Bewertungen des regionalen Angebots an Pflegediensten und Pflegeheimen in West- und Ostdeutschland jeweils etwa gleich häufig. Lediglich im Hinblick auf Pflegedienste kommen aus Dörfern und kleineren Orten etwas häufiger positive Bewertungen der Angebote als aus größeren Städten (Abbildung 42 und Abbildung 43).

Pflegeberatung: Defizite im ländlichen Raum

Signifikante regionale Unterschiede gibt es dagegen in den Bewertungen der Beratungsangebote. Insgesamt sind etwas mehr Menschen mit dem regionalen Beratungsangebot zufrieden als unzufrieden (28 Prozent gegenüber 24 Prozent; bei Ausklammerung der hier mit berücksichtigten Unentschiedenen und Uninformierten ergibt sich ein Verhältnis von 54 gegenüber 46 Prozent). Noch deutlicher überwiegt die Zufriedenheit mit den Beratungsangeboten bei jenen, die selbst pflegen oder gepflegt haben (44 gegenüber 31 Prozent). Insgesamt wird in Großstädten signifikant häufiger Zufriedenheit bekundet als in Dörfern und kleinen Orten. Zudem ist die Zufriedenheit im Westen deutlich weiter verbreitet als im Osten. Insbesondere die Bewertungen der Angebote in Thüringen und Sachsen fallen deutlich zurückhaltender aus als andernorts (Abbildung 23).

Abbildung 23: Wo gute regionale Beratungsangebote wahrgenommen werden – Vorsprung des Westens gegenüber dem Osten und städtischer gegenüber ländlichen Regionen

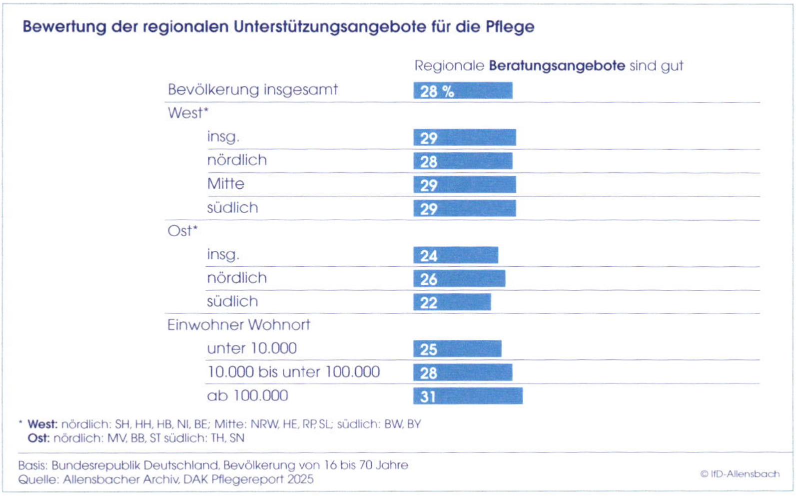

gebenen Kenntnisse zu gutem Teil auch auf Beratungsmöglichkeiten bei Pflegediensten, kommunalen Stellen oder Einrichtungen der Wohlfahrtspflege beziehen.

Verunsicherung beim Blick auf eigene Pflege

Die weit überwiegenden Wahrnehmungen einer Vielzahl von Problemen für die zukünftige Pflege insgesamt (vgl. Abbildung 17) wirken sich auch auf Erwartungen zur zukünftigen Pflegesituation in den Regionen aus. Nur 13 Prozent der Bevölkerung gehen davon aus, dass ihnen die regionale Infrastruktur bei zukünftigem Bedarf noch eine gute Unterstützung gewährleisten kann, 73 Prozent melden Zweifel daran an, etwas überdurchschnittlich Menschen in Ostdeutschland (76 Prozent). Auch von den Pflegeerfahrenen, die Fragen zur aktuellen Situation in der Pflege deutlich häufiger zuversichtlich beantworten als andere, äußern 70 Prozent Zweifel.

Selbst wenn solche Zweifel noch kein festes Urteil über eine Unumkehrbarkeit negativer Entwicklungen bedeuten, spiegeln sie doch die tiefe Verunsicherung der Menschen. Viele befürchten, im Alter entweder die Kosten für eine eigene Pflege durch professionell Pflegekräfte nicht aufbringen zu können oder – selbst wenn die Mittel bereitständen – das benötigte Pflegeangebot nicht mehr vorzufinden (Abbildung 24).

Abbildung 24: Leistungsfähigkeit der regionalen Pflegeinfrastruktur: mehrheitlich bezweifelt

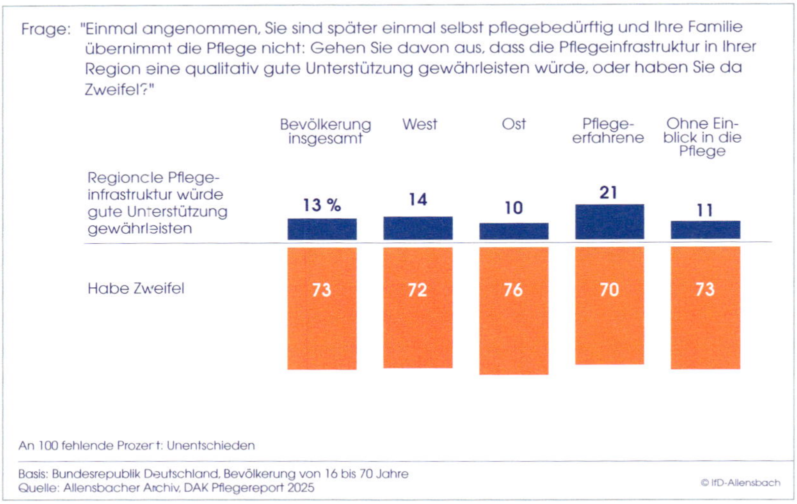

Damit bildet der Ausblick für viele den dunklen Erwartungshorizont hinter einer Pflegegegenwart, in der eine Mehrheit der Angehörigen und Freunde von Gepflegten mit der jeweiligen Pflegesituation noch zufrieden oder sogar sehr zufrieden ist (43 bzw. 11 Prozent). Nur 8 Prozent sind gar nicht zufrieden, häufig in Situationen, in denen die Gepflegten zumindest für längere Zeit allein von der Familie gepflegt werden und die Angehörigen damit überfordert sind, passende Unterstützung zu finden.

Hierbei hängt die Zufriedenheit über die Pflegesituation sehr eng mit der Bewertung der regionalen Pflegeinfrastruktur zusammen: Jene, die vor Ort eine gute oder sehr gute Infrastruktur für die Pflege erleben, sind dann mit großer Mehrheit auch mit der damit gestalteten Pflegesituation zufrieden oder sehr zufrieden (81 Prozent). Dagegen sind jene, die vor Ort nicht auf gute Angebote zurückgreifen können, dann meist auch mit der Pflegesituation weniger oder gar nicht zufrieden (54 Prozent). An den Angeboten vor Ort entscheidet sich damit, ob die Pflege den Bedürfnissen von Pflegenden und Gepflegten gerecht wird oder nicht (Abbildung 25).

Pflegesituation abhängig vom Angebot vor Ort

Abbildung 25: Überwiegend Zufriedenheit mit der Pflegesituation – starke Abhängigkeit von der Zufriedenheit mit der örtlichen Pflegeinfrastruktur

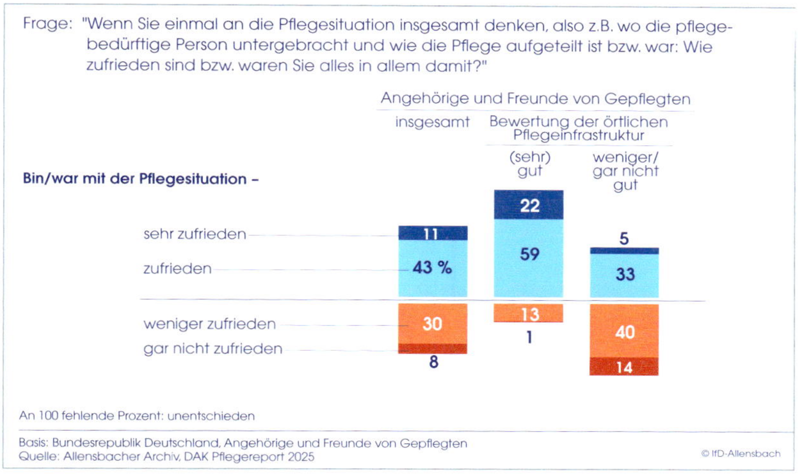

Verbesserungsvorschläge

Verbesserungsbedarf für die örtliche Pflegeinfrastruktur sehen die Bürgerinnen und Bürger an erster Stelle bei den Kosten der Pflege, die aber auch eine generelle Herausforderung sind (69 Prozent). Von den Nennungen mit stärkerem Bezug auf die regionale Infrastruktur stehen obenan, jeweils fast gleich häufig genannt, die Wünsche nach mehr Plätzen im Pflegeheim, mehr Angeboten für das betreute Wohnen und eine bessere ärztliche Versorgung der Gepflegten. Beträchtliche Gruppen nennen aber auch andere Hilfen für Unterstützung, Beratung und Information, etwa mehr Haushaltshilfen, mehr Kurzzeit- und Tagespflege, mehr ambulante Pflegedienste und bessere Beratungsangebote. Immerhin 37 Prozent der Bevölkerung fänden es hilfreich, vor Ort jemanden zu haben, der die Pflegebedürftigen und deren Lebensverhältnisse kennt und bei der Organisation der Pflege und Gesundheitsversorgung hilft.

An diesen Ergebnissen ist bedeutsam, dass es der Bevölkerung nicht allein um die Dinge geht, die in den breiten öffentlichen Diskussionen im Vordergrund stehen, nämlich Kosten, Heimplätze, ärztliche Versorgung. Darüber hinaus spielen auch

Unterstützungs- und Informationsangebote für die häusliche Pflege eine beträchtliche Rolle (Abbildung 26).

Abbildung 26: Gewünschte Verbesserungen der örtlichen Pflegeinfrastruktur: günstigere Kosten obenan

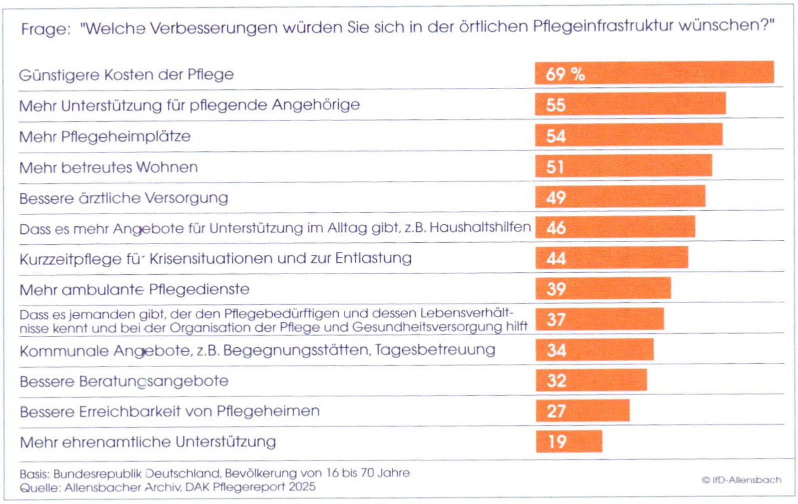

Mehr Unterstützung für Angehörigenpflege

Besonders deutlich wird der Schwerpunkt bei den Unterstützungsangeboten für die häusliche Pflege in den Wünschen der Pflegeerfahrenen für die Verbesserung der regionalen Pflegeinfrastruktur: Weitaus häufiger als andere plädieren die Pflegeerfahrenen hier für mehr Unterstützung für Angehörige, eine bessere ärztliche Versorgung für die Gepflegten daheim – so dass etwa bei Krankheiten nicht gleich die Verlegung ins Krankenhaus oder ins Pflegeheim notwendig wird – und auch für Fallhelfer, die bei der Organisation und der Gesundheitsversorgung Hilfestellung leisten. An dieser Stelle entsprechen also die Wünsche der Betroffenen durchaus den aktuellen Vorschlägen von Pflegefachleuten für die Verringerung der sehr personal- und kostenintensiven Pflege in Heimen und auf Geriatriestationen von Krankenhäusern (vgl. Geleitwort, Abbildung 27).

Auf diese Verbesserungsvorstellungen wirken sich regionale Faktoren spürbar aus. So wünscht man sich besonders häufig in Regionen mit Dörfern und kleinen Orten eine bessere ärztliche Versorgung (Abbildung 44).

Abbildung 27: Verbesserungswünsche von Pflegenden

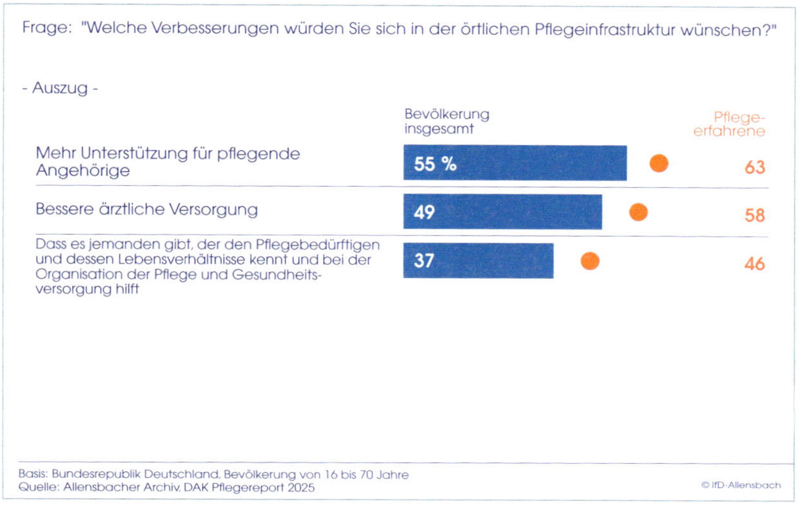

2.3 Beratung, Organisationshilfe, Case Management

Organisations- und Abstimmungsprobleme

Weshalb sich viele Pflegende mehr Unterstützung bei der ärztlichen Versorgung und bei der Organisation der Pflege wünschen, wird aus den zahlreichen Schilderungen von Organisations- und Abstimmungsproblemen bei der Pflege deutlich. Fast alle Angehörigen und Freunde von Gepflegten berichten von wenigstens einem miterlebten Schwachpunkt. Am häufigsten geschildert wird dabei die Anforderung des Notarztes, weil keine andere ärztliche Hilfe verfügbar war (42 Prozent). Diese Notreaktion hat oft eine eigentlich überflüssige Krankenhauseinweisung zur Folge (27 Prozent), da der Notarzt die Verhältnisse und die Grunderkrankungen der Gepflegten in der Regel nicht kennt und die aktuellen Beschwerden deshalb nicht unmittelbar einzuordnen weiß. Auf die Einweisung folgt in vielen Fällen die unmittelbare Entlassung (32 Prozent), wobei bis dahin aber meist schon ein beträchtlicher Personal- und Kostenaufwand entstanden ist. Ähnliche Folgen haben auch unnötige Verlegungen von schwer pflegebedürftigen Patienten aus dem Heim ins Krankenhaus (28 Prozent), die Verschreibung überflüssiger oder sogar schädlicher Medikamente (33 Prozent) sowie von Pflegematerialien und Geräten, die am Ende nicht genutzt werden (27 Prozent). 35 Prozent haben miterlebt, dass redundante Doppeluntersuchungen durchgeführt wurden; häufig ergaben sich diese aufgrund einer nicht ausreichenden Information und Abstimmung aller Beteiligten (37 Prozent). Ein Vergleich zwischen früheren und aktuellen Pflegeerfahrungen deutet dabei nicht auf sonderliche Verbesserungen derartiger Probleme in den zurückliegenden Jahren hin. Selbst wenn sich der überschüssige Aufwand an Medikamenten, Hilfsmitteln und vor allem menschlicher Arbeitskraft und -zeit aufgrund solcher Schilderungen nicht quantifizieren lässt, bilden diese doch wichtige Indikatoren dafür, dass es in der Organisation und Abstimmung der Pflege erheblichen Verbesserungsbedarf gibt.

Belastend für Gepflegte und die pflegenden An- und Zugehörigen ist aber auch das Ausbleiben von Informationen über mögliche Unterstützungsangebote, etwa über Verhinderungspflege oder Tagespflege (39 Prozent). Durch solche Informationsdefizite bleiben auf der anderen Seite bereitstehende Unterstützungsressourcen ungenutzt und pflegende Angehörigen werden über Gebühr belastet. Verbesserungsbedarf gäbe es danach nicht nur für die je individuelle Organisation und Abstimmung der Pflege, sondern auch für die Beratung (Abbildung 28).

Abbildung 28: Organisations- und Abstimmungsprobleme bei der Pflege: nicht selten

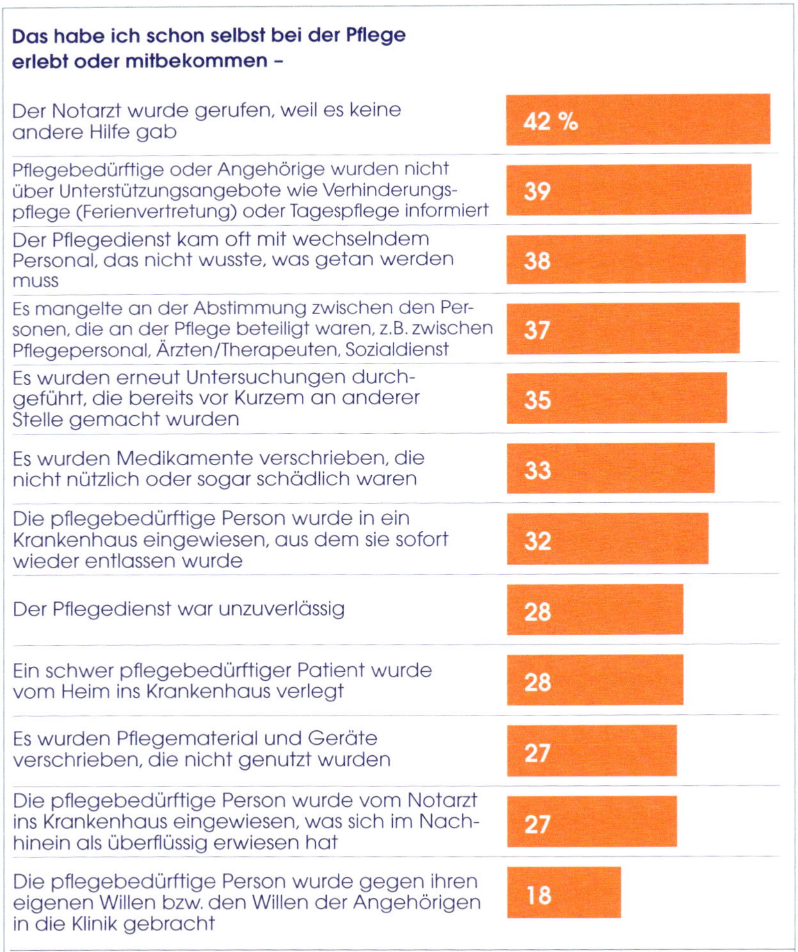

Basis: Bundesrepublik Deutschland, Angehörige und Freunde von Gepflegten
Quelle: Allensbacher Archiv, DAK Pflegereport 2025

© IfD-Allensbach

Beratungsbedarf Notrufnummern

Der Beratungsbedarf fängt schon bei einfachen Dingen wie etwa dem Wissen um den ärztlichen Bereitschaftsdienst an. Viele der pflegenden Angehörigen, die bei einer akuten Erkrankung der Gepflegten den Notarzt mit einem Anruf unter der Telefonnummer 112 alarmieren, wissen nicht, dass sie für medizinische Hilfe in der Nacht, am Wochenende und an Feiertagen unter der Telefonnummer 116117 auch den ärztlichen Bereitschaftsdienst erreichen könnten und damit ein weitaus kleineres Räderwerk in Bewegung setzen würden. Während die Notrufnummer 112 fast der gesamten erwachsenen Bevölkerung bekannt ist (96 Prozent), kennen lediglich etwa zwei Drittel daneben auch die Nummer des ärztlichen Bereitschaftsdienstes; insbesondere bei Männern gibt es hier Wissenslücken (Abbildung 29).

Abbildung 29: Bekanntheit telefonischer Notrufnummern

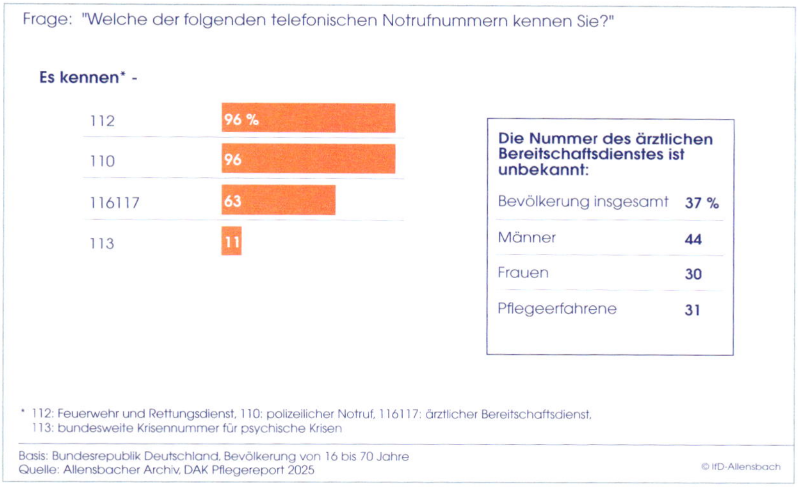

Anspruch auf Pflegeberatung

Bereits das zweite Pflegestärkungsgesetz von 2007 schrieb den Anspruch der Pflegebedürftigen auf eine individuelle Pflegeberatung fest. Der GKV-Spitzenverband entwickelte daraufhin ein Programm für die Qualifikation von Pflegeberaterinnen und Pflegeberatern. Dabei handelt es sich um Pflegefachkräfte, Sozialversicherungsfachangestellte oder Sozialarbeiter mit einer entsprechenden Weiterbildung. Sie arbeiten in der Regel in Beratungsstellen oder – vor allem – in den Pflegestützpunkten, die seit 2008 in vielen Bundesländern von den Kranken- und Pflegekassen flächendeckend aufgebaut wurden. Dort besteht wohnortnah die Möglichkeit, sich umfassend über die Pflege beraten zu lassen, wobei die vernetzte Beratung sowohl Aspekte der Gesundheitsversorgung als auch der pflegerischen Versorgung und der hauswirtschaftlichen Unterstützung abdeckt. Angeboten wird dort zudem eine Koordination des jeweiligen Pflegearrangements, so dass alle Bedürfnisse sinnvoll abgedeckt sind und dass es nicht zu den beschriebenen Abstimmungsproblemen kommt. In der Gesamtbevölkerung hat aber erst eine Minderheit von diesen Beratungs- und Koordinationsangeboten gehört. 20 Prozent sind Pflegestützpunkte grundsätzlich bekannt, 16 Prozent die Möglichkeiten der Pflegekoordination und 10 Prozent die vernetzte Pflegeberatung. Wenigstens eines dieser Angebote haben lediglich 36 Prozent der Bevölkerung bemerkt. Unter jenen, die selbst pflegen oder gepflegt haben, ist dieser Anteil zwar deutlich höher (68 Prozent), aber auch von diesen eigentlichen Adressaten hat noch etwa ein Drittel keine Kenntnis von den Beratungsangeboten (Abbildung 30).

Abbildung 30: Bekanntheit von Einrichtungen zur Pflegeorganisation, zur koordinierten Pflegeunterstützung und zur Beratung: Erst 36 Prozent haben schon davon gehört

Beratung: Angebote wenig bekannt

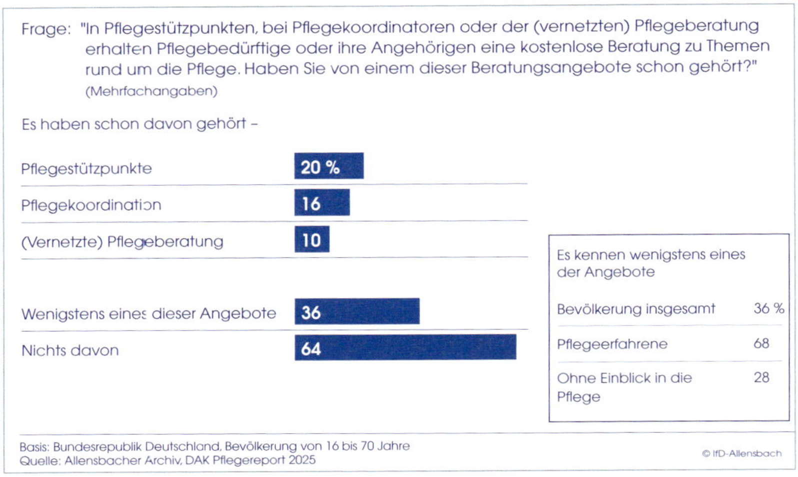

Häufiger als anderen sind Pflegezentren und die dort nutzbaren Beratungsangebote den unter 30-Jährigen bekannt, Personen mit höherer Bildung, Westdeutschen und Personen, die in Städten leben. Ausgerechnet bei den besonders auf diese Angebote angewiesenen Gruppen der Älteren und auch der Menschen in ländlichen Regionen mit eher schwer zu findenden Pflegeangeboten ist das Wissen um die Pflegezentren weniger verbreitet (Abbildung 45).

Überforderung durch Pflegeorganisation

Dementsprechend wären die meisten in der Gesamtbevölkerung auch überfordert, wenn sie kurzfristig die Pflege für Angehörige organisieren müssten. In einem solchen Fall, mit dem die Pflege nicht selten schlagartig beginnt, wüssten lediglich 25 Prozent, an wen sie sich für Informationen oder Unterstützung wenden könnten, 64 Prozent wären unsicher. Selbst unter den Pflegeerfahrenen, die meist ja durch ihre Kontakte zu Pflegediensten oder Pflegeheimen über unmittelbare Ansprechpersonen verfügen, wären noch 37 Prozent unsicher. Mehrheitlich handelt es sich dabei um jene, die ihre Angehörigen daheim ohne Unterstützung durch einen Pflegedienst versorgen (Abbildung 31).

Abbildung 31: Wissen um Information und Unterstützung bei der Organisation der Pflege: viel Unsicherheit, sogar bei Personen mit pflegebedürftigen Angehörigen

Frage: "Einmal angenommen, Sie müssten in naher Zukunft die Pflege für einen Angehörigen organisieren: Wüssten Sie, an wen Sie sich für Informationen oder Unterstützung wenden können, oder wären Sie da unsicher?"

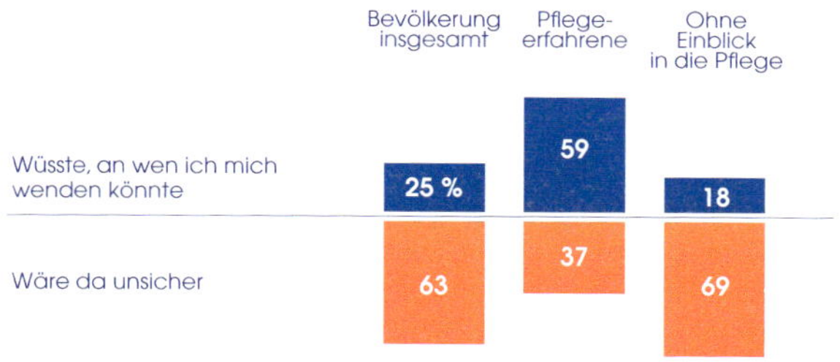

An 100 fehlende Prozent: unentschieden

Basis: Bundesrepublik Deutschland, Bevölkerung von 16 bis 70 Jahre
Quelle: Allensbacher Archiv, DAK Pflegereport 2025
© IfD-Allensbach

Interesse an Pflegeberatung

Von daher könnten vertiefende Informationen auch für viele Menschen hilfreich sein, die schon heute pflegen. Der denkbare Einwand, dass insbesondere Pflegende, die sich bislang nicht sonderlich um eine Beratung gekümmert haben, schlicht desinteressiert sind, wird durch die verbreiteten Wünsche nach einer generellen Beratung entkräftet. 75 Prozent der Gesamtbevölkerung und 85 Prozent der Pflegeerfahrenen geben an, bei der (möglichen) Organisation der Pflege für einen Angehörigen Wert auf eine breite Beratung, etwa durch eine Pflegekasse, zu legen, welche Möglichkeiten in der Pflege generell zur Verfügung stehen. Eine solche Beratung solle möglichst über die eher eingeschränkten Informationen hinausgehen, die vom Pflegedienst oder vom Hausarzt erwartet werden. Lediglich 11 Prozent der Bevölkerung und 7 Prozent der Pflegeerfahrenen fänden eine solche Beratung weniger wichtig (Abbildung 32).

54 Prozent wurden beraten

Immerhin 54 Prozent der Pflegenden haben bei der Organisation der Pflege Beratung in Anspruch genommen, wobei das aber auch eher begrenzte Ratschläge durch unmittelbar Beteiligte wie etwa die Pflegeleitungen im Heim enthalten kann. Dabei war die Beratung meist hilfreich: 70 Prozent der Nutzerinnen und Nutzer geben an, dass die Beratung ihnen weitergeholfen hätte. Allerdings haben auch 24 Prozent mit den erhaltenen Ratschlägen nicht viel anfangen können (Abbildung 33).

Pflegeerfahrene Männer berichten ungleich häufiger über die Nutzung einer Beratung als die entsprechenden Frauen (61 gegenüber 47 Prozent); ähnlich sehen die Verhältnisse bei den Personen mit Migrationshintergrund aus, von denen sich 65 Prozent beraten ließen, während das von der autochthonen Bevölkerung nur 48 Prozent taten. Darin macht sich zum einen die unterschiedliche Vertrautheit mit Fragen der Pflege bemerkbar. Insbesondere bei Frauen könnte aber auch die

Einstellung hinzukommen, schon deshalb keine Beratung zu benötigen, weil für sie – aus prinzipiellen wie finanziellen Motiven – ohnehin nur die Angehörigenpflege ohne Beteiligung eines Pflegedienstes in Frage käme. Die deutlich überdurchschnittliche Beratungsquote bei höher Gebildeten (62 Prozent), die meist auch Besserverdienende sind, würde demgegenüber mit mehr Auswahl- und Gestaltungsmöglichkeiten bei der Pflege zusammenhängen (Abbildung 46).[5]

Abbildung 32: Organisation der Pflege: Viele legen Wert auf eine generelle Pflegeberatung

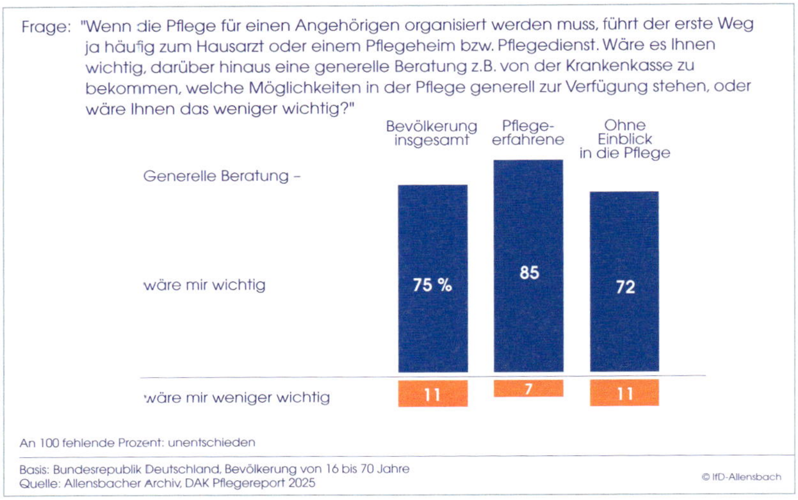

5 Noch höhere Beratungsquoten misst die fallstarke VdK-Pflegestudie „Pflege zu Hause" (Datenerhebung 2021), die sich allein mit der häuslichen Pflege beschäftigt. Danach hätten sich mehr als zwei Drittel der Gepflegten und ihrer Angehörigen beraten lassen, meist vor allem, um einen Überblick über Leistungen und Unterstützungsangebote zu erhalten. Der Unterschied zum hier gemessenen Anteil könnte sich durch einen erhebungsbedingt relativ hohen Anteil besonders Engagierter in der Stichprobe der VdK-Studie erklären (Büscher u. a. 2023, S. 114).

Abbildung 33: Pflegeberatung: mehrheitlich genutzt, meist hilfreich

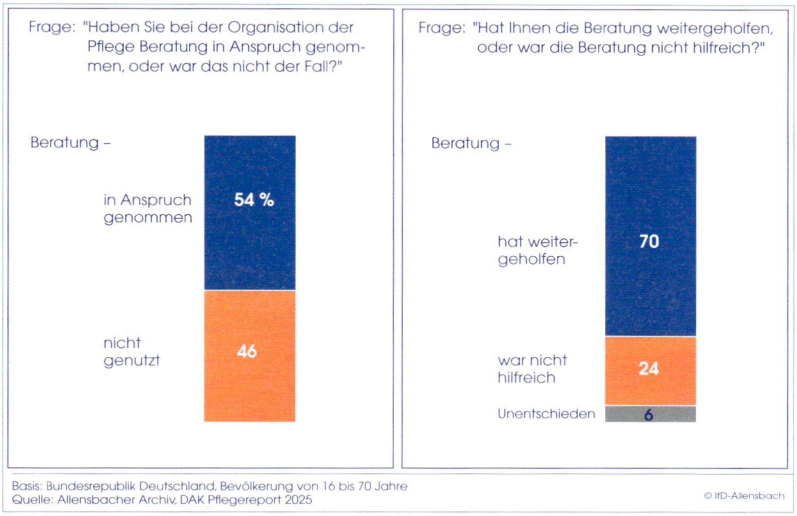

Nach Beratung bessere Pflegesituation

Wie bedeutsam die Beratung[6] für eine auskömmliche Pflegesituation ist, zeigt wiederum ein Blick auf die Zufriedenheit der An- und Zugehörigen mit Unterbringung und Versorgung der Gepflegten. Dort, wo bei der Organisation der Pflege eine Beratung zur Zufriedenheit der Beratenen absolviert wurde, entstand in der Folge eine Pflegekonstellation mit der 79 Prozent der Angehörigen zufrieden oder sogar sehr zufrieden sind. In den übrigen Fällen sind nur 44 Prozent der Angehörigen mit der Pflegekonstellation zufrieden oder sehr zufrieden. Hier gibt es also einen ähnlichen Zusammenhang wie zwischen Pflegezufriedenheit und Zufriedenheit mit der regionalen Pflegeinfrastruktur, zu der die Beratungsangebote aber auch gehören (Abbildung 34).

6 Auch hier gilt der in Fußnote 4 gegebene Hinweis, dass bei der Ermittlung nicht streng zwischen einer Pflegeberatung im engeren Sinne (nach § 7a SGB IX) und anderen Formen der Beratung bei der Pflege unterschieden werden konnte.

Abbildung 34: Nach einer erfolgreichen Beratung sind Angehörige mit der Pflegesituation eher zufrieden

Frage: "Wenn Sie einmal an die Pflegesituation insgesamt denken, also z.B. wo die pflegebedürftige Person untergebracht und wie die Pflege aufgeteilt ist bzw. war: Wie zufrieden sind bzw. waren Sie alles in allem damit?"

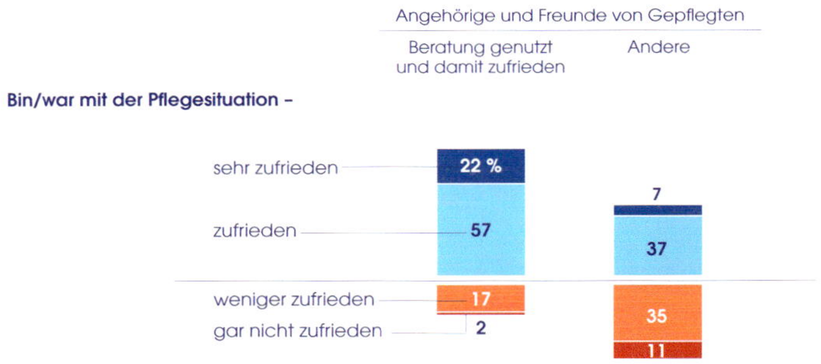

An 100 fehlende Prozent: unentschieden

Basis: Bundesrepublik Deutschland, Angehörige und Freunde von Gepflegten
Quelle: Allensbacher Archiv, DAK Pflegereport 2025

© IfD-Allensbach

Case Management

Für viele reicht eine Anfangsberatung bei der Planung der Pflege aber nicht aus. Selbst wenn bei dieser Beratung Hinweise gegeben werden, wie die Pflege anzulegen ist, haben viele doch Probleme, die Ratschläge auch umzusetzen, etwa ein geeignetes Unterstützungsangebot zu finden, zu beauftragen und dann auch im Verlauf der Pflege problemlos mit den beteiligten Pflegkräften und Ärzten zu kommunizieren. Für solche Pflegende wie auch für Gepflegte, die ihre Pflege ohne die Hilfe von Angehörigen planen müssen, ist die Begleitung durch ein Case Management sinnvoll, das nicht nur für die bestmögliche Organisation des Pflegearrangements sorgt, sondern auch den Informationsaustausch zwischen allen Beteiligten sichert und reibungslose und redundanzfreie Abläufe gewährleistet. Auf einen solchen Bedarf deuten zumindest die grundsätzlichen Schilderungen von (früher) Pflegenden hin (Abbildung 35).

Abbildung 35: Unterschiedliche Erfahrungen mit Unterstützungs- und Beratungsangeboten: häufig Kommunikations- und Orientierungsprobleme

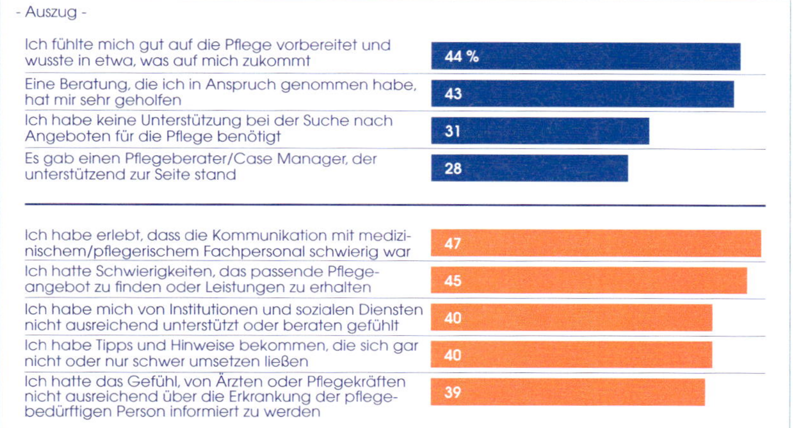

Basis: Bundesrepublik Deutschland, (früher) pflegende Angehörige und Freunde
Quelle: Allensbacher Archiv, DAK Pflegereport 2025 © IfD-Allensbach

Bedarf für Begleitung der Pflege

Hiernach ist eine Begleitung durch Case Managerinnen und Case Manager, über die schon jetzt 28 Prozent der Angehörigen und Freunde von Gepflegten berichten, besonders dort sinnvoll, wo es Schwierigkeiten gab, Tipps und Vorschläge für die Pflege selbst umzusetzen, wo man sich nicht ausreichend informiert fühlte oder wo es schwerfiel, selbst mit Pflegefachkräften und Medizinern zu kommunizieren. Gegenüber jenen, die sich gut auf die Pflege vorbereitet fühlten und keine Unterstützung benötigten, sind die Personen mit Unterstützungsbedarf danach nicht eben seltene Ausnahmefälle.

Über eine praktische Nutzung des Case Managements bei der Pflege berichten bislang wie dargestellt 28 Prozent der An- und Zugehörigen von Gepflegten. Überdurchschnittlich häufig machten pflegende Männer vom Case Management Gebrauch, zudem Personen mit höherer Schulbildung und Personen mit Migrationshintergrund – also dieselben Gruppen, die auch grundsätzlich überdurchschnittlich an Pflegeberatung interessiert sind (Abbildung 47, vgl. Abbildung 46).

Eine Einschränkung der Nutzung ergibt sich bislang noch durch die unzureichende Bekanntheit des Case Managements. Auch von den Pflegeerfahrenen kennen bislang nur 40 Prozent das Konzept. Dabei wären 71 Prozent von ihnen, von denen viele im Rahmen der Umfrage zum ersten Mal von dem Konzept gehört hatten, daran interessiert, bei der Pflege Begleitung durch einen Case Manager oder eine Case Managerin in Anspruch zu nehmen (Abbildung 36).

Am ehesten sind wieder Jüngere über das Konzept informiert, zudem Personen mit höherem sozioökonomischem Status und Personen, die in städtischem Umkreis wohnen. Interessiert an der Nutzung wären überdurchschnittlich häufig Ältere und Personen mit höherem Status, die – wie schon dargestellt – oft über mehr Planungsfreiheit bei der Wahl des Pflegearrangements verfügen als andere (Abbildung 48).

Abbildung 36: Case Manager: erst bei einer Minderheit bekannt, aber viele würden Case Manager heranziehen

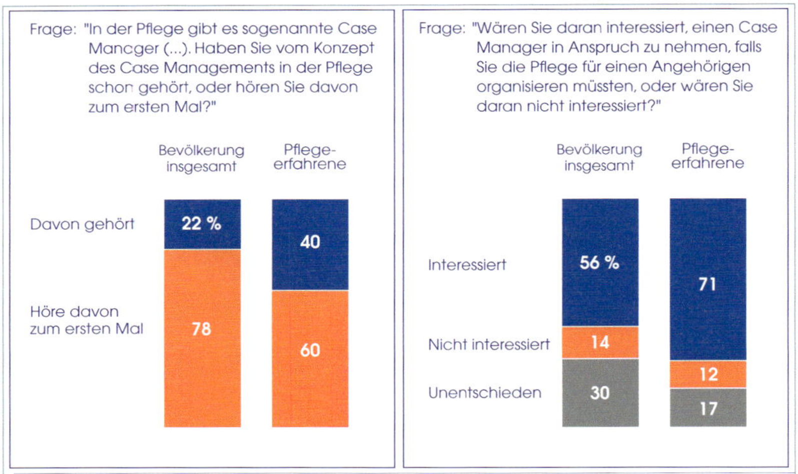

Basis: Bundesrepublik Deutschland, Bevölkerung von 16 bis 70 Jahre
Quelle: Allensbacher Archiv, DAK Pflegereport 2025

2.4 Politische Aspekte der Pflege

Politischer Stellenwert zu gering

Selbstverständlich haben die dargestellten pessimistischen Erwartungen für die Pflege auch politische Implikationen. Für die Menschen sind Pflege und Pflegeversicherung wichtige Bereiche der Unterstützung und Absicherung gegen ein von allen geteiltes Daseinsrisiko. Für diese Absicherung richten sich erhebliche Erwartungen an Unterstützung und Organisation durch den Staat. Von daher nehmen die Wahrnehmungen der Pflegesituation wie im gesamten Bereich der Gesundheitsvorsorge auch Einfluss auf die Vorstellungen von der Funktionstüchtigkeit des demokratischen Systems in Deutschland (vgl. Klie 2024c). Kritische Entwicklungen in der Pflege werden schon seit Langem beobachtet. Spätestens seit den ersten Debatten zu den Folgen des demografischen Wandels für die Pflegeversicherung entstand in der Bevölkerung der Eindruck, dass die Politik zu wenig zur Unterstützung von Gepflegten und Pflegenden leistet (Abbildung 37).

Bereits 2009 überwog deshalb in der Gesamtbevölkerung deutlich der Eindruck, die Pflege habe in der Politik nicht den Stellenwert, der ihr eigentlich zukomme. Dieser Eindruck hat sich bis 2018 noch deutlich weiter verbreitet. Heute sehen – kaum verändert gegenüber der Messung für den DAK-Pflegereport 2018 – 85 Prozent einen zu geringen Stellenwert.

Abbildung 37: Unveränderte Wahrnehmung der großen Mehrheit: Das Thema Pflege kommt in der Politik zu kurz

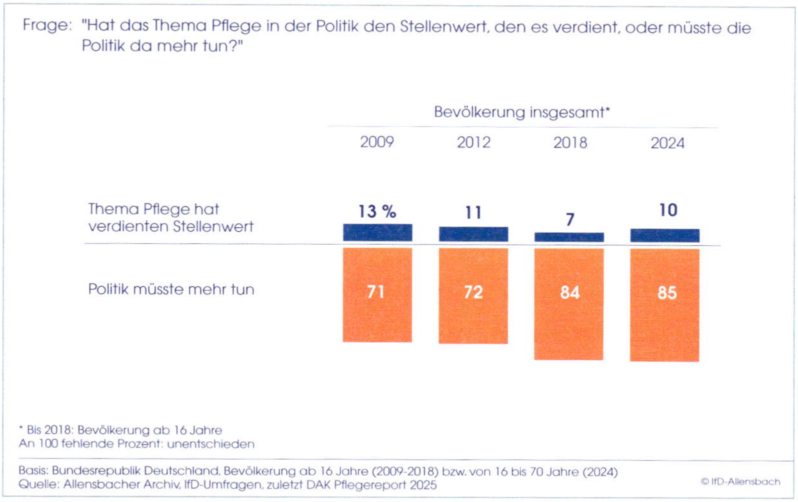

Informelle Unterstützung

Um das Pflegesystem funktionstüchtig zu halten, wird auch weiterhin ein überwiegender Anteil von Angehörigenpflege benötigt. Wie frühere Untersuchungen für den DAK-Pflegereport zeigen, gibt es jedoch zunehmende Hindernisse für die Angehörigenpflege (Klie 2022). Diesen könnte man durch eine angemessene Aufwandsentschädigung für die Pflegenden sowie eine gute Vereinbarkeit von Pflege und Beruf entgegenwirken. Entlastend für Angehörige wie für professionell Pflegende könnten darüber hinaus aber auch mehr Freiwillige von außerhalb der Familie aktiv werden, etwa Freunde, Nachbarn oder Bekannte. Hierbei würde es vor allem um Hilfeleistung „unterhalb" der eigentlichen Pflegeleistungen gehen. Bereits eine Unterstützung bei der Hausarbeit oder beim Einkaufen könnte vielen Gepflegten ermöglichen, länger in der eigenen Wohnung zu bleiben. Schon heute wird in diesem Bereich der informellen Hilfe viel geleistet: 2023 gaben 21 Prozent der erwachsenen Bevölkerung an, regelmäßig Bekannte oder Nachbarn zu unterstützen (Klie 2024c). Darüber hinaus zeigten sich beim DAK-Pflegereport 2024 viele zu einer regelmäßigen Unterstützung im sozialen Umfeld außerhalb der Familie bereit (Klie 2024b).

In der aktuellen Untersuchung wurde nun gleichermaßen die grundsätzliche Unterstützungsbereitschaft für Angehörige wie auch für Freunde, Bekannte und Nachbarn differenziert ermittelt. In einer repräsentativen Teilgruppe der Interviews wurde die Ermittlungsfrage zur Unterstützungsbereitschaft durch den Zusatz „gegen eine Aufwandsentschädigung" erweitert. Ein solches Feldexperiment ermöglicht die Abschätzung, inwieweit der experimentelle Faktor, hier also der Hinweis auf eine Aufwandsentschädigung, Einstellungen und Antworten verändert (Abbildung 38).

Abbildung 38: Bereitschaft zur Pflege: generell sowie gegen eine Aufwandsentschädigung

Große Pflegebereitschaft

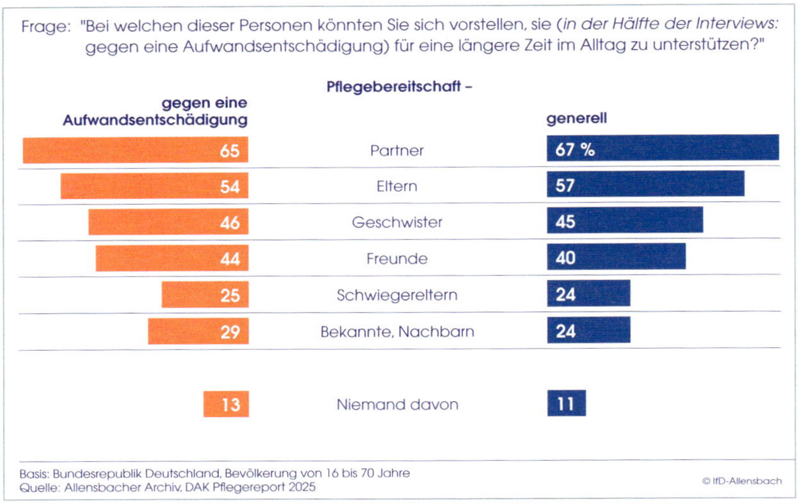

Kernbefund[7] ist hier wiederum die beträchtliche Unterstützungs- und zum Teil auch Pflegebereitschaft, insbesondere für den Partner oder die Partnerin oder andere Angehörige der Kernfamilie, in nennenswertem Maße aber auch für Freunde, Bekannte und Nachbarn. Lediglich 11 Prozent der Bevölkerung wären grundsätzlich nicht zu einer längeren Unterstützung von Menschen in ihrem Umfeld bereit.

Interessanterweise wird dabei weitaus häufiger Bereitschaft zur Hilfeleistung für Freunde als für Schwiegereltern (vgl. Abbildung 38) bekundet: Insbesondere die Pflege durch die Schwiegertöchter, die heute noch weit verbreitet ist, dürfte deshalb in Zukunft weniger selbstverständlich sein.

Aufwandsentschädigung verändert wenig

Der Hinweis auf eine Aufwandsentschädigung wirkt sich zumindest auf die Bereitschaft zur Hilfeleistung für Angehörige kaum aus. Lediglich die Bereitschaft zur Unterstützung von Freunden, Bekannten und Nachbarn vergrößert sich ein wenig, wenn eine solche Entschädigung in Aussicht gestellt wird. Dieser Befund heißt nun nicht, dass eine Aufwandsentschädigung für die Angehörigenpflege nicht hilfreich wäre: Als Mittel zur Verringerung von Hindernissen ist sie, wie bereits dargestellt, unverzichtbar. Als Anreiz für eine Ausweitung der Unterstützungsbereitschaft auf die Menschen im Umfeld dürfte sie hiernach aber nicht sonderlich viel bewirken.

7 Um das Fragenprogramm nicht zu überlasten, konnte hier nicht zusätzlich differenziert ermittelt werden, ob die Befragten, die zur Pflegebereitschaft ihrer Angehörigen befragt werden, auch (noch bzw. schon) Eltern, Geschwistern oder auch Schwiegereltern haben. Von daher zeigen die ausgewiesenen Anteilswerte hier alle Kreise der Pflegebereiten auf Basis der Gesamtbevölkerung; differenziertere Analysen würden höhere Anteile erbringen, etwa zur Pflegebereitschaft des Partners/der Partnerin bei 81 Prozent derjenigen, die in einer Partnerschaft leben oder für Schwiegereltern von 30 Prozent der Verheirateten unter 50 Jahre – was aber ebenfalls signifikant unterhalb des Anteils derer liegt, die zur Pflege von Freunden bereit wären.

Vollversicherung?

Zu den häufig erörterten Überlegungen für die Pflegeabsicherung gehört der Vorschlag, die Pflegeversicherung zu einer Vollversicherung weiterzuentwickeln, die alle notwendigen Kosten für Pflegeleistungen übernimmt. Die Bürgerinnen und Bürger wären dann von den jetzt oft erheblichen Zuzahlungen im Wesentlichen entlastet. Dieser Vorschlag findet, ohne weitere Erläuterungen in den Raum gestellt, in der Bevölkerung breite Zustimmung (60 Prozent). Allerdings verflüchtigt sich diese Zustimmung zu erheblichem Teil in dem Moment, in dem auf Beitragserhöhungen hingewiesen wird, die mit einer solchen Veränderung einhergehen könnten. Dann stimmt nur noch ein gutes Drittel der Bevölkerung zu (36 Prozent, Abbildung 39).

Abbildung 39: Pflegevollversicherung: Die breite Zustimmung schwindet, wenn auf damit verbundene Beitragserhöhungen hingewiesen wird

Frage: "Es gibt den Vorschlag, in Deutschland eine sogenannte Pflegevollversicherung einzuführen, die alle notwendigen Kosten für Pflegeleistungen übernimmt (*in der Hälfte der Interviews*: Die Beiträge zur Pflegeversicherung würden sich dabei allerdings für Berufstätige und Rentner deutlich erhöhen). Halten Sie die Einführung einer solchen Pflegevollversicherung für einen guten oder keinen guten Vorschlag?"

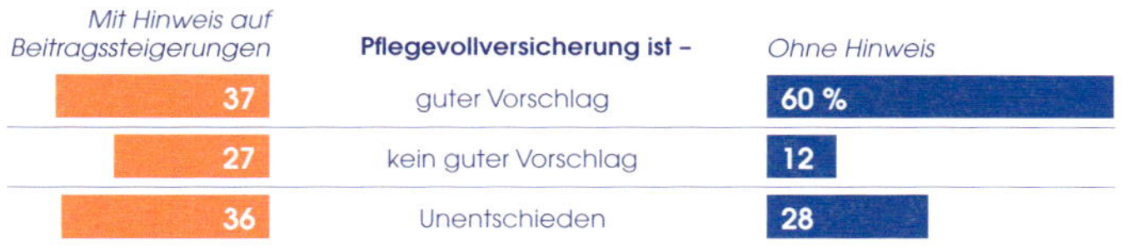

Basis: Bundesrepublik Deutschland, Bevölkerung von 16 bis 70 Jahre
Quelle: Allensbacher Archiv, DAK Pflegereport 2025
© IfD-Allensbach

Reformbedarf

Auch wenn eine solche Veränderung der Pflegeversicherung – zumindest sofern sie mit einer Beitragserhöhung verbunden wäre – nur von einer Minderheit begrüßt würde, zeigt sich doch die große Mehrheit der Bevölkerung von der Reformbedürftigkeit des Pflegesystems in Deutschland überzeugt. 77 Prozent halten eine umfassende Reform des Pflegesystems für notwendig, nur 9 Prozent fänden eine solche Reform überflüssig, 14 Prozent bleiben unentschieden. Die Pflegeerfahrenen, die von allen Gruppen am ehesten positive Bewertungen für die konkreten Unterstützungsangebote in den Kommunen finden, sehen hier sogar noch etwas häufiger Veränderungsbedarf als andere (Abbildung 40).

Abbildung 40: Das Pflegesystem müsste umfassend reformiert werden: verbreiteter Eindruck, unabhängig vom eigenen Einblick in die Pflege

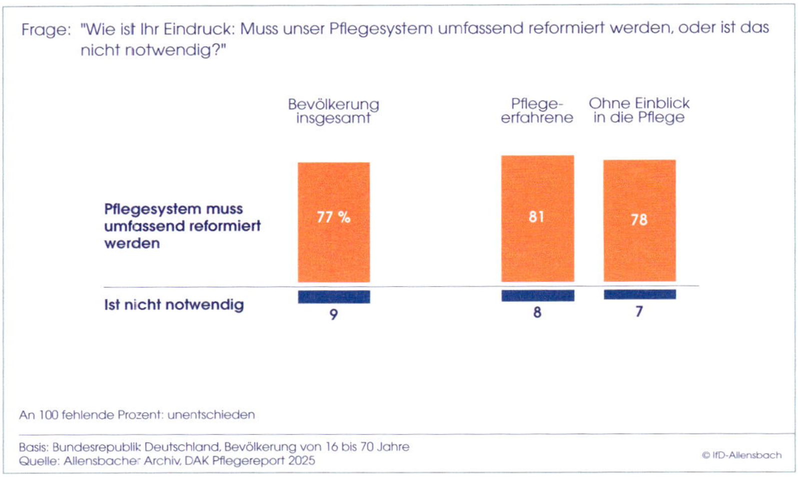

Bürokratie abbauen, Austausch verbessern

Obenan, von 76 Prozent der Reforminteressierten genannt, steht dabei die Vorstellung, die Pflege von überschüssiger Bürokratie zu befreien und damit Ressourcen für die eigentliche Pflege nutzen zu können, die bis jetzt noch durch Verwaltungsaufgaben gebunden werden. Demselben Ziel von effektiveren Strukturen dient der hier von 69 Prozent formulierte Wunsch nach einer besseren Zusammenarbeit der Beteiligten vor Ort, von den Kommunen über Krankenhäuser und Ärzte bis hin zu den Pflegediensten. Mehr Flexibilität in der Nutzung von Leistungen der Pflegeversicherung wünschen sich 63 Prozent. Dahinter steht auch die Erfahrung, dass es oft nicht ganz einfach ist, das Pflegegeld mit der Nutzung anderer, die pflegenden Angehörigen entlastender Angebote zu kombinieren.

Relativ weit verbreitet sind nicht zuletzt Wünsche für die Planung einer bedarfsgerechten Infrastruktur (46 Prozent): Dazu könnte es hilfreich sein, wenn die Kommunen bei der Planung der örtlichen Pflegeinfrastruktur mehr Kompetenzen und eine bessere finanzielle Unterstützung für die Mitgestaltung der örtlichen Angebote erhalten würden (Abbildung 41).

Abbildung 41: Was am Pflegesystem reformiert werden sollte

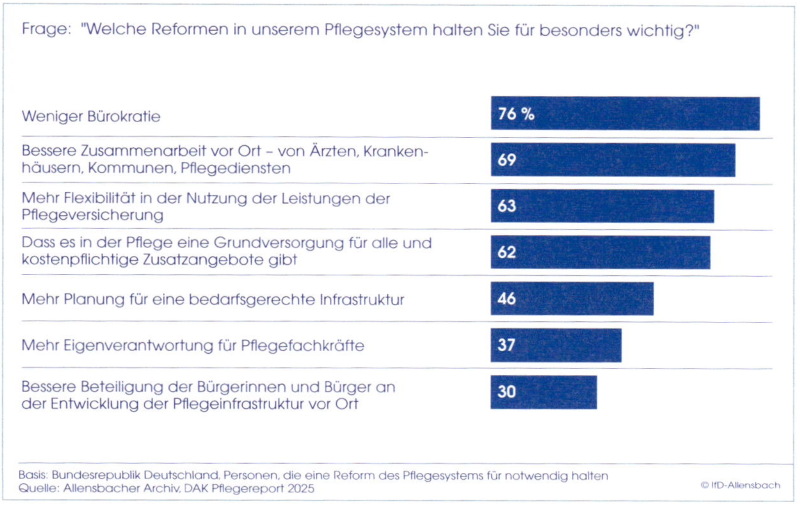

2.5 Anhangschaubilder

Abbildung 42: Wo ein gutes regionales Angebot an Pflegediensten wahrgenommen wird – nur geringe regionale Unterschiede

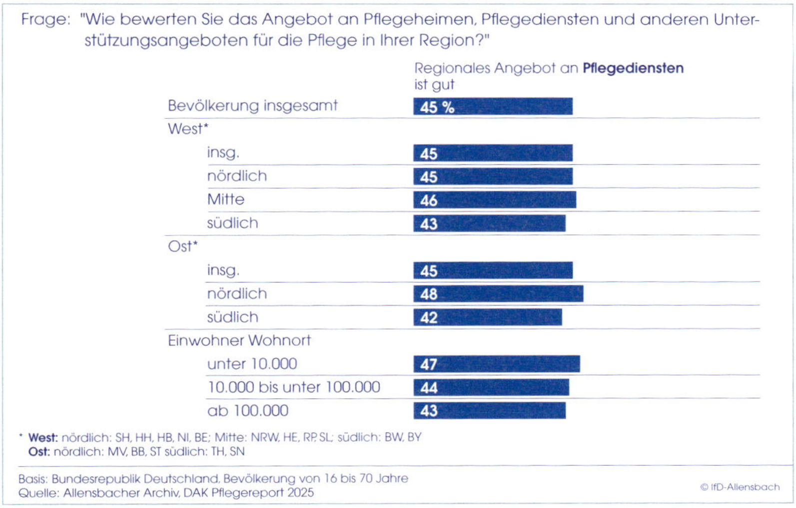

Abbildung 43: Wo ein gutes regionales Angebot an Pflegeheimen wahrgenommen wird – nur geringe regionale Unterschiede

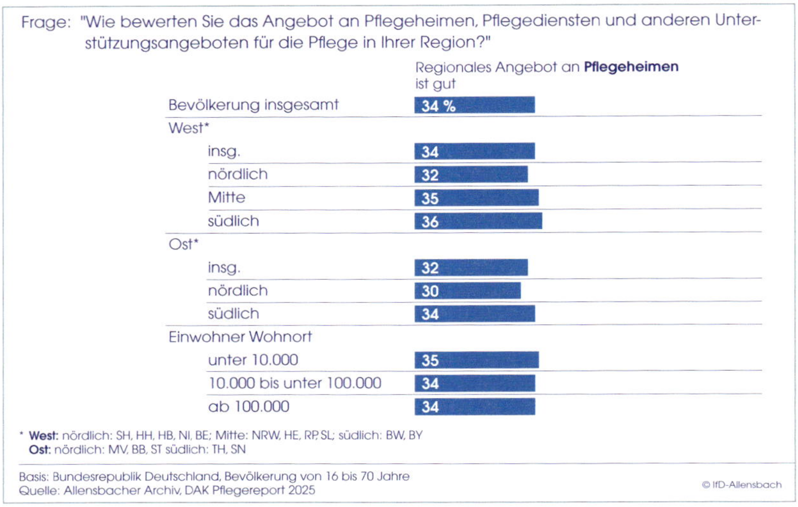

Abbildung 44: Wo man sich eine bessere ärztliche Versorgung wünscht

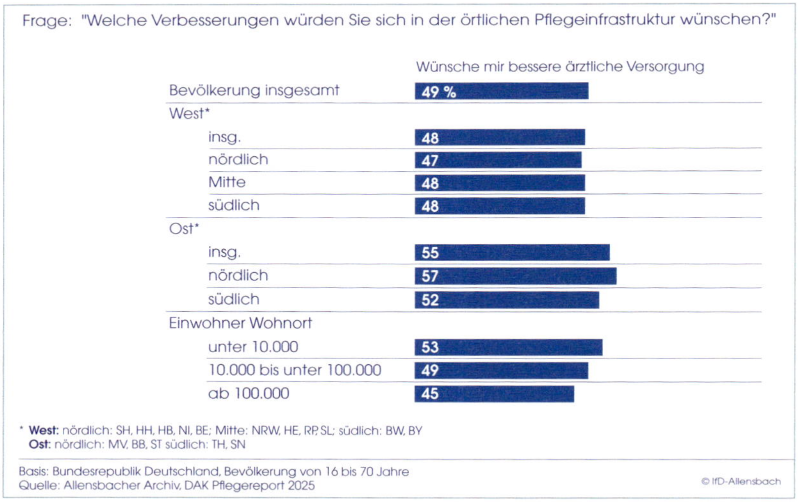

Abbildung 45: Bei wem Einrichtungen zur Pflegeorganisation, zur koordinierten Pflegeunterstützung und zur Beratung am ehesten bekannt sind

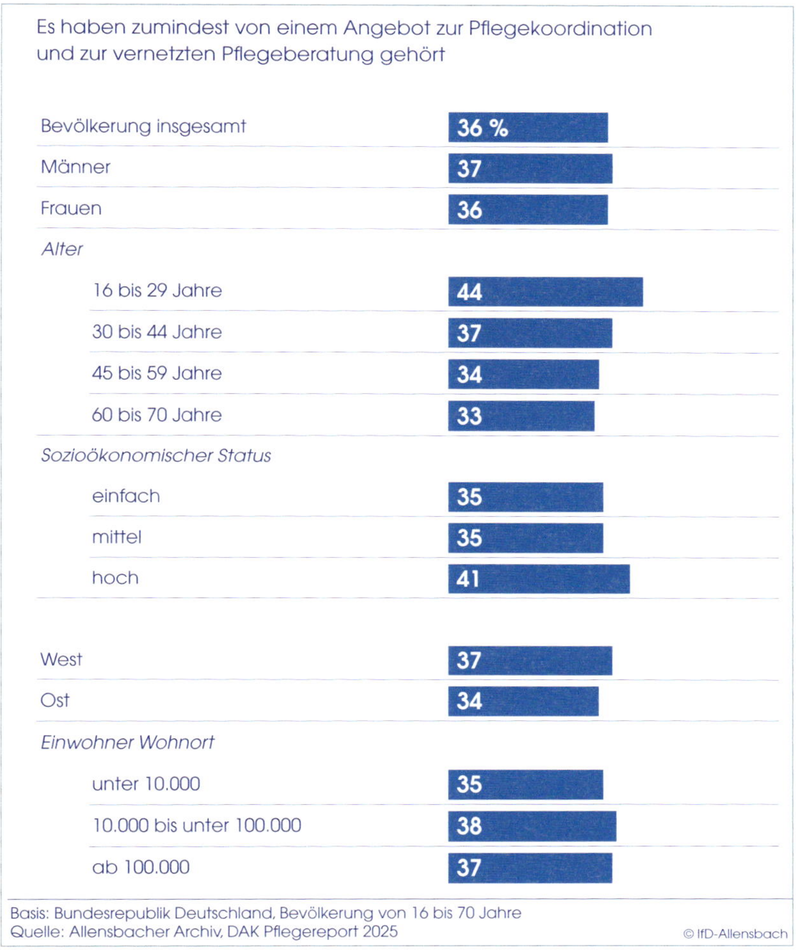

Abbildung 46: Nutzung von Beratung bei der Organisation der Pflege: überdurchschnittlich häufig durch Männer, höher Gebildete und Personen mit Migrationshintergrund

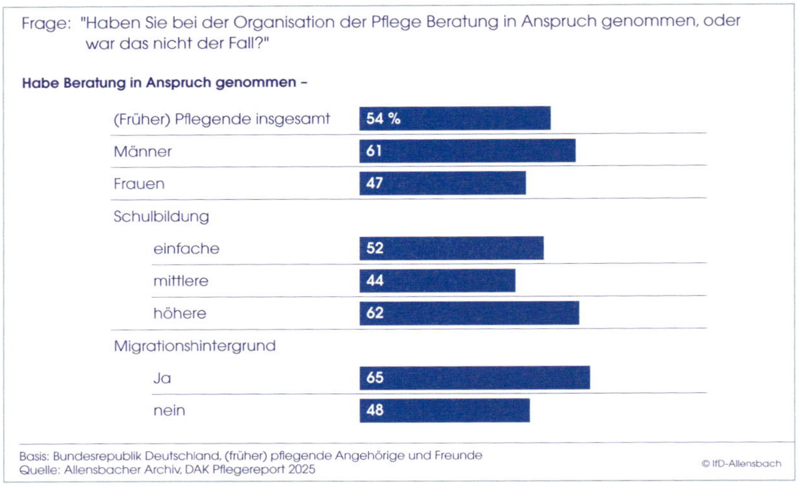

Abbildung 47: Beteiligung von Case Managern bei der Organisation der Pflege: überdurchschnittlich häufig durch Männer, höher Gebildete und Personen mit Migrationshintergrund

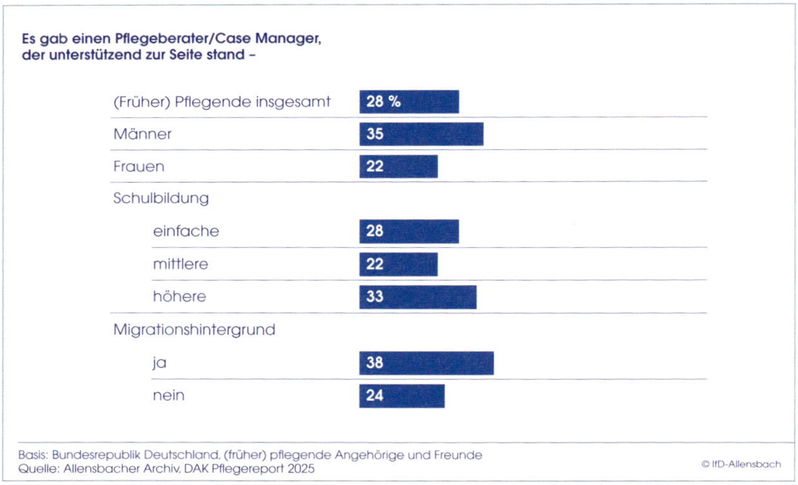

Abbildung 48: Bekanntheit und Nutzungsinteresse des Case Managements: Besonders Ältere sind schlecht informiert, zugleich aber überdurchschnittlich interessiert

	Case Management	
	schon davon gehört %	bei Bedarf an Nutzung interessiert %
Bevölkerung insgesamt	22	56
Männer	24	53
Frauen	20	58
Alter		
16 bis 29 Jahre	34	50
30 bis 44 Jahre	24	56
45 bis 59 Jahre	17	57
60 bis 70 Jahre	12	59
Sozioökonomischer Status		
einfach	17	45
mittel	20	55
hoch	30	67
West	22	56
Ost	19	52
Einwohner Wohnort		
unter 10.000	17	53
10.000 bis unter 100.000	24	55
ab 100.000	23	59

Basis: Bundesrepublik Deutschland, Bevölkerung von 16 bis 70 Jahre
Quelle: Allensbacher Archiv, DAK Pflegereport 2025

2.6 Literaturverzeichnis

Blinkert, Baldo; Klie, Thomas (2008): Die Versorgungssituation pflegebedürftiger Menschen vor dem Hintergrund von Bedarf und Chancen. In: Soziale Ungleichheit und Pflege. Beiträge sozialwissenschaftlich orientierter Pflegeforschung. Hrsg. Bauer, Ullrich; Büscher, Andreas. Wiesbaden, S. 238–255.

Büscher, Andreas u. a. (2023): Zu Hause pflegen – zwischen Wunsch und Wirklichkeit. Die VdK-Pflegestudie. Abschlussbericht. Osnabrück: Hochschule Osnabrück.

Bundesministerium für Bildung und Forschung (2024): Berufsbildungsbericht 2024. Berlin.

Bundesministerium für Gesundheit (2024): Zahlen und Fakten zur Pflegeversicherung. Stand: 15. Juli 2024. Berlin.

Druyen, Thomas (2022): Pflegestudie 2022 – Babyboomer-Generation läuft blind in die Pflegekatastrophe. Wien: Opta data.

Institut für Demoskopie Allensbach (2023): Individuelle Strategien zur Bewältigung des demografischen Wandels. Hrsg. Bertelsmann-Stiftung. Gütersloh.

Isfort, Michael; Klie, Thomas u. a. (2023): Monitoring Pflegepersonal in Baden-Württemberg 2022. Freiburg.

Klie, Thomas (2022): DAK Pflegereport 2022. Heidelberg: medhochzwei.

Klie, Thomas (2024a): Pflegenotstand? Eine Streitschrift. Stuttgart: Hirzel.

Klie, Thomas (2024b): DAK Pflegereport 2024. Heidelberg: medhochzwei.

Klie, Thomas (Hrsg., 2024c): Demokratie, Engagement und Systemvertrauen. Zusammenhänge, Dynamiken und regionale Strukturbedingungen. Wiesbaden: Springer.

Sebastian Meißner (2024): Anzahl und Statistik ambulante Pflegedienste 2024. www.pflege-markt.com/fachartikel/marktanalyse-zahlen-daten-fakten-analyse-ambulant-2019/

Neuber-Pohl, Caroline (2017): Das Pflege- und Gesundheitspersonal wird knapper. In: Berufsbildung in Zahlen, BWP 1/2017. S. 4–5. RN: urn:nbn:de:0035-bwp-17104–8.

Viele Pflegeeinrichtungen schließen oder melden Insolvenz an. Deutsches Ärzteblatt, 5.9.2024. www.aerzteblatt.de/nachrichten/154050/Viele-Pflegeeinrichtungen-schliessen-oder-melden-Insolvenz-an.

Rothgang, Heinz; Müller, Rolf (2023): Barmer-Pflegereport 2023. Pflegebedürftige im Krankenhaus. Berlin: Barmer.

Statistisches Bundesamt (2023): Pflegevorausberechnung: 1,8 Millionen mehr Pflegebedürftige bis zum Jahr 2055 zu erwarten. Pressemitteilung Nr. 124 vom 30. März 2023. Wiesbaden.

Statistisches Bundesamt (2024): Bis 2049 werden voraussichtlich mindestens

280.000 zusätzliche Pflegekräfte benötigt. Pressemitteilung Nr. 033 vom 24. Januar 2024. Wiesbaden.

3. Analyse von Routinedaten zur Pflegeberatung

Philip Lewin, Mareike Mähs, Pascal Wendel, Marco Zeptner, Helmut Hildebrandt

3.1 Untersuchungsziel, methodisches Vorgehen und Herausforderungen

3.1.1 Einleitung

Die Pflegeberatung nach § 7a SGB XI wurde eingeführt, um Pflegebedürftige und ihre Angehörigen gezielt zu unterstützen und eine bedarfsgerechte Versorgung sicherzustellen. Ziel dieser Analyse ist es, die Inanspruchnahme der Pflegeberatung sowie deren potenzielle Auswirkungen auf den weiteren Pflegeverlauf zu untersuchen. Im Fokus stehen dabei die Häufigkeit der Beratung, die Veränderungen in der Pflegebedürftigkeit und die Nutzung weiterer Pflege- und Gesundheitsleistungen. Neben der Analyse der Pflegeberatung wird in einem gesonderten Abschnitt die Verordnung von PRISCUS-Medikamenten bei Pflegebedürftigen untersucht. Diese Arzneimittel gelten als potenziell ungeeignet für ältere Menschen und können mit erhöhten Risiken verbunden sein. Der Exkurs am Ende des Berichts beleuchtet die Entwicklung der Verordnungsraten dieser Medikamente zwischen 2017 und 2023, regionale Unterschiede sowie Veränderungen in der Verordnung von Psychopharmaka bei Pflegebedürftigen.

3.1.2 Methodik und Datengrundlage

Für die Analyse wurden pseudonymisierte Abrechnungsdaten der DAK aus den Jahren 2017 bis 2024 ausgewertet. Diese umfassen Krankenhausaufenthalte, Rehabilitationsmaßnahmen, Arzneimittelverordnungen, ambulante Diagnosen sowie sonstige Gesundheitsleistungen und Pflegeleistungen nach SGB XI. Informationen zu den durchgeführten Pflegeberatungen der DAK-Versicherten kamen aus dem atacama-System der DAK.

Die Untersuchung gliedert sich in mehrere Bereiche:

1. Deskriptive Analyse:
   - Darstellung der demografischen Merkmale der Pflegebedürftigen
   - Rate und Häufigkeit der Inanspruchnahme von Pflegeberatung

2. Vergleichende Analyse:
   - Unterschiede zwischen Personen mit und ohne Pflegeberatung
   - Auswirkungen auf Pflegegradentwicklungen und Leistungsmuster
3. Regionale Analysen:
   - Unterschiede in der Inanspruchnahme und Versorgung nach Bundesländern

Zur Visualisierung der Pflegeverläufe wurden unter anderem Sankey-Diagramme eingesetzt, um typische Übergänge zwischen verschiedenen Pflegegraden und -settings darzustellen.

Für die vergleichende Analyse zwischen Personen mit und ohne Beratung wurde der Zeitpunkt des Pflegeeintritts als T0 festgelegt. Versicherte, die in den ersten 90 Tagen nach Pflegeeintritt eine Pflegeberatung in Anspruch genommen haben, gehören zur Gruppe der Beratenen, während Versicherte, die innerhalb von 365 Tagen keine Beratung in Anspruch genommen haben, zur Vergleichsgruppe zählen. Alle Leistungen wurden für jeden Versicherten individuell relativ zu T0 für den Zeitraum von -1 Jahr bis +1 Jahr ermittelt und verglichen.

3.1.3 Herausforderungen bei der Datenauswertung

Die Analyse von GKV-Routinedaten bringt einige methodische Herausforderungen mit sich. Eine zentrale Schwierigkeit liegt in der Heterogenität der Daten, da Pflegeverläufe individuell sehr unterschiedlich sind.

Ein weiterer Aspekt ist die regionale Variabilität in der Verfügbarkeit und Nutzung der Pflegeberatung, die möglicherweise nicht allein durch den individuellen Bedarf erklärt werden kann. Es können externe Faktoren wie Änderungen in der Gesetzgebung oder regionale Versorgungsstrukturen wie Pflegestützpunkte Einfluss auf die Ergebnisse haben.

Trotz dieser Herausforderungen ermöglicht die Analyse eine Einschätzung der Rolle der Pflegeberatung im Versorgungsgeschehen und liefert Erkenntnisse für die Weiterentwicklung von Beratungs- und Unterstützungsangeboten für Pflegebedürftige und ihre Angehörigen.

3.2 Die Pflegeberatung

3.2.1 Demografische Merkmale der Versicherten mit einer Pflegeberatung

Für die nachfolgenden Analysen wurden 62.082 DAK-Versicherte mit einer Pflegeberatung in den Jahren 2020 bis Oktober 2024 betrachtet. Zu geringeren Anteilen wurde der Zugang zur Pflegeberatung vom Medizinischen Dienst (MD) und aufgrund von Reha-Empfehlungen initiiert (s. Abbildung 49 [Mehrfachnennungen sind möglich]).

Abbildung 49: Anteil der Versicherten mit Pflegeberatung nach Zugang zur Beratung im Jahr 2023

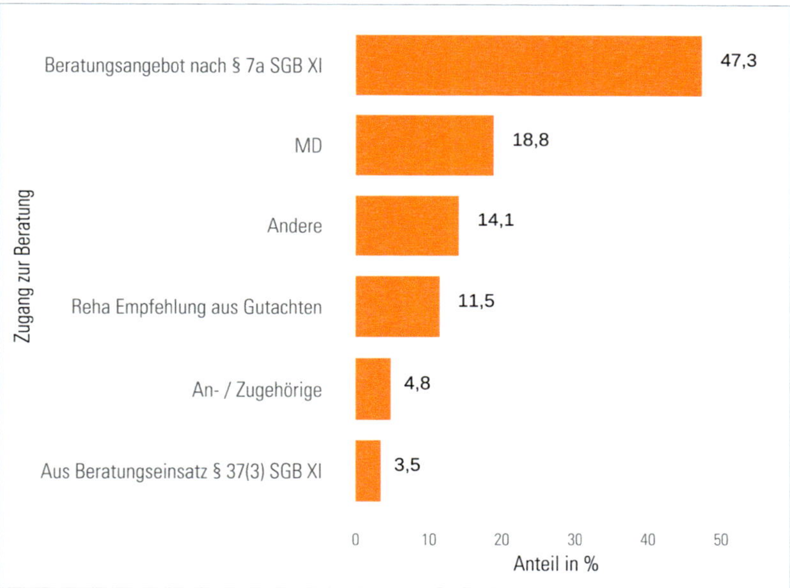

Quelle: Eigene Darstellung

Zwei Drittel der Versicherten mit Pflegeberatung ist weiblich (66,6 Prozent; s. Abbildung 50). Der Anteil weiblicher Versicherter liegt damit geringfügig höher als der Anteil der weiblichen, sozialversicherten Pflegebedürftigen insgesamt (61,6 Prozent; vgl. Matzk et al. 2023, S. 237).

Abbildung 50: Anteil der Versicherten mit Pflegeberatung nach Geschlecht

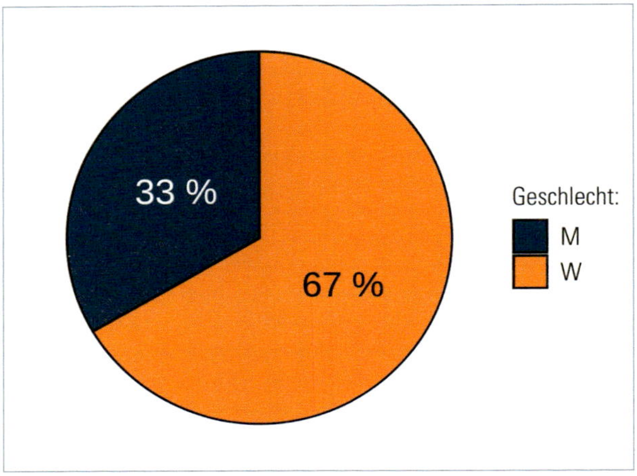

Quelle: Eigene Darstellung

Das Durchschnittsalter beträgt rund 80 Jahre

Zu Beginn der Pflegeberatung waren die Versicherten zwischen 0 und 105 Jahre alt. Das Durchschnittsalter lag bei beiden Geschlechtern bei rund 80 Jahren (s. Abbildung 51). Dies entspricht in etwa der Altersverteilung der sozialversicherten Pflegebedürftigen insgesamt (vgl. Matzk et al. 2023, S. 237).

Abbildung 51: Anteil der Versicherten mit einer Pflegeberatung nach Altersgruppe und Geschlecht

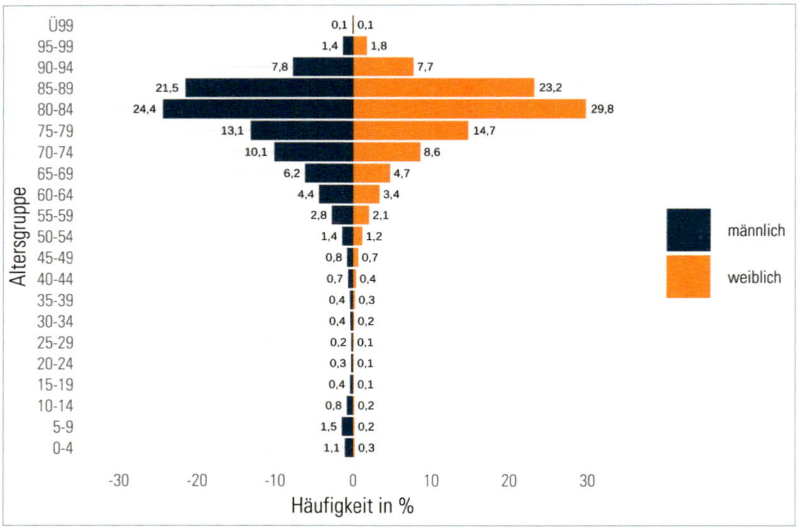

Quelle: Eigene Darstellung

Im Zeitraum 2020 bis 2024 lag die Mortalität der Versicherten mit Pflegeberatung bei 23,9 Prozent. Das Sterbealter lag bei diesen Versicherten bei durchschnittlich 82 Jahren (0–107 Jahre, Median = 84 Jahre).

3.2.2 Pflegegrade der Versicherten zu Beginn der Pflegeberatung und im Zeitverlauf

Die meisten Versicherten haben zum Zeitpunkt der Beratung den Pflegegrad 2

Zu Beginn der Pflegeberatung hatte die Hälfte der Versicherten (50,8 Prozent) den Pflegegrad 2 (s. Abbildung 52). Knapp ein Viertel der Versicherten hatte den Pflegegrad 3 (24,3 Prozent). Die restlichen Versicherten hatten den Pflegegrad 1 (11,0 Prozent), Pflegegrad 4 (7,6 Prozent) und Pflegegrad 5 (2,1 Prozent). Bei 2.547 Versicherten (4,1 Prozent) war kein Pflegegrad zum Zeitpunkt der Pflegeberatung angegeben. Die hier gezeigte Verteilung der Pflegegrade orientiert sich in etwa an der Verteilung der Pflegebedürftigen insgesamt, die Leistungen nach SGB XI im Jahr 2023 bezogen, mit ebenso den meisten Pflegebedürftigen mit Pflegegrad 2 (40,4 Prozent), gefolgt von 29,6 Prozent mit Pflegegrad 3, 13,8 Prozent mit Pflegegrad 1, 11,8 Prozent mit Pflegegrad 4 und 4,3 Prozent mit Pflegegrad 5 (Statistische Bundesamt 2024).

Abbildung 52: Anteil der Versicherten nach Pflegegrad zur Zeit der Pflegeberatung

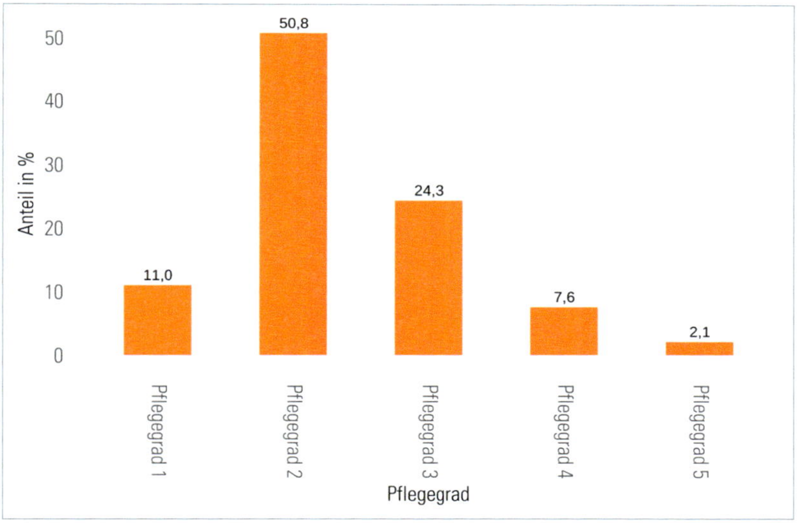

Quelle: Eigene Darstellung

Für 34.871 Versicherte, für die in den Jahren 2021 bis Oktober 2024 ein durchgängiges Versichertenverhältnis bestand, deren Pflegeberatung zwischen 2021 sowie 2023 stattfand und die in dieser Zeit nicht verstorben sind, konnten Veränderungen im Pflegegrad nach der Pflegeberatung analysiert werden (s. Abbildung 53). Die meisten Versicherten, die vor der Pflegeberatung keinen Pflegegrad

Abbildung 53: Veränderungen im Pflegegrad nach der Pflegeberatung

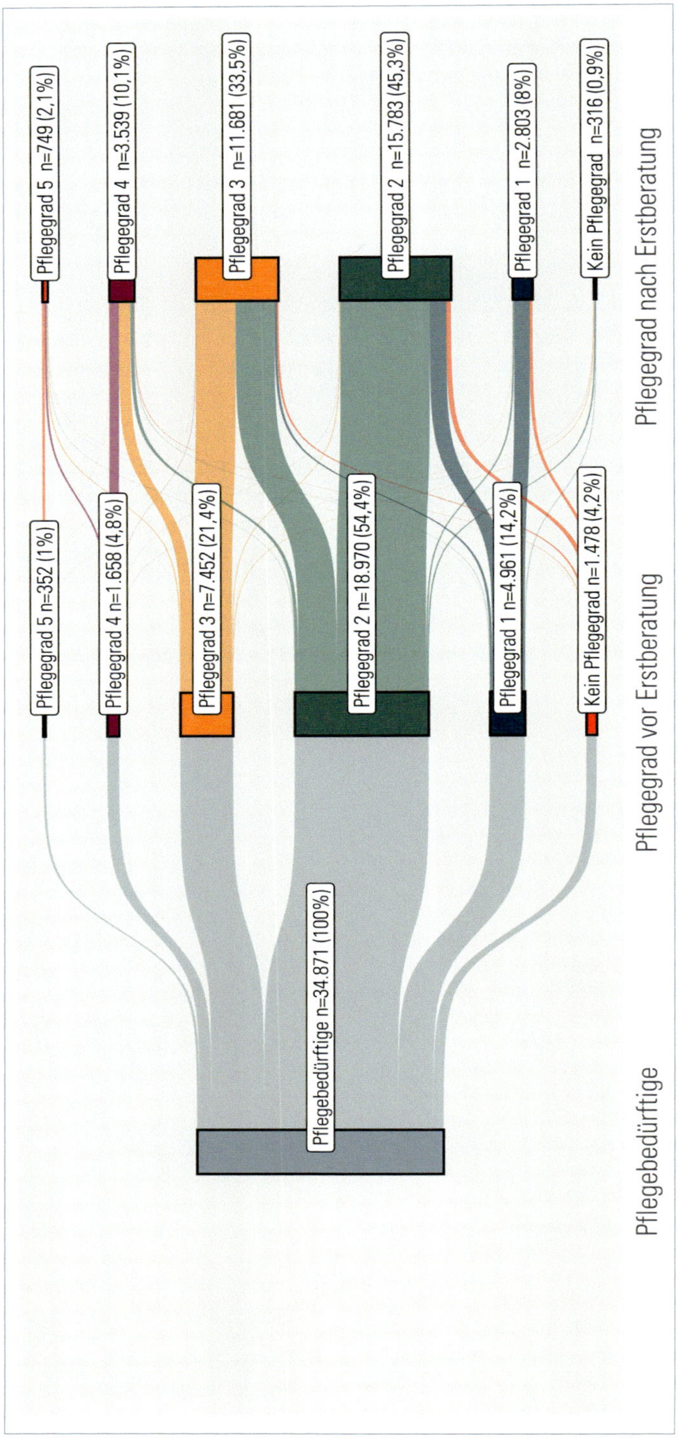

Quelle: Eigene Darstellung

hatten, bekamen nach der Pflegeberatung den Pflegegrad 1 oder 2 zugewiesen. Versicherte mit Pflegegrad 1 behielten zur Hälfte diesen Pflegegrad, während die andere Hälfte mit wenigen Ausnahmen in den Pflegegrad 2 wechselte. Der Großteil der Versicherten mit dem Pflegegrad 2 behielt den Pflegegrad, während ca. ein Drittel der Versicherten nach der Pflegeberatung den Pflegegrad 3 erhielt. Ebenso verhielt es sich mit Versicherten mit Pflegegrad 3, wovon rund zwei Drittel den Pflegegrad behielten und ein Drittel in den Pflegegrad 4 wechselte. Nur wenige Höherstufungen des Pflegegrades waren bei den Versicherten mit Pflegegrad 4 zu beobachten. Insgesamt gesehen fanden Herunterstufungen des Pflegegrades nach der Pflegeberatung nur in sehr wenigen Fällen statt. Dieser Trend in den Herunterstufungen zeigt sich unabhängig von einer Pflegeberatung auch bei den Pflegebedürftigen, die bei der Barmer versichert sind (vgl. Rothgang/Müller 2023, S. 73). Eine Beendigung der Leistungsberechtigung ist eher selten und erfolgt eher bei jungen Versicherten (vgl. Rothgang/Müller 2023, S. 68 ff.).

Durchschnittlich erhielten die Versicherten 335 Tage nach Beginn der Pflegeberatung einen anderen Pflegegrad zugewiesen, wobei diese zeitliche Differenz zwischen 1 und 1.350 Tagen variierte (s. Abbildung 54).

Durchschnittlich 335 Tage vergehen zwischen Beginn Pflegeberatung und Vergabe eines neuen Pflegegrades

Abbildung 54: Anteil der Versicherten nach zeitlicher Differenz zwischen der Pflegeberatung und einem neuen Pflegegrad in Tagen

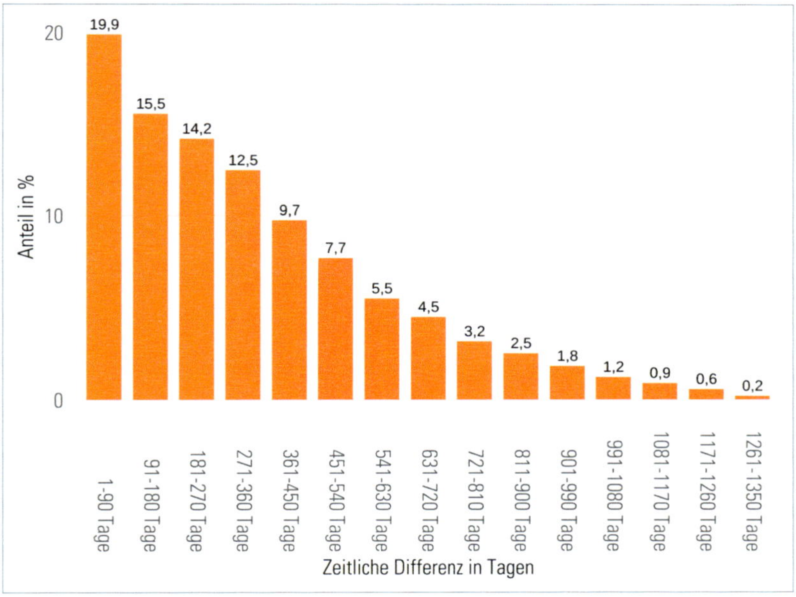

Quelle: Eigene Darstellung

Abbildung 55: Veränderung des Pflegearrangements nach der Pflegeberatung

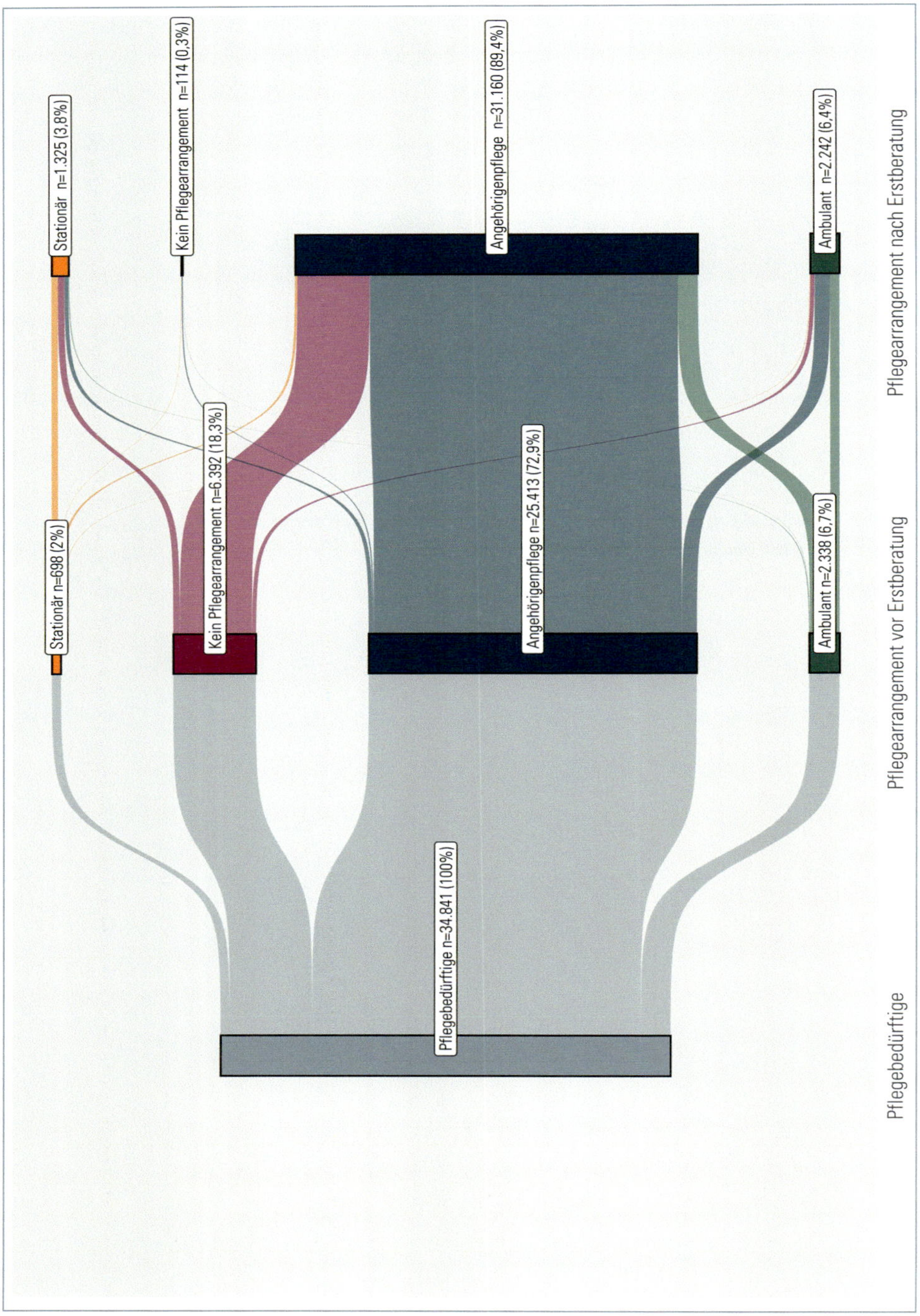

Quelle: Eigene Darstellung

3.2.3 Veränderungen im Pflegearrangement nach der Pflegeberatung

Für die Analyse von Veränderungen im Pflegearrangement nach der Pflegeberatung wurden die Daten von 34.841 Versicherten, die in den Jahren 2021 bis Oktober 2024 durchgängig versichert waren, deren Pflegeberatung zwischen 2021 sowie 2023 stattfand und die in dieser Zeit nicht verstorben sind, betrachtet. Der Großteil der Versicherten wurde sowohl vor (rund 73 Prozent) als auch nach (rund 89 Prozent) der Pflegeberatung von Angehörigen gepflegt, wobei dieser Anteil nach der Pflegeberatung noch höher war (s. Abbildung 55). Für 18,3 Prozent der Versicherten gab es vor der Pflegeberatung keine Angabe zum Pflegearrangement. Bei diesen Versicherten wird angenommen, dass kein Pflegearrangement vor der Pflegeberatung bestand. Die meisten dieser Versicherten wurden nach der Pflegeberatung von Angehörigen, wenige stationär und noch weniger ambulant gepflegt. Es wurden sowohl vor als auch nach der Pflegeberatung rund sieben Prozent ambulant versorgt. Mehr als die Hälfte der Versicherten, die zuvor ambulant gepflegt wurden, wurden nach der Pflegeberatung von Angehörigen gepflegt, während ein Bruchteil derer, die vorher von Angehörigen versorgt wurde nach der Pflegeberatung ambulant gepflegt wurde. Der geringe Anteil an Versicherten, die zuvor stationär versorgt wurden (zwei Prozent), blieb größtenteils in der stationären Versorgung, während ein kleiner Anteil nach der Pflegeberatung von Angehörigen gepflegt wurde. Nach der Pflegeberatung war der Anteil an Versicherten in der stationären Pflege etwas höher mit knapp vier Prozent. Für einen sehr geringen Anteil an Versicherten (0,3 Prozent) bestand nach der Pflegeberatung keine Angabe zum Pflegearrangement. Bei diesen Versicherten wird davon ausgegangen, dass kein Bedarf mehr an einem Pflegearrangement bestand. Laut Pflegestatistik des Statistischen Bundesamtes (2024) wird insgesamt gesehen ebenso der Hauptteil der Pflegenden von Angehörigen versorgt, gefolgt von der ambulanten Versorgung, bei der die Pflegebedürftigen zu Hause zusammen mit ambulanten Diensten gepflegt werden.

Ein Großteil der Pflegebedürftigen wird von Angehörigen gepflegt. Nach der Pflegeberatung ist dieser Anteil noch höher.

3.2.4 Pflegegrade aller Versicherten unabhängig von der Pflegeberatung

Insgesamt gesehen hat über die Jahre 2018 bis 2023 ein steigender Anteil an Versicherten an allen Versicherten mit dem jeweiligen Ausgangspflegegrad einen höheren Pflegegrad erhalten (s. Abbildung 56). Diese Auswertung bezieht sich auf 907.700 Versicherte, die ein durchgängiges Versichertenverhältnis aufweisen, Pflegeleistungen in Anspruch genommen haben (unabhängig davon, ob sie eine Pflegeberatung in Anspruch genommen haben oder nicht) und deren Pflegegrad in den Jahren 2018 bis 2023 höhergestuft wurde. Über die Jahre 2018 bis 2023 gesehen wurden vermehrt Versicherte in höhere Pflegegrade eingestuft. Abgesehen von den Jahren 2021 und 2022, in denen der Anteil an Höherstufungen leicht

Der Anteil an Versicherten mit Höherstufungen des Pflegegrades ist angestiegen

gesunken ist, ist der Anteil an Höherstufungen in allen Ausgangspflegegraden kontinuierlich gestiegen.

Abbildung 56: Anteil der Versicherten mit Höherstufungen an allen Versicherten mit dem jeweiligen Ausgangspflegegrad und Jahr

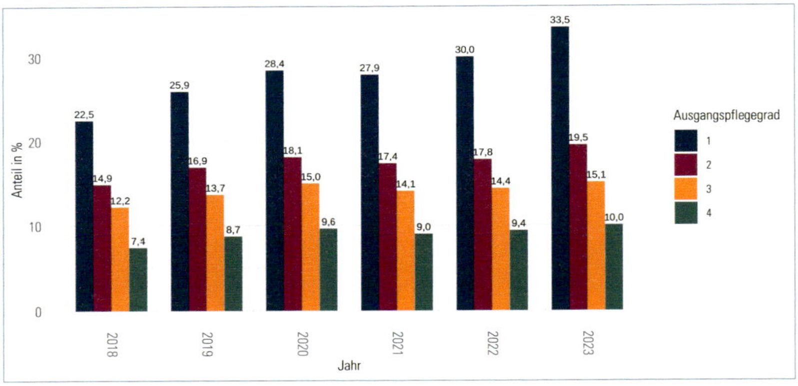

Quelle: Eigene Darstellung

Bei Betrachtung der relativen Veränderungsraten der Anzahl an Versicherten mit Höherstufungen gab es eine stärkere Zunahme an Höherstufungen von 2018 auf 2020 im Vergleich zu den Jahren 2021 auf 2023 mit leicht geringeren Anstiegen (s. Tabelle 1). Die stärksten Zuwächse gab es von 2018 auf 2020 bei den Versicherten mit Höherstufungen aus dem Ausgangspflegegrad 1.

Tabelle 1: Relative Veränderungsraten der Höherstufungen der Pflegegrade in %

Ausgangspflegegrad	Relative Veränderungsrate in %	
	2018–2020	2021–2023
1	94,8	36,3
2	36,5	27,6
3	45,0	24,7
4	42,8	20,2

Quelle: Eigene Darstellung und Berechnung

Auch die gesamtdeutschen Fallzahlprävalenzen der Pflegegrade sind in dieser Zeit angestiegen (vgl. Rothgang/Müller 2023, S. 44). Hinsichtlich dieser gab es ebenso höhere Veränderungsraten bei den Pflegebedürftigen mit Pflegegrad 1 und sind die Raten die Jahre 2019 und 2021 vergleichend geringer angestiegen im Vergleich zu den Vorjahren (vgl. Rothgang/Müller 2023, S. 44 f.). Die verstärkten Höherstufungen können teilweise auf die demografische Alterung der Bevölkerung mit einem altersassoziierten höheren Risiko für eine Pflegebedürftigkeit sowie vergangene

Gesetzesänderungen, die zu einer Ausweitung der Leistungsberechtigten und der Inanspruchnahme von Leistungen führten, zurückgeführt werden (vgl. Rothgang/ Müller 2024, S. 72; Matzk et al. 2023, S. 238 f.).

Durchschnittsalter Versicherter mit Pflegegrad 1 bei Pflegeeintritt am höchsten

Im Jahr 2023 waren die Versicherten mit Pflegegrad 1 bei Pflegeeintritt durchschnittlich knapp 78 Jahre und die mit Pflegegrad 2 knapp 76 Jahre alt (s. Abbildung 57). Etwas jünger waren die Versicherten mit den Pflegegraden 3, 4 und 5 bei Pflegeeintritt. Ihr Durchschnittsalter lag bei rund 74 Jahren.

Abbildung 57: Durchschnittsalter nach Pflegegraden bei Pflegeeintritt im Jahr 2023

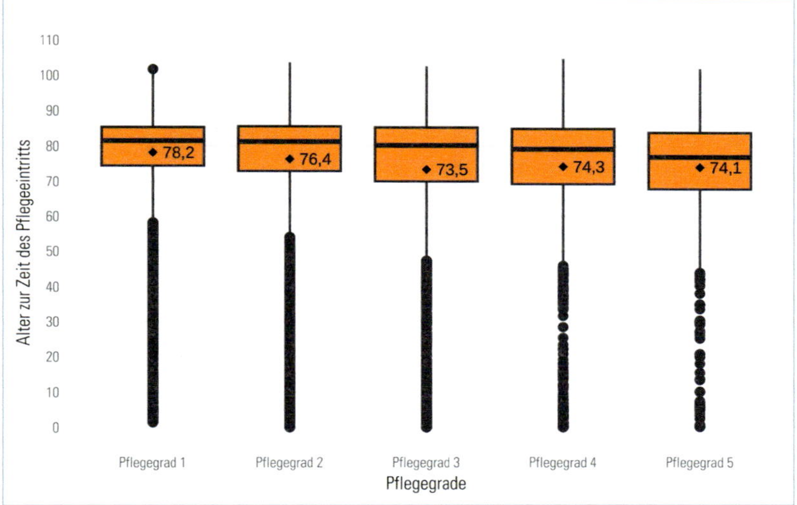

Quelle: Eigene Darstellung

Da das Eintrittsalter bei Pflegeeintritt der Versicherten stark variiert und sehr wenige Versicherte sehr jung bei Pflegeeintritt sind, wird für den Vergleich der Jahre 2019 bis 2023 das Medianalter betrachtet (s. Abbildung 58). In den letzten Jahren gab es sehr geringfügige Anstiege bzgl. des Medianalters bei Pflegeeintritt bei allen Versicherten bis zum Jahr 2021 bzw. 2022 teilweise gefolgt von sehr leichten Abflachungen bis einschließlich des Jahres 2023. Insgesamt gesehen zeigen sich bei Betrachtung der Jahre 2019 bis 2023 ausschließlich marginale Veränderungen des Medianalters bei Pflegeeintritt.

Abbildung 58: **Medianalter nach Pflegegraden bei Pflegeeintritt nach Jahr**

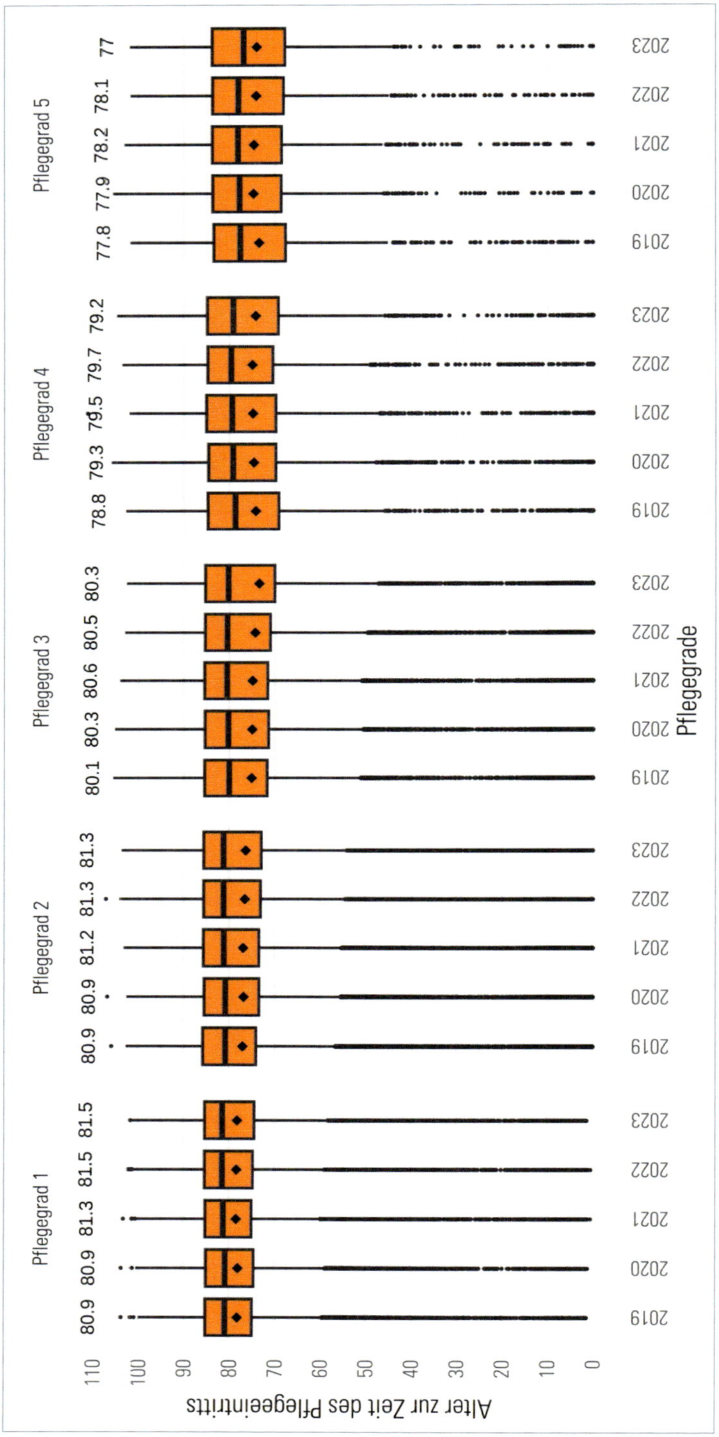

Quelle: Eigene Darstellung

3.3 Inanspruchnahme von Leistungen: Unterschiede zwischen beratenen und nicht beratenen Pflegebedürftigen

Die nachfolgenden Abbildungen zeigen die Inanspruchnahme verschiedener Leistungen im zeitlichen Verlauf relativ zum Pflegebeginn. Die y-Achse gibt die relativen Häufigkeiten der Inanspruchnahme von Leistungen in Prozent an, während die x-Achse die relativen Monate in Bezug auf den Pflegebeginn darstellt. Dabei wird zwischen zwei Gruppen unterschieden: Pflegebedürftige, die eine Pflegeberatung nach § 7a in Anspruch genommen haben, und jene, die keine Beratung erhalten haben. Diese beiden Gruppen sind farblich differenziert, wobei die beratenen Personen in Orange und die nicht beratenen in Blaugrau dargestellt werden. Die Abbildungen ermöglichen es, Unterschiede im zeitlichen Verlauf der Inanspruchnahme verschiedener Leistungen sichtbar zu machen und zu analysieren, inwiefern eine Beratung mit einer veränderten Nutzung dieser Leistungen zusammenhängt.

3.3.1 Maßnahmen zur Verbesserung des individuellen Wohnumfeldes

Beratung fördert frühzeitige Nutzung von Wohnumfeldanpassungen

Mit dem Pflegebeginn steigt die Inanspruchnahme von Maßnahmen zur Verbesserung des individuellen Wohnumfeldes deutlich an (Abbildung 59). Pflegebedürftige, die eine Beratung erhalten haben, nutzen diese Leistung durchgehend häufiger als nicht beratene Personen. Besonders in den ersten sechs Monaten nach dem Pflegebeginn ist der Unterschied zwischen den beiden Gruppen ausgeprägt.

Die beratenen Pflegebedürftigen zeigen einen steilen Anstieg der Inanspruchnahme, die ihren Höhepunkt etwa vier bis sechs Monate nach Pflegebeginn erreicht. Danach sinkt die Nutzung allmählich, bleibt aber weiterhin auf einem höheren Niveau als bei den nicht beratenen Personen. Diese nehmen die Leistung zwar ebenfalls zunehmend in Anspruch, jedoch weniger stark und mit einer flacheren Entwicklungskurve.

Erst gegen Ende des Beobachtungszeitraums nähern sich die beiden Gruppen in ihrer Inanspruchnahme an. Die Daten verdeutlichen, dass eine Pflegeberatung nicht nur den Zugang zu Maßnahmen zur Wohnumfeldverbesserung erleichtert, sondern auch deren frühzeitigere und intensivere Nutzung fördert.

Abbildung 59: Entwicklung der Inanspruchnahme von Maßnahmen zur Verbesserung des individuellen Wohnumfelds im zeitlichen Verlauf relativ zum Pflegebeginn, differenziert nach Beratungserhalt

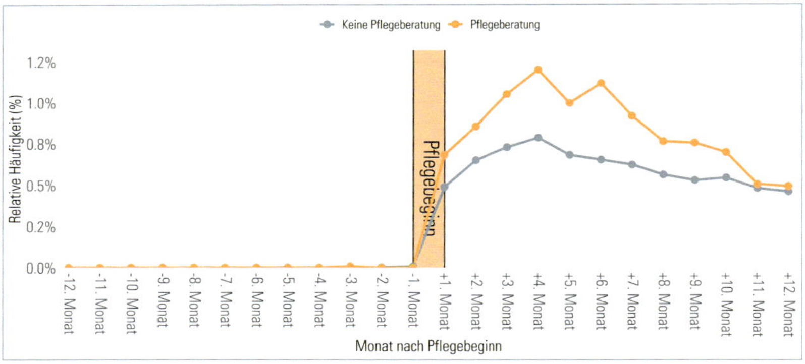

Quelle: Eigene Darstellung

3.3.2 Krankentransporte

Krankentransporte sind eine Leistung der gesetzlichen Krankenversicherung und ermöglichen den Transport von Patienten, die aufgrund einer Erkrankung oder Pflegebedürftigkeit nicht in der Lage sind, selbstständig medizinische Einrichtungen aufzusuchen. Dazu zählen beispielsweise Fahrten zu Auftterminen, Dialysebehandlungen oder Krankenhausaufenthalten.

Die Abbildung 60 zeigt die Inanspruchnahme von Krankentransporten über die Monate vor und nach dem Pflegebeginn. Auffällig ist ein stetiger Anstieg der Nutzung in den Monaten vor dem Pflegebeginn, der sich in beiden Gruppen – beratenen und nicht beratenen Pflegebedürftigen – ähnlich entwickelt. Der höchste Wert wird im ersten Monat nach Pflegebeginn erreicht, woraufhin die Inanspruchnahme in den Folgemonaten wieder deutlich sinkt.

Die Unterschiede zwischen beratenen und nicht beratenen Pflegebedürftigen sind gering. Beide Gruppen zeigen eine nahezu identische Entwicklung mit nur minimalen Abweichungen in einzelnen Monaten. Im weiteren Verlauf nach dem Pflegebeginn stabilisiert sich die Nutzung auf einem niedrigeren Niveau, das in beiden Gruppen ähnlich bleibt.

Krankentransporte: Kaum Unterschiede zwischen beratenen und nicht beratenen Personen

Abbildung 60: Entwicklung der Inanspruchnahme von Krankentransporten in den Monaten vor und nach dem Pflegebeginn, differenziert nach Beratungserhalt

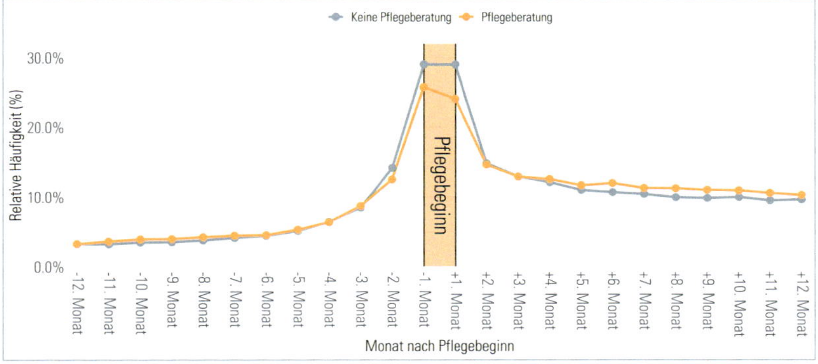

Quelle: Eigene Darstellung

3.3.3 Hilfsmittel

Hilfsmittel sind unterstützende Produkte, die dazu dienen, die Selbstständigkeit von Pflegebedürftigen zu erhalten oder deren Pflege zu erleichtern. Dazu gehören beispielsweise Gehhilfen, Rollstühle, Pflegebetten oder Inkontinenzprodukte. Die Kosten für Hilfsmittel können von der gesetzlichen Kranken- oder Pflegeversicherung übernommen werden, sofern sie ärztlich verordnet oder als pflegeunterstützende Hilfsmittel anerkannt sind.

Die Abbildung 61 zeigt die Inanspruchnahme von Hilfsmitteln in den Monaten vor und nach dem Pflegebeginn. Bis kurz vor dem Pflegebeginn bleibt die Nutzung relativ stabil auf niedrigem Niveau. Mit dem Pflegebeginn steigt die Inanspruchnahme dann deutlich an. In den ersten Monaten nach dem Pflegebeginn nimmt die Nutzung in beiden Gruppen – beratenen und nicht beratenen Pflegebedürftigen – kontinuierlich zu. Über den gesamten Beobachtungszeitraum hinweg bleibt der Anteil der beratenen Personen jedoch höher als der der nicht beratenen.

Beratene Pflegebedürftige nutzen häufiger Hilfsmittel

Während sich die Nutzung von Hilfsmitteln in beiden Gruppen mit ähnlicher Dynamik entwickelt, zeigt sich, dass beratenen Pflegebedürftige insgesamt einen höheren Anteil an Inanspruchnahmen aufweisen. Dieser Unterschied verstärkt sich im Verlauf des ersten Jahres nach Pflegebeginn weiter.

Abbildung 61: Entwicklung der Inanspruchnahme von Hilfsmitteln relativ zum Pflegebeginn, unterschieden nach Beratungserhalt

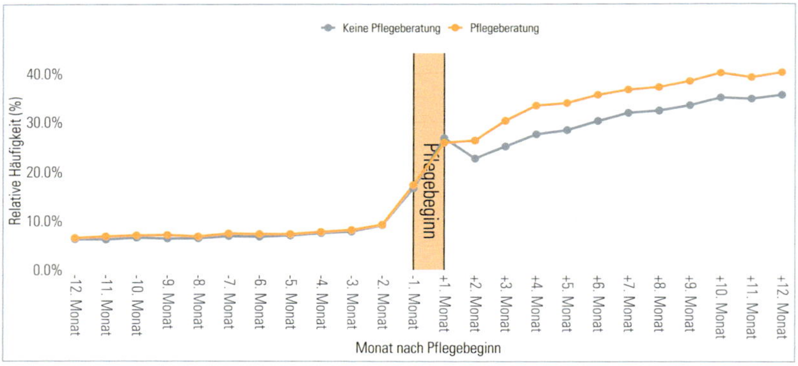

Quelle: Eigene Darstellung

3.3.4 Heilmittel

Heilmittel umfassen therapeutische Maßnahmen wie Physiotherapie, Ergotherapie oder Logopädie, die darauf abzielen, körperliche oder geistige Einschränkungen zu behandeln oder zu lindern. Sie werden ärztlich verordnet und von der gesetzlichen Krankenversicherung übernommen, sofern eine medizinische Notwendigkeit besteht.

Die Abbildung 62 zeigt die Inanspruchnahme von Heilmitteln in den Monaten vor und nach dem Pflegebeginn. Über den gesamten betrachteten Zeitraum bleibt die Nutzung dieser Leistungen relativ stabil. Ein deutlicher Anstieg ist im Monat des Pflegebeginns zu beobachten, woraufhin die Nutzung in den Folgemonaten wieder auf ein konstantes Niveau absinkt.

Heilmittel: Nur geringe Unterschiede zwischen beratenen und nicht beratenen Personen

Die Unterschiede zwischen beratenen und nicht beratenen Pflegebedürftigen sind insgesamt gering. In beiden Gruppen zeigt sich eine ähnliche Entwicklung mit nur minimalen Abweichungen. Nach dem anfänglichen Anstieg stabilisiert sich die Inanspruchnahme auf einem Niveau, das über den gesamten Verlauf weitgehend konstant bleibt.

Abbildung 62: Entwicklung der Inanspruchnahme von Heilmitteln im Zeitverlauf des Pflegebeginns, differenziert nach Beratungserhalt

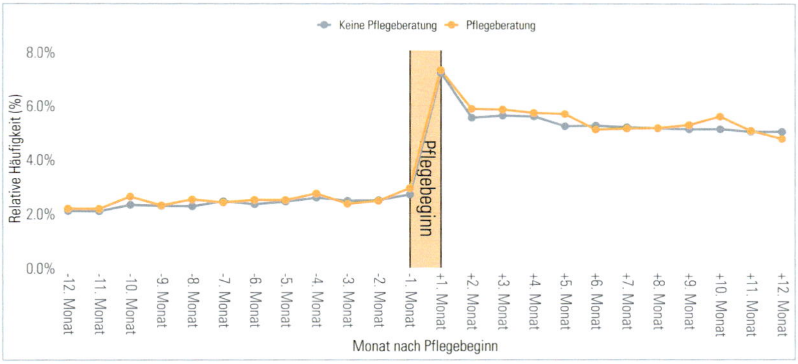

Quelle: Eigene Darstellung

3.3.5 Häusliche Krankenpflege

Häusliche Krankenpflege umfasst medizinische Behandlungs-, Grund- und Verhinderungspflege, die von Pflegefachkräften in der häuslichen Umgebung der Pflegebedürftigen erbracht wird. Sie wird ärztlich verordnet und von der gesetzlichen Krankenversicherung übernommen, wenn eine ambulante Behandlung erforderlich ist, die der Patient selbst oder mit Unterstützung von Angehörigen nicht sicherstellen kann.

Die Abbildung 63 zeigt die Inanspruchnahme häuslicher Krankenpflege in den Monaten vor und nach dem Pflegebeginn. Bis kurz vor dem Pflegebeginn bleibt die Nutzung dieser Leistung auf einem relativ niedrigen Niveau, steigt dann aber im Monat des Pflegebeginns deutlich an. In den Folgemonaten stabilisiert sich die Inanspruchnahme auf einem höheren Niveau als in den Vormonaten.

Beratene Pflegebedürftige nutzen häusliche Krankenpflege häufiger

Beratene Pflegebedürftige weisen über den gesamten betrachteten Zeitraum hinweg eine etwas höhere Inanspruchnahme der häuslichen Krankenpflege auf als nicht beratene Personen. Der Unterschied zwischen den beiden Gruppen ist in den ersten Monaten nach dem Pflegebeginn besonders ausgeprägt und bleibt über den weiteren Verlauf bestehen.

Abbildung 63: Entwicklung der Inanspruchnahme häuslicher Krankenpflege in den Monaten vor und nach dem Pflegebeginn, differenziert nach Beratungserhalt

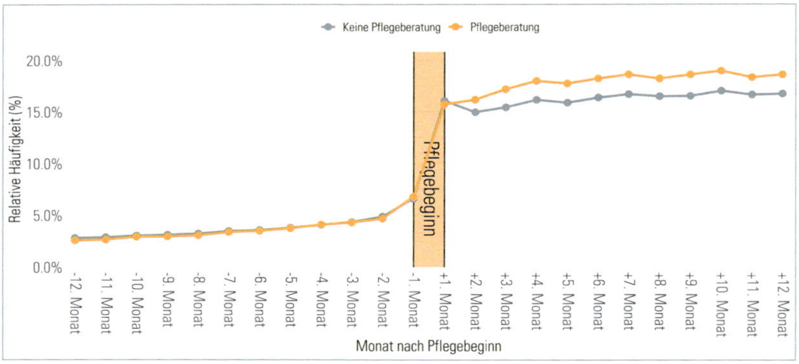

Quelle: Eigene Darstellung

3.3.6 Rehabilitation

Rehabilitationsaufenthalte (Reha) dienen der medizinischen und therapeutischen Wiederherstellung oder Verbesserung der körperlichen und geistigen Gesundheit von Pflegebedürftigen. Sie können ärztlich verordnet und von der gesetzlichen Kranken- oder Rentenversicherung finanziert werden, wenn eine Verbesserung des Gesundheitszustandes oder eine Verhinderung einer Verschlechterung zu erwarten ist.

Die Abbildung 64 zeigt die Inanspruchnahme von Reha-Aufenthalten in den Monaten vor und nach dem Pflegebeginn. In beiden Gruppen – beratenen und nicht beratenen Pflegebedürftigen – ist ein deutlicher Anstieg der Nutzung zu beobachten, der kurz vor dem Pflegebeginn seinen Höhepunkt erreicht. Direkt nach dem Pflegebeginn sinkt die Inanspruchnahme stark ab und stabilisiert sich im weiteren Verlauf auf einem niedrigen Niveau.

Ein Unterschied zwischen beratenen und nicht beratenen Pflegebedürftigen zeigt sich insbesondere nach dem Pflegebeginn. Während die Nutzung in beiden Gruppen in den ersten Monaten zurückgeht, bleibt der Anteil der beratenen Personen in einigen Monaten leicht über dem der nicht beratenen.

Reha-Nutzung: Beratene Personen bleiben etwas länger auf höherem Niveau

Abbildung 64: Entwicklung der Inanspruchnahme von Rehabilitationsleistungen relativ zum Pflegebeginn, unterschieden nach Beratungserhalt

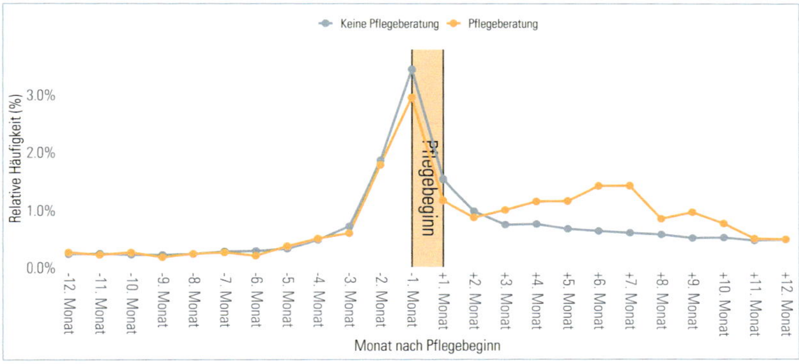

Quelle: Eigene Darstellung

3.3.7 Zusätzliche ambulante Betreuungs- und Entlastungsleistungen

Zusätzliche ambulante Betreuungs- und Entlastungsleistungen gemäß § 45b SGB XI sind Unterstützungsangebote für Pflegebedürftige und ihre Angehörigen. Dazu gehören beispielsweise Alltagsbegleitung, hauswirtschaftliche Hilfen oder Betreuungsgruppen. Diese Leistungen sollen Pflegepersonen entlasten und Pflegebedürftigen ermöglichen, möglichst lange selbstständig zu bleiben. Sie werden über den sogenannten Entlastungsbetrag finanziert, den Pflegebedürftige mit anerkanntem Pflegegrad erhalten.

Beratene nutzen Entlastungsleistungen häufiger und kontinuierlicher

Die Abbildung 65 zeigt die Inanspruchnahme dieser Leistungen im zeitlichen Verlauf in Bezug auf den Pflegebeginn. Vor dem Pflegebeginn liegt die Nutzung erwartungsgemäß nahe null. Ab dem ersten Monat nach Pflegebeginn steigt die Inanspruchnahme in beiden Gruppen – beratenen und nicht beratenen Pflegebedürftigen – deutlich an. Im weiteren Verlauf setzt sich dieser Anstieg fort, wobei die Inanspruchnahme in der Gruppe der beratenen Personen durchgehend höher liegt als in der Gruppe der nicht beratenen.

Über das erste Jahr nach dem Pflegebeginn hinweg stabilisiert sich die Nutzung auf einem höheren Niveau. Der Unterschied zwischen den beiden Gruppen bleibt über den gesamten Zeitraum hinweg bestehen.

Abbildung 65: Entwicklung der Inanspruchnahme zusätzlicher ambulanter Betreuungs- und Entlastungsleistungen vor und nach dem Pflegebeginn, differenziert nach Beratungserhalt

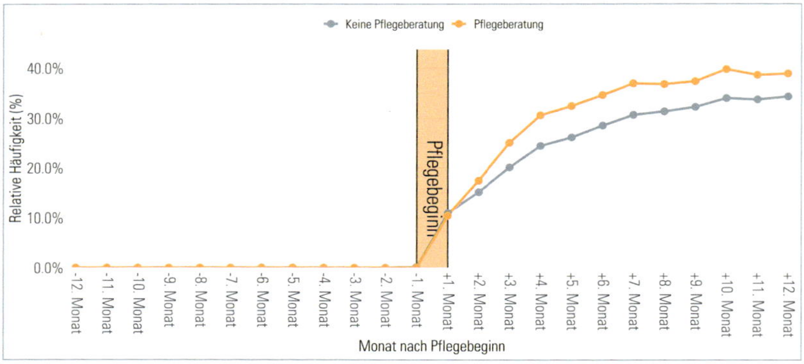

Quelle: Eigene Darstellung

3.3.8 Tagespflege und Nachtpflege

Tages- und Nachtpflege sind teilstationäre Pflegeleistungen, die pflegebedürftige Personen stundenweise in einer Einrichtung betreuen. Diese Leistungen bieten eine Entlastung für pflegende Angehörige und ermöglichen es Pflegebedürftigen, soziale Kontakte zu pflegen sowie aktivierende Angebote wahrzunehmen. Die Pflegekasse übernimmt die Kosten für die pflegerische Betreuung, während Verpflegung und Unterkunft meist privat zu tragen sind.

Die Abbildung 66 zeigt die Inanspruchnahme von Tages- und Nachtpflege im zeitlichen Verlauf in Bezug auf den Pflegebeginn. Vor dem Pflegebeginn wird diese Leistung kaum genutzt. Ab dem ersten Monat nach Pflegebeginn steigt die Inanspruchnahme deutlich an und nimmt über die folgenden Monate weiter zu.

Beratene Pflegebedürftige nutzen Tages- und Nachtpflege häufiger

In beiden Gruppen – beratenen und nicht beratenen Pflegebedürftigen – ist ein kontinuierlicher Anstieg der Nutzung zu beobachten. Allerdings liegt die Inanspruchnahme in der Gruppe der beratenen Personen durchgehend über der der nicht beratenen. Dieser Unterschied zeigt sich bereits in den ersten Monaten nach Pflegebeginn und bleibt über den gesamten Beobachtungszeitraum bestehen.

Abbildung 66: Entwicklung der Inanspruchnahme von Tages- und Nachtpflege im zeitlichen Verlauf relativ zum Pflegebeginn, differenziert nach Beratungserhalt

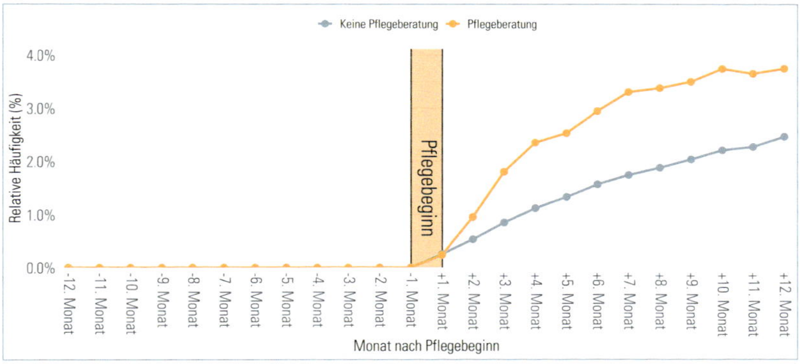

Quelle: Eigene Darstellung

3.3.9 Pflegehilfsmittel

Pflegehilfsmittel sind Verbrauchsprodukte oder technische Hilfsmittel, die die häusliche Pflege erleichtern und die Hygiene sowie Sicherheit der Pflegebedürftigen gewährleisten. Zu den zum Verbrauch bestimmten Pflegehilfsmitteln gehören beispielsweise Einmalhandschuhe, Desinfektionsmittel, Bettschutzeinlagen, zu den technischen Pflegehilfsmitteln spezielle Pflegebetten. Die Pflegekasse übernimmt für Pflegebedürftige ab Pflegegrad 1 monatlich bis zu einem festgelegten Betrag für ausgewählte zum Verbrauch bestimmte Pflegehilfsmittel.

Die Abbildung 67 zeigt die Inanspruchnahme von Pflegemitteln im zeitlichen Verlauf in Bezug auf den Pflegebeginn. Mit dem Eintritt in die Pflegebedürftigkeit steigt die Inanspruchnahme in beiden Gruppen – beratenen und nicht beratenen Pflegebedürftigen – deutlich an.

Pflegemittel: Höhere Inanspruchnahme bei beratenen Personen

In den ersten Monaten nach dem Pflegebeginn ist die Nutzung in der Gruppe der beratenen Pflegebedürftigen höher als in der Gruppe der nicht beratenen. Nach einem anfänglichen Höhepunkt in den ersten zwei bis drei Monaten geht die Inanspruchnahme in beiden Gruppen zurück, wobei die Werte der beratenen Gruppe durchgehend über denen der nicht beratenen Gruppe bleiben. Im weiteren Verlauf stabilisiert sich die Nutzung auf einem niedrigeren Niveau.

Abbildung 67: Entwicklung der Inanspruchnahme von Pflegemitteln im Zeitverlauf des Pflegebeginns, unterschieden nach Beratungserhalt

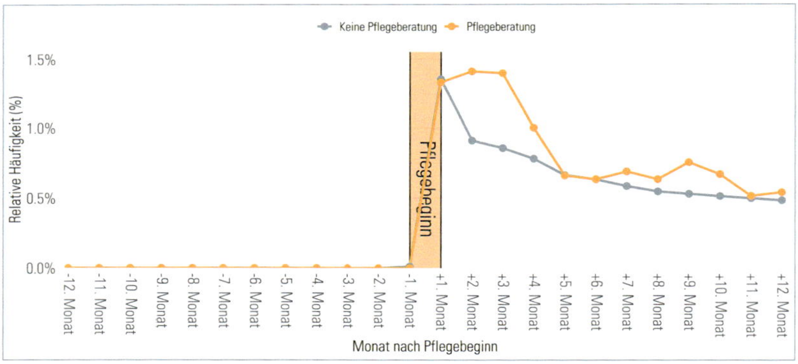

Quelle: Eigene Darstellung

3.3.10 Häusliche Pflege bei Verhinderung der Pflegeperson

Die häusliche Pflege bei Verhinderung der Pflegeperson, auch Verhinderungspflege genannt, ist eine Leistung der Pflegeversicherung, die es pflegenden Angehörigen ermöglicht, eine Vertretung für die häusliche Pflege in Anspruch zu nehmen, wenn sie vorübergehend verhindert sind. Diese Leistung kann beispielsweise für Urlaubszeiten, Krankheit oder andere Verpflichtungen der Hauptpflegeperson genutzt werden und wird ab Pflegegrad 2 gewährt.

Die Abbildung 67 zeigt die Inanspruchnahme der Verhinderungspflege im zeitlichen Verlauf in Bezug auf den Pflegebeginn. Vor dem Pflegebeginn wird diese Leistung erwartungsgemäß kaum genutzt. Ab dem ersten Monat nach Pflegebeginn ist ein deutlicher Anstieg der Inanspruchnahme zu erkennen, der sich in den darauffolgenden Monaten weiter fortsetzt.

Beratene Personen nutzen Verhinderungspflege häufiger

In beiden Gruppen – beratenen und nicht beratenen Pflegebedürftigen – ist eine kontinuierliche Zunahme der Nutzung zu beobachten. Der Anteil der beratenen Personen liegt jedoch durchgehend über dem der nicht beratenen. Diese Differenz verstärkt sich insbesondere im ersten halben Jahr nach Pflegebeginn und bleibt über den gesamten Beobachtungszeitraum bestehen.

Abbildung 68: Entwicklung der Inanspruchnahme der häuslichen Pflege bei Verhinderung der Pflegeperson vor und nach dem Pflegebeginn, differenziert nach Beratungserhalt

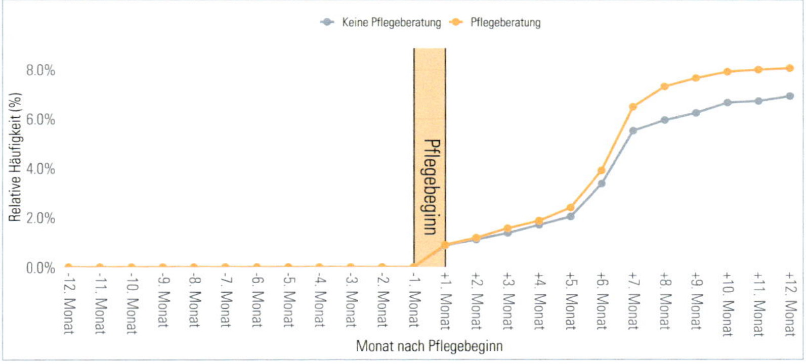

Quelle: Eigene Darstellung

3.3.11 Schlussbetrachtung: Einfluss der Pflegeberatung auf die Nutzung von Leistungen

Die Analysen zeigen z. T. deutliche Unterschiede in der Inanspruchnahme von Leistungen zwischen beratenen und nicht beratenen Pflegebedürftigen. In vielen Bereichen liegt der Anteil der beratenen Personen über dem der nicht beratenen, was darauf hindeuten könnte, dass Beratung einen relevanten Einfluss auf die Nutzung bestehender Unterstützungsangebote hat.

Besonders ausgeprägt sind diese Unterschiede bei Leistungen, die aktiv beantragt oder organisiert werden müssen, wie Hilfsmittel, Entlastungsleistungen oder Verhinderungspflege. Hier scheint die Beratung eine wichtige Rolle zu spielen, indem sie auf bestehende Möglichkeiten hinweist und Unterstützung bei der Antragstellung bietet. Auch bei der häuslichen Krankenpflege oder Pflegemitteln zeigt sich eine höhere Inanspruchnahme durch beratene Personen, wenn auch mit weniger starken Unterschieden.

Dagegen sind die Differenzen bei medizinisch verordneten Leistungen wie Heilmitteln oder Krankentransporten eher gering. Dies könnte daran liegen, dass diese Leistungen vorrangig durch ärztliche Indikationen gesteuert werden, sodass der Einfluss einer Pflegeberatung hier eine untergeordnete Rolle spielt.

Insgesamt bestärken die Ergebnisse die Annahme, dass Pflegeberatung nicht nur rein informativ wirkt, sondern auch konkret dazu beiträgt, dass Pflegebedürftige und ihre Angehörigen vorhandene Angebote besser nutzen. Dies spricht für eine stärkere Förderung von Beratungsangeboten, um Pflegebedürftige frühzeitig zu unterstützen und die Versorgungssituation nachhaltig zu verbessern.

3.4 Exkurs: PRISCUS-Verordnungen bei Pflegebedürftigen in Deutschland

Die medikamentöse Versorgung von Pflegebedürftigen stellt besondere Anforderungen, da diese Gruppe häufig von Multimorbidität und Polymedikation betroffen ist. Dabei besteht ein erhöhtes Risiko für unerwünschte Arzneimittelwirkungen, insbesondere bei Medikamenten, die für ältere Menschen als potenziell ungeeignet gelten. Die PRISCUS-Liste identifiziert solche Arzneimittel und hebt hervor, dass ihr Einsatz bei älteren Patientinnen und Patienten sorgfältig geprüft werden sollte.

Besondere Aufmerksamkeit verdienen in diesem Zusammenhang Psychopharmaka, die bei Pflegebedürftigen häufig zur Behandlung von Demenz, Angststörungen, Schlafproblemen oder Depressionen eingesetzt werden. Dazu zählen Antipsychotika, Anxiolytika, Hypnotika und Sedativa sowie Antidepressiva. Viele dieser Medikamente stehen auf der PRISCUS-Liste, da sie mit erhöhten Risiken wie Stürzen, kognitiven Einschränkungen oder Sedierung verbunden sein können.

Um die aktuelle Verordnungssituation von PRISCUS-Medikamenten in Deutschland besser zu verstehen, werden im Folgenden die Entwicklung der Verordnungsraten zwischen 2017 und 2023 sowie regionale Unterschiede analysiert. Anschließend wird betrachtet, welche Veränderungen sich in spezifischen Medikamentengruppen zeigen. Dabei liegt ein besonderer Fokus auf Psychopharmaka, da diese in der Versorgung Pflegebedürftiger eine zentrale Rolle spielen. Zudem wird untersucht, inwieweit sich die Verordnungsmuster zwischen ambulant und stationär versorgten Pflegebedürftigen unterscheiden.

3.4.1 Entwicklung der PRISCUS-Verordnungen zwischen 2017 und 2023

Die Analyse der Daten zeigt, dass die Verordnung von PRISCUS-Medikamenten unter Pflegebedürftigen zwischen 2017 und 2023 insgesamt zurückgegangen ist. Abbildung 69 gibt einen Überblick über den aktuellen Anteil der PRISCUS-Verordnungen in den einzelnen Bundesländern im Jahr 2023, während Abbildung 70 die Veränderung der Verordnungsraten im Vergleich zu 2017 verdeutlicht. Der Rückgang ist in allen Bundesländern zu beobachten, wenn auch in unterschiedlichem Ausmaß.

Rückgang der PRISCUS-Verordnungen regional unterschiedlich

Besonders ausgeprägt ist die Reduktion der PRISCUS-Verordnungen in den ostdeutschen Bundesländern. In Sachsen sank der Anteil der PRISCUS-Medikamente um 3,4 Prozentpunkte, in Thüringen um 3,5 Prozentpunkte und in Sachsen-Anhalt um 3,4 Prozentpunkte. Diese Bundesländer zeigen die stärkste Reduktion der Verordnungen, was möglicherweise auf verstärkte Sensibilisierung für die Risiken dieser Medikamente oder auf strukturelle Veränderungen in der Verschreibungspraxis zurückzuführen ist.

Geringere Reduktion der PRISCUS-Verordnungen in Westdeutschland

In westdeutschen Bundesländern ist die Abnahme der Verordnungen weniger stark ausgeprägt. In Nordrhein-Westfalen beträgt die Reduktion 1,4 Prozentpunkte, während das Saarland mit 1,7 Prozentpunkten eine ähnliche Veränderung aufweist. Auch hier sind Rückgänge zu beobachten, jedoch nicht in dem Maße wie in den ostdeutschen Bundesländern.

Die geringsten Rückgänge sind in Hessen und Rheinland-Pfalz zu verzeichnen. In Hessen liegt die Differenz zwischen 2017 und 2023 bei 0,7 Prozentpunkten, in Rheinland-Pfalz ebenfalls bei 0,7 Prozentpunkten. In diesen Bundesländern scheint die Verordnung von PRISCUS-Medikamenten weiterhin relativ stabil geblieben zu sein.

Abbildung 69: Anteil der PRISCUS-Verordnungen nach Bundesländern im Jahr 2023

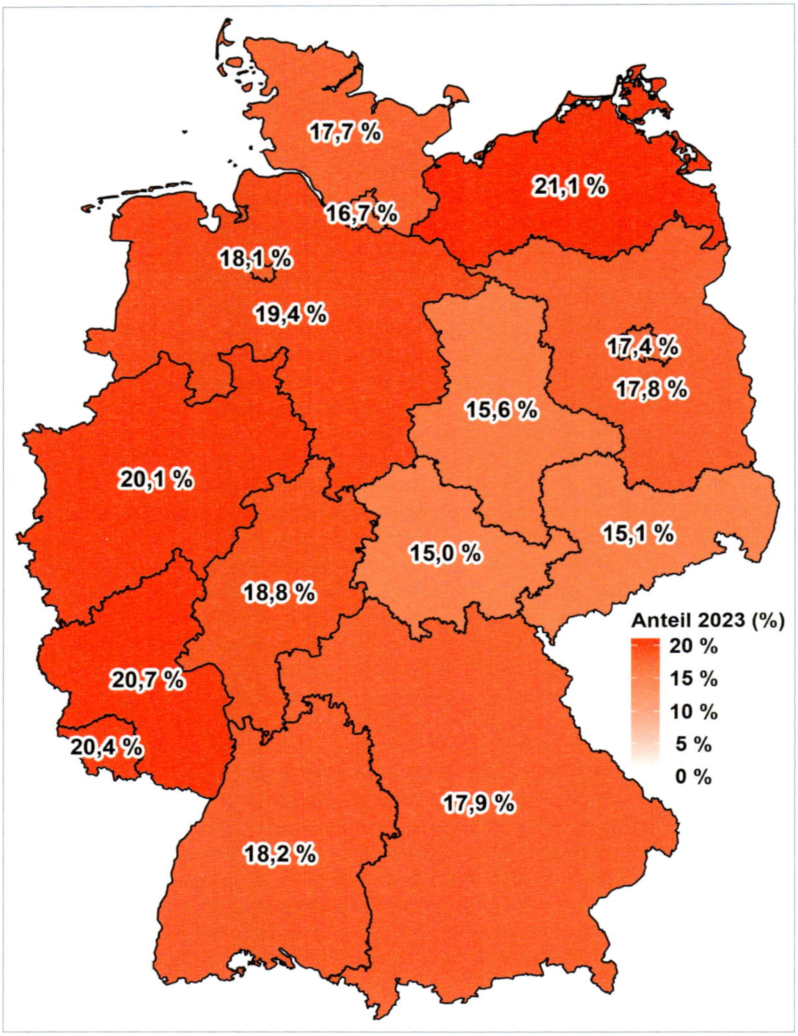

Quelle: Eigene Darstellung

Abbildung 70: Absolute Veränderung des Anteils der PRISCUS-Verordnungen 2017–2023 nach Bundesländern (in Prozentpunkten)

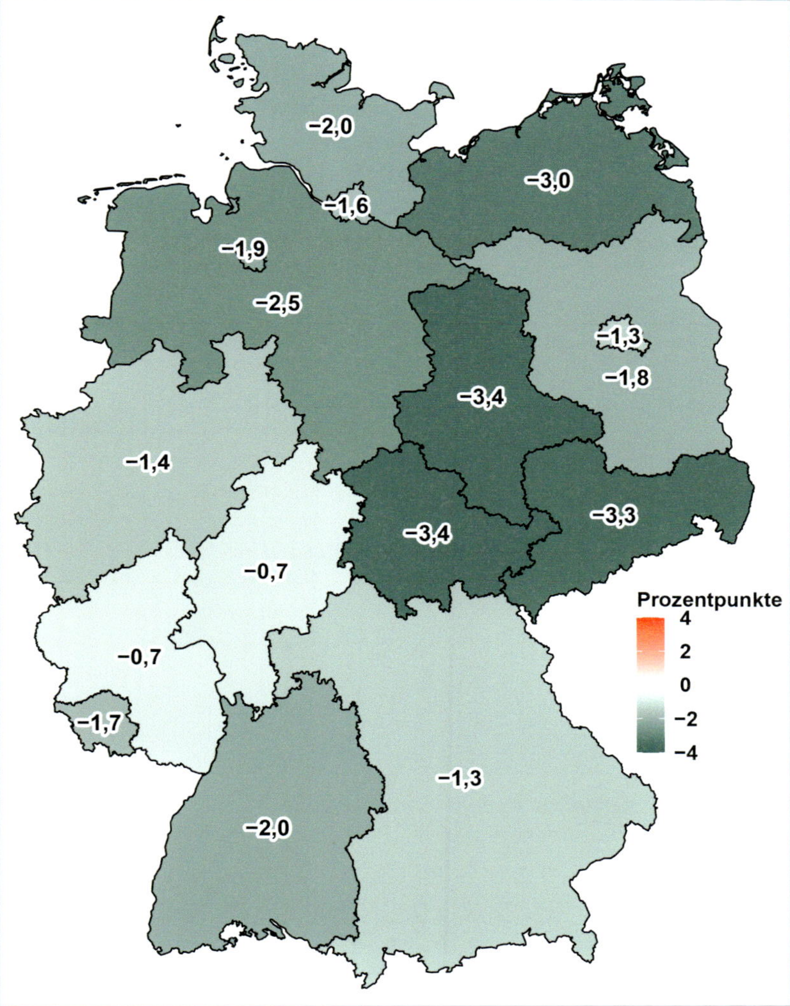

Quelle: Eigene Darstellung

Rückgang der PRISCUS-Verordnungen in ambulanter und stationärer Versorgung

Neben den regionalen Unterschieden zeigt sich auch ein allgemeiner Rückgang der PRISCUS-Verordnungen in der Gesamtbetrachtung über die Jahre hinweg. Abbildung 71 stellt die gemittelten Quartalswerte des PRISCUS-Anteils an allen Verordnungen für die Jahre 2017 bis 2023 dar, getrennt nach ambulant und stationär versorgten Pflegebedürftigen. Während im Jahr 2017 noch 14,5 % der Verordnungen bei ambulant versorgten Pflegebedürftigen auf PRISCUS-Medikamente entfielen, sank dieser Anteil bis 2023 auf 12,3 %. In der stationären Versorgung war der Ausgangswert mit 13,1 % im Jahr 2017 etwas niedriger, sank aber ebenfalls kontinuierlich bis auf 11,3 % im Jahr 2023.

Der Rückgang vollzog sich in beiden Versorgungsformen stetig, wobei sich die Unterschiede zwischen ambulant und stationär versorgten Pflegebedürftigen über den gesamten Zeitraum hinweg kaum veränderten. Während der Anteil der PRISCUS-Verordnungen in der ambulanten Versorgung tendenziell etwas höher bleibt, verlaufen die Trends insgesamt parallel.

Abbildung 71: Entwicklung des Anteils der PRISCUS-Verordnungen 2017–2023 nach ambulanten und stationären Versorgungsformen (in Prozent)

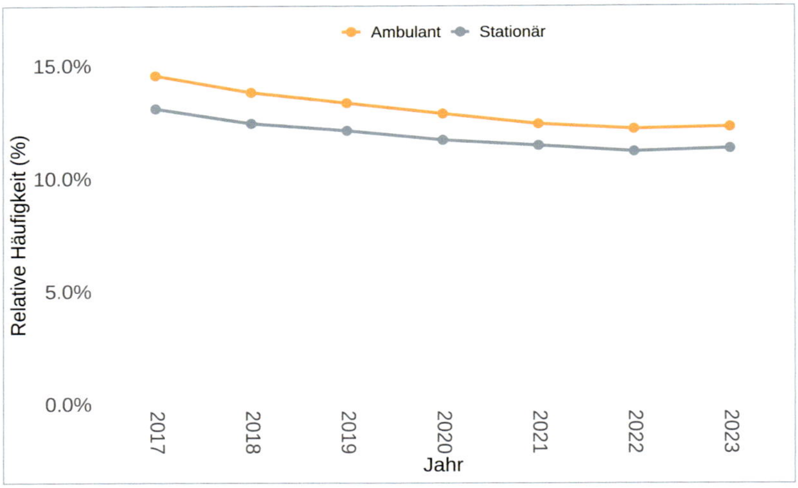

Quelle: Eigene Darstellung

3.4.2 PRISCUS-Verordnungen in der Psychopharmakotherapie

Neben den allgemeinen Entwicklungen bei PRISCUS-Verordnungen stellt sich die Frage, wie sich die Verordnungszahlen für bestimmte Wirkstoffklassen verändert haben. Besonders relevant ist dies bei Psychopharmaka, da diese häufig zur Behandlung psychischer und neurologischer Erkrankungen bei Pflegebedürftigen eingesetzt werden. Dabei stehen die vier Wirkstoffgruppen Antipsychotika, Anxiolytika, Hypnotika/Sedativa und Antidepressiva im Fokus.

Nicht alle Präparate innerhalb dieser Gruppen sind auf der PRISCUS-Liste vertreten, sodass eine Unterscheidung zwischen PRISCUS-gelisteten und nicht PRISCUS-gelisteten Präparaten wichtig ist. Diese Differenzierung ermöglicht es, herauszuarbeiten, ob der Rückgang der Verordnungen vor allem auf die Reduktion potenziell ungeeigneter Medikamente zurückzuführen ist oder ob auch nicht-gelistete Präparate in vergleichbarem Maße betroffen sind.

Die Abbildung 72 zeigt den Anteil der Pflegebedürftigen, die mindestens ein PRISCUS-gelistetes Medikament aus den vier untersuchten Psychopharmaka-Gruppen erhalten haben, im Verhältnis zu allen Pflegebedürftigen. Dargestellt ist die Entwicklung für die Jahre 2017 bis 2023.

Rückgang der PRISCUS-Verordnungen bei Psychopharmaka

Es wird deutlich, dass der Anteil der Verordnungen für alle vier Wirkstoffgruppen über den Zeitraum hinweg zurückgegangen ist. Besonders stark ist der Rückgang bei den Antipsychotika zu beobachten. Während im Jahr 2017 noch ein größerer Anteil der Pflegebedürftigen entsprechende Verordnungen erhielt, sank dieser Wert bis 2023 kontinuierlich. Auch bei den anderen Wirkstoffgruppen, insbesondere den Hypnotika und Sedativa, zeigt sich eine Abnahme, wenn auch in geringerem Maße.

Abbildung 72: Entwicklung des Anteils der Pflegebedürftigen mit mindestens einer PRISCUS-Verordnung nach Wirkstoffgruppe 2017–2023

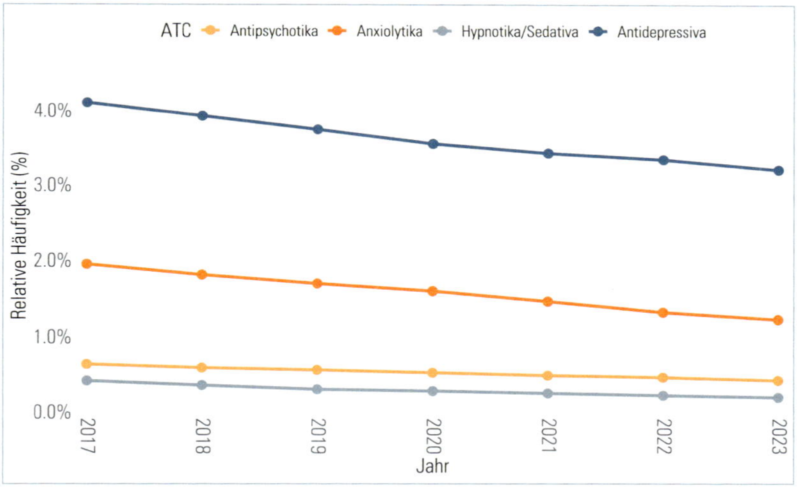

Quelle: Eigene Darstellung

In Ergänzung zur übergreifenden Betrachtung der Verordnungen PRISCUS-gelisteter Psychopharmaka erfolgt nun eine differenzierte Analyse nach Wirkstoffgruppe und Versorgungsform. Die folgenden Abbildungen zeigen den Anteil der PRISCUS-Verordnungen an allen Verordnungen innerhalb der jeweiligen ATC-Gruppe, getrennt nach ambulanter und stationärer Versorgung, über den Zeitraum von 2017 bis 2023.

Stetiger Rückgang bei PRISCUS-gelisteten Antipsychotika

Bei den Antipsychotika (Abbildung 73) zeigt sich, dass der Anteil der PRISCUS-gelisteten Präparate sowohl in der ambulanten als auch in der stationären Versorgung leicht zurückgegangen ist. Im Jahr 2017 lag der Anteil in der ambulanten Versorgung bei 3,7 %, während er in der stationären Versorgung bei 2,9 % lag. Bis 2023 reduzierte sich dieser Anteil auf 3,3 % in der ambulanten Versorgung und auf 2,5 % in der stationären Versorgung. Die Reduktion fällt mit 0,4 Prozentpunkten in beiden Versorgungsformen ähnlich aus, was darauf hindeutet, dass die Anpassungen in der Verschreibungspraxis unabhängig vom Setting vergleichbar verlaufen sind.

Abbildung 73: Entwicklung des Anteils der PRISCUS-Verordnungen an allen Antipsychotika-Verordnungen nach Versorgungsform 2017–2023

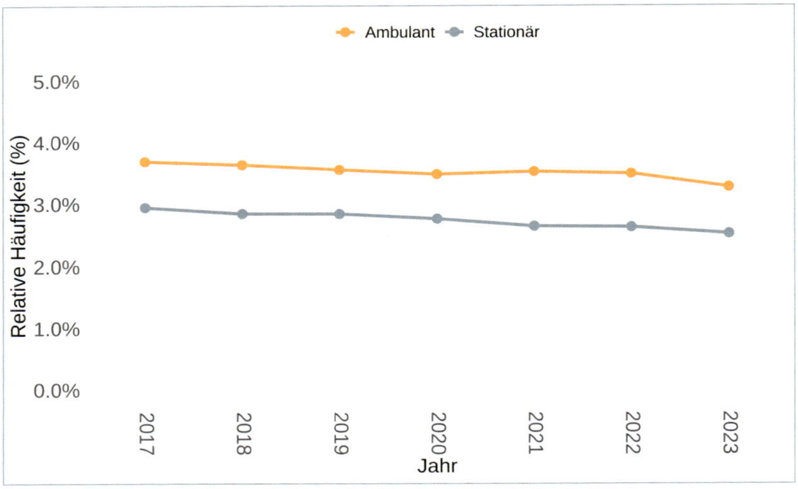

Quelle: Eigene Darstellung

Anteil PRISCUS-Verordnungen bei Anxiolytika am höchsten

Bei den Anxiolytika (Abbildung 74) zeigt sich ein kontinuierlicher Rückgang des Anteils an PRISCUS-Verordnungen. Im Jahr 2017 betrug dieser in der ambulanten Versorgung 34,1 % und in der stationären Versorgung 24,0 %. 2023 lag die Rate bei 32,1 % in der ambulanten und 20,4 % in der stationären Versorgung. Die Reduktion fällt mit 3,6 Prozentpunkten in der stationären Versorgung und 2,0 Prozentpunkten in der ambulanten Versorgung etwas unterschiedlich aus, jedoch bleibt die Gesamtentwicklung über die Jahre hinweg ähnlich. Auffällig ist, dass der Anteil PRISCUS-gelisteter Medikamente innerhalb der Verordnungen für Anxiolytika im Vergleich zu den anderen Wirkstoffgruppen mit Abstand am höchsten ist. Dies deutet darauf hin, dass bei Anxiolytika überproportional häufig Präparate verschrieben werden, die auf der PRISCUS-Liste stehen.

Abbildung 74: Entwicklung des Anteils der PRISCUS-Verordnungen an allen Anxiolytika-Verordnungen nach Versorgungsform 2017–2023

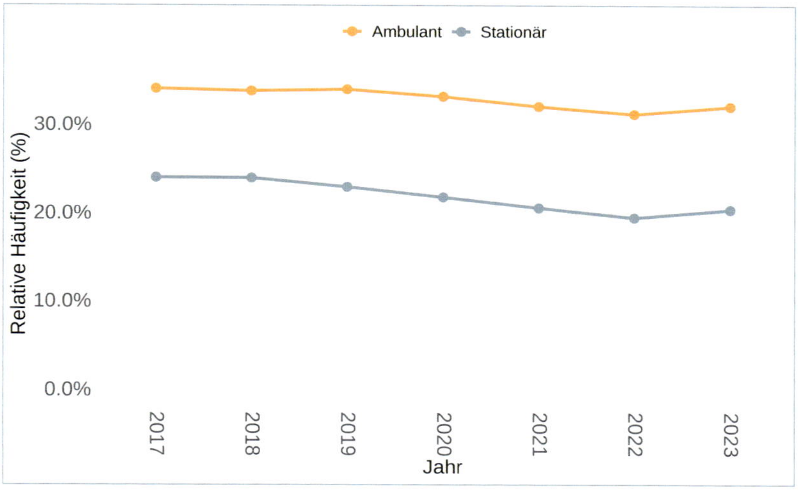

Quelle: Eigene Darstellung

Rückgang der PRISCUS-Verordnungen bei Hypnotika und Sedativa

Bei den Hypnotika und Sedativa (Abbildung 75) war der Anteil PRISCUS-gelisteter Verordnungen im Jahr 2017 mit 8,0 % in der ambulanten und 5,8 % in der stationären Versorgung bereits vergleichsweise niedrig. Bis 2023 sank dieser Wert auf 4,6 % in der ambulanten und 3,5 % in der stationären Versorgung. Die Reduktion beträgt somit 3,5 Prozentpunkte in der ambulanten Versorgung und 2,5 Prozentpunkte in der stationären Versorgung. Dies deutet darauf hin, dass in beiden Versorgungsformen Maßnahmen zur Reduktion dieser Verordnungen getroffen wurden, wobei die Veränderungen in der ambulanten Versorgung etwas ausgeprägter sind.

Abbildung 75: Entwicklung des Anteils der PRISCUS-Verordnungen an allen Hypnotika- und Sedativa-Verordnungen nach Versorgungsform 2017–2023

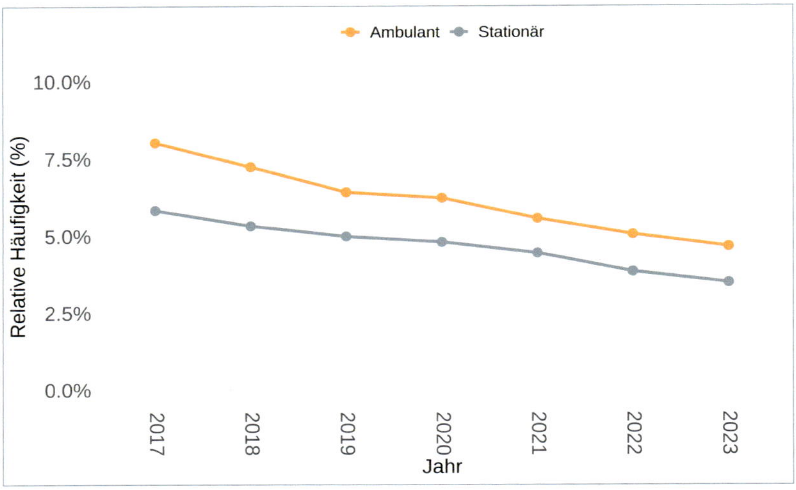

Quelle: Eigene Darstellung

Hoher Anteil an PRISCUS-gelisteten Antidepressiva, besonders ambulant

Bei den Antidepressiva (Abbildung 76) ist der Anteil PRISCUS-gelisteter Verordnungen unter den vier betrachteten Wirkstoffgruppen nach den Anxiolytika am zweithöchsten. Im Jahr 2017 lag dieser in der ambulanten Versorgung bei 21,0 % und in der stationären Versorgung bei 13,1 %. Bis 2023 sank der Anteil auf 18,6 % in der ambulanten und 9,5 % in der stationären Versorgung. Der Rückgang beträgt somit 2,4 Prozentpunkte in der ambulanten und 3,6 Prozentpunkte in der stationären Versorgung. Trotz dieser Abnahme bleibt der Anteil PRISCUS-gelisteter Antidepressiva im Vergleich zu Hypnotika, Sedativa und Antipsychotika weiterhin auf einem hohen Niveau, insbesondere in der ambulanten Versorgung.

Abbildung 76: Entwicklung des Anteils der PRISCUS-Verordnungen an allen Antidepressiva-Verordnungen nach Versorgungsform 2017–2023

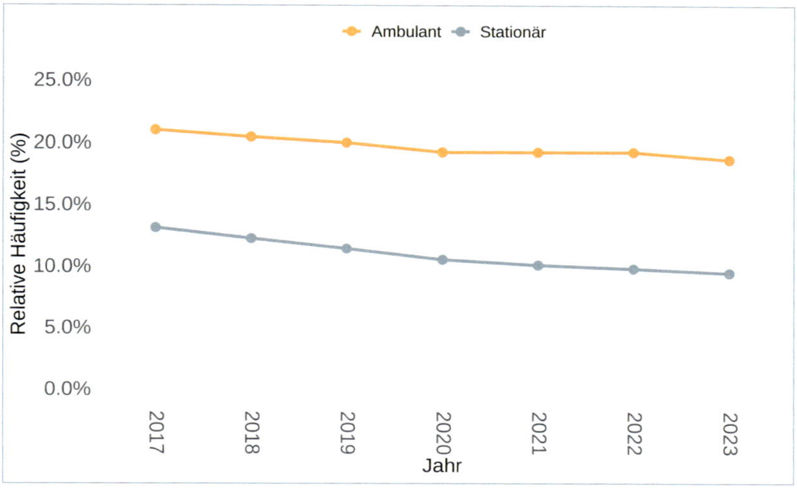

Quelle: Eigene Darstellung

3.4.3 Zusammenfassung und Bewertung der PRISCUS-Entwicklung

Die Analyse der PRISCUS-Verordnungen zeigt eine klare Tendenz zur Reduktion potenziell ungeeigneter Medikamente bei Pflegebedürftigen. Sowohl in der Gesamtbetrachtung als auch für spezifische Wirkstoffgruppen und Versorgungsformen lässt sich ein rückläufiger Trend feststellen. Besonders bei den Anxiolytika bleibt der Anteil PRISCUS-gelisteter Medikamente zwar am höchsten, zeigt jedoch ebenfalls eine deutliche Abnahme. Die stationäre Versorgung verzeichnet in vielen Wirkstoffgruppen stärkere Rückgänge als die ambulante, was darauf hindeutet, dass dort gezieltere Strategien zur Reduktion potenziell ungeeigneter Medikamente umgesetzt werden.

Darüber hinaus zeigen sich regionale Unterschiede in den Verordnungsraten. Während in einigen Bundesländern der Anteil PRISCUS-gelisteter Verordnungen überdurchschnittlich hoch bleibt, gelingt es anderen Regionen offenbar stärker, die Verschreibungen dieser Medikamente zu reduzieren. Diese Unterschiede könnten auf eine Vielzahl von Faktoren zurückzuführen sein, darunter regionale Versorgungsstrukturen, unterschiedliche Verschreibungsmuster der behandelnden Ärzte sowie die Verfügbarkeit alternativer Therapieansätze. Inwiefern sich die beobachteten Trends in den kommenden Jahren weiter fortsetzen oder ob sich eine Stabilisierung der Verordnungsraten auf einem bestimmten Niveau einstellt, bleibt zu beobachten.

3.5 Literaturverzeichnis

Matzk, Sören/Tsiasioti, Chrysanthi/Behrendt, Susann/Jürchott, Kathrin/ Argüello Guerra, Felipe/Schwinger, Antje (2023). Pflegebedürftigkeit in Deutschland, in: A. Schwinger et al. (Hrsg.), Pflege-Report 2023, S. 236–268.

Rothgang, Heinz/ Müller, Rolf (2023). BARMER Pflegereport. Pflegebedürftige im Krankenhaus. Schriftenreihe zur Gesundheitsanalyse – Band 44. Berlin: BARMER. www.bifg.de/publikationen/reporte/pflegereport-2023

Rothgang, Heinz/ Müller, Rolf (2024). BARMER Pflegereport. Pflegerisiko und Pflegedauer. Schriftenreihe zur Gesundheitsanalyse – Band 45. Berlin: BARMER. www.barmer.de/presse/infothek/studien-und-reporte/pflegereport/pflegereport-2024–1290648

Statistisches Bundesamt (2024). Pflegebedürftige nach Versorgungsart, Geschlecht und Pflegegrade. Verfügbar unter www.destatis.de/DE/Themen/Gesellschaft-Umwelt/Gesundheit/Pflege/Tabellen/pflegebeduerftige-pflegestufe.html

4. Entwicklungen des Care und Case Managements im Kontext von Pflegeberatung und Pflegestützpunkten

Sam Schwierk, Thomas Klie

4.1 Historie

Case Management bereits seit Jahren im Sozialgesetzbuch

Das Case Management findet sich bereits seit vielen Jahren, mehr oder weniger explizit, im deutschen Sozialgesetzbuch. Es begann mit der Hartz-IV-Gesetzgebung, dass der Arbeitsansatz und die Methodik des Case Managements durch den Gesetzgeber in den Dienst genommen wurden. Auch im Versorgungsmanagement gemäß § 11 Abs. 4 SGB V finden sich Grundzüge eines institutionsübergreifenden Case Managements, wenn es um die Entlassung der Patientinnen und Patienten geht. Im Kontext der Beratung und Versorgung von Menschen mit Pflegebedarf, beziehungsweise der sozialen Pflegeversicherung (SPV), wurde mit Einführung der Pflegeberatung gemäß § 7a SGB XI und der Pflegestützpunkte eine vergleichsweise explizite Bezugnahme auf die Ansätze des Care und Case Managements vorgenommen (Klie 2023).

Case Management in der Sozialen Pflegeversicherung

Die Lebenssituation auf Pflege angewiesener Menschen und ihrer An- und Zugehörigen war und ist häufig von komplexen Herausforderungen geprägt. Das Recht der Pflegeversicherung wurde mit den begrüßenswerten Ausweitungen von Leistungen unübersichtlicher. Auf dem Pflegemarkt war eine Orientierung für Pflegebedürftige nicht einfach möglich. Dies machte einen Arbeitsansatz notwendig, der von der individuellen Lebenssituation der Menschen ausgeht und gleichzeitig das Versorgungssystem berücksichtigt. Eine ganze Reihe von internationalen Care und Case Management-Ansätzen in der Langzeitpflege hatten als Vorbild für die Einführung des Case Managements im Kontext der Pflegeversicherung fungiert (Frommelt et al. 2008, 14). In Italien wurde der Ansatz des Case Managements beispielsweise in Zuge der Psychiatriereform und der damit verbundenen Deinstitutionalisierung der psychiatrischen Versorgung aufgegriffen (Klie et al. 2010). Auch innerhalb Deutschlands konnte auf Erfahrungswerte aus diversen Modellvorhaben und Programmen des Bundes und der Länder zurückgegriffen werden. In einigen Bundesländern gab es vor Einführung der Pflegeberatung gemäß § 7a SGB XI, beziehungsweise der Pflegestützpunkte, bereits Stellen, die Case Management betrieben. In Baden-Württemberg waren beispielsweise im Rahmen einer Landesförderung die so genannten IAV-Stellen (Informations-, Anlauf- und Vermittlungsstellen) geschaffen worden. Allerdings wurden die Stellen nach Beendigung der Förderung nicht in allen Kommunen weiter betrieben. Ein weiteres Beispiel sind die Beratungs- und Koordinationsstellen (BeKo), die in Rheinland-Pfalz betrieben wurden und werden (Frommelt et al. 2008, 12 f.). Auf diese Hintergründe und Erfahrungen fußte die Einführung der in der Gesetzesbegründung explizit Case Management-basierten Rechtsansprüche auf Pflegeberatung gemäß § 7a SGB XI und dazu korrespondierender Pflegestützpunktstrukturen im Sinne des Care Managements in § 92c, jetzt § 7c SGB XI. Die Pflegeberatung sollte zunächst Pflegebegleitung heißen. Hier gab es jedoch Überschneidungen zu dem Modellvorhaben gemäß § 7 Abs. 3 SGB XI (Bubolz-Lutz und Kricheldorff Oktober 2008). Man verständigte sich im Gesetzgebungsverfahren auf den Begriff der Pflegeberatung, der allerdings aus pflegewissenschaftlicher Perspektive bereits anders belegt war (Koch-Straube 2008). Die Beratung von auf Pflege angewiesenen Menschen durch Pflegefachpersonen ist unverzichtbarer Teil des Pflegeprozesses. Insofern ist die Bezeichnung Pflegeberatung missverständlich, zumal sie impliziert, dass es im Wesentlichen um pflegefachliche Beratung geht. Richtiger wäre die Bezeichnung Versorgungsmanagement, analog zu § 11 SGB XI. Der Gesetzgeber hat im Pflegeweiterentwicklungsgesetz die Pflegeberatung gemäß § 7a SGB XI wie folgt profiliert: Aus der Gesetzesbegründung ergibt sich eine konsequente Orientierung an der Vorgehensweise des Case Managements, angesiedelt wurde die Pflegeberatung bei den Pflegekassen, durchgeführt werden soll die Pflegeberatung durch Pflegefachpersonen, Sozialarbeiterinnen und Sozialarbeiter oder Sozialversicherungsfachangestellte mit entsprechender Zusatzqualifikation – nach Möglichkeit nach den Kriterien der Deutschen Gesellschaft für Care und Case Management e. V. (DGCC e. V.). Im Gesetz wird die Erstellung eines Versorgungsplanes in komplexen Fällen vorgesehen. In besonders komplexen Konstellationen hat die Pflegeberatung die Fallsteuerung zu übernehmen. Es handelt sich bei der Pflegeberatung gemäß § 7a SGB XI um eine Sozialleistung, die auf Antrag hin gewährt wird, wobei der Antrag nicht förmlich gestellt werden muss (Schiffer-Werneburg in: Klie et al. 2014 , 4. Auflage, § 7a SGB XI Rz. 5.).

Das Pflege-Weiterentwicklungsgesetz und die Einführung der Pflegestützpunkte und der Pflegeberatung

Mit der Einführung der Pflegeberatung gemäß § 7a SGB XI und der Pflegestützpunkte (damals gemäß § 92c SGB XI, seit dem 01.01.2016 gemäß § 7c SGB XI) durch das Gesetz zur strukturellen Weiterentwicklung der Pflegeversicherung (Pflege-Weiterentwicklungsgesetz – PfWG), welches 2008 in Kraft trat, hielten die Prinzipien des Care und Case Managements Einzug in die soziale Pflegeversicherung (SPV). Eine ausführliche Darstellung der gesetzlichen Änderungen seit Einführung der Pflegeberatung bis ins Jahr 2020 findet sich bei Wolff et al. (2020).

Abbildung 77: Pflegegesetzgebung seit 2008 mit Relevanz für die §§ 7a, 7b, 7c und 37 SGB XI

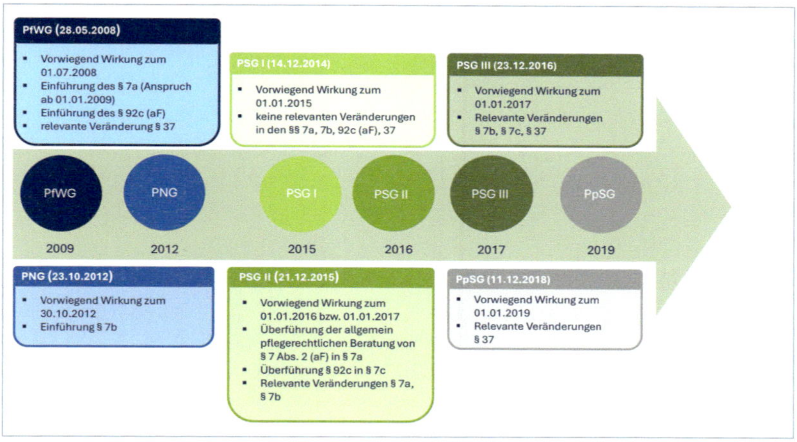

Quelle: Wolff et al. 2020, S. 11

Mit dem PfWG wurde außerdem die Möglichkeit geschaffen die Pflegeberatung gemäß § 7a SGB XI in die Pflegestützpunkte einzubinden. Darüber hinaus wurde versucht über die Pflegestützpunkte eine Stelle zu schaffen, in welcher alle regionalen Angebote für ältere Menschen zusammengeführt werden. Zudem sollte eine übergeordnete Versorgungssteuerung, sprich Care Management, etabliert werden (Braeseke et al. 2018, 20). Die Aufgaben der Pflegestützpunkte sind in § 7c Abs. 2 SGB XI festgelegt:

Aufgaben der Pflegestützpunkte laut Gesetzestext

„(2) Aufgaben der Pflegestützpunkte sind:

1. umfassende sowie unabhängige Auskunft und Beratung zu den Rechten und Pflichten nach dem Sozialgesetzbuch und zur Auswahl und Inanspruchnahme der bundes- oder landesrechtlich vorgesehenen Sozialleistungen und sonstigen Hilfsangebote einschließlich der Pflegeberatung nach § 7a in Verbindung mit den Richtlinien nach § 17 Absatz 1a,
2. Koordinierung aller für die wohnortnahe Versorgung und Betreuung in Betracht kommenden gesundheitsfördernden, präventiven, kurativen, rehabilitativen und sonstigen medizinischen sowie pflegerischen und sozialen Hilfs- und Unterstützungsangebote einschließlich der Hilfestellung bei der Inanspruchnahme der Leistungen,
3. Vernetzung aufeinander abgestimmter pflegerischer und sozialer Versorgungs- und Betreuungsangebote."

4.2 Darstellung der Strukturen in den Bundesländern

Pflegestützpunkte in 14 Bundesländern, Sonderwege in Sachsen und Sachsen-Anhalt

In 14 Bundesländern, mit Ausnahme von Sachsen und Sachsen-Anhalt, wurden Pflegestützpunkte eingerichtet, wenn auch in unterschiedlichem Umfang und Ausgestaltungen, weil hier auf Bundesebene keine Vorgaben zur Trägerschaft, der Arbeit und Finanzierung gemacht wurden (Braeseke et al. 2018, 21). Die Landesrahmenverträge zur Errichtung von Pflegestützpunkten führen die Vorgaben der Bundesebene in unterschiedlicher Tiefe weiter aus. Darüber hinaus gibt es Pflegestützpunktverträge und landesrechtlich hinterlegte Konzepte, die die Finanzierung und Arbeit einzelner Pflegestützpunkte im Detail regeln. Die Landesrahmenverträge der Länder enthalten Vorgaben zu den Aufgaben der Pflegestützpunkte und deren Finanzierung. Seit der Evaluation von Braeseke et al. im Jahr 2018 haben lediglich Bayern, Niedersachsen, das Saarland und Schleswig-Holstein neue Rahmenvereinbarungen getroffen.

Organisation der Pflegestützpunkte in 14 Bundesländern

Baden-Württemberg

- In **Baden-Württemberg** befinden sich die Pflegestützpunkte in der Trägerschaft der Kranken- und Pflegekassen und der Kommunen *(Rahmenvertrag zur Arbeit und zur Finanzierung der Pflegestützpunkte nach § 7c Abs. 6 SGB XI in Baden-Württemberg)*. Die Pflegeberatung gemäß § 7a SGB XI ist Aufgabe der Pflegestützpunkte *(Rahmenvertrag zur Arbeit und zur Finanzierung der Pflegestützpunkte nach § 7c Abs. 6 SGB XI in Baden-Württemberg)*.

Bayern

- Ebenso verhält es sich in **Bayern** (§ 4 Absatz 3 *Rahmenvertrag zur Arbeit und zur Finanzierung der Pflegestützpunkte nach § 7c Abs. 6 SGB XI in Bayern* 2020). Allerdings besteht in Bayern die Möglichkeit, dass die Kassen und Kommunen das Personal paritätisch stellen und somit zwei Anstellungsträger den Pflegestützpunkt personell ausstatten (§ 4 Absatz 3 *Rahmenvertrag zur Arbeit und zur Finanzierung der Pflegestützpunkte nach § 7c Abs. 6 SGB XI in Bayern* 2020), während in Baden-Württemberg das Personal immer bei den Stadt- und Landkreisen angestellt ist.

Berlin

- Das Land **Berlin** weist hinsichtlich der Organisation, sowie der Finanzierung von Pflegestützpunkten eine historisch gewachsene Doppelstruktur auf. Die Mehrheit der Berliner Pflegestützpunkte wird von unterschiedlichen Kranken- und Pflegekassen geführt, die auch jeweils die Trägerschaft innehaben. Die übrigen Pflegestützpunkte sind aus den Berliner Koordinierungsstellen Rund ums Alter hervorgegangen. Hier liegt die Trägerschaft und Finanzierung beim Land Berlin (Braeseke et al. 2018, 55). Die Pflegeberatung gemäß § 7a SGB XI kann in den Pflegestützpunkten durch Personal der Kranken- und Pflegekassen stattfinden (§ 2 Absatz 4 und § 7 Absatz 1 *Landesrahmenvertrag gemäß § 92c Abs. 8 SGB XI Berlin* 2009).

Brandenburg

- Die Trägerschaft der Pflegestützpunkte liegt in **Brandenburg** in der Regel bei den Kranken- und Pflegekassen und den Kommunen, wobei je Standort eine

„errichtungsbeauftragte Kasse" die anderen Kranken- und Pflegekassen vertritt. Die Arbeitgeber der Beraterinnen und Berater der Pflegestützpunkte unterscheiden sich also je nach Zusammensetzung der Trägerschaft am Standort. Die Pflegeberaterinnen und Pflegeberater gemäß § 7a SGB XI sind immer bei den Kassen beschäftigt (Hahnel et al. 2021, 66).

Bremen

- In **Bremen** liegt die Trägerschaft der Pflegestützpunkte bei den Kranken- und Pflegekassen und dem Land Bremen bzw. den beiden Stadtgemeinden. Auch in Bremen entsenden die Kranken- und Pflegekassen Personal in die Pflegestützpunkte, welches die Pflegeberatung gemäß § 7a SGB XI übernimmt (§ 4 *Landesrahmenvertrag zum Betrieb von Pflegestützpunkten gemäß § 7c SGB XI Bremen* 2018).

Hamburg

- Vergleichbar verhält es sich in **Hamburg**. Ebenso liegt hier die Trägerschaft gemeinsam bei den Kranken- und Pflegekassen und beim Land. In den Pflegestützpunkten ist Personal beider Träger tätig. Pflegeberatung gemäß § 7a SGB XI findet in den Pflegestützpunkten statt (*Landesrahmenvertrag nach § 92c Abs. 8 SGB XI zur Arbeit und Finanzierung von Pflegestützpunkten in Hamburg* 2009, § 6).

Hessen

- Träger der Pflegstützpunkte in **Hessen** sind die Pflege- und Krankenkassen gemeinsam mit den Landkreisen und kreisfreien Städten als örtlichen Trägern der Sozialhilfe, wobei die Beteiligung von privaten Unternehmen der Kranken- und Pflegeversicherung am Pflegestützpunkt möglich ist (§ 2 RV Hessen). Das Personal in den Pflegestützpunkten wird paritätisch durch die Träger gestellt. Pflegeberatung gemäß § 7a SGB XI findet in den Pflegestützpunkten statt (§ 4 und § 7 *Rahmenvertrag für die Arbeit und Finanzierung der Pflegestützpunkte im Lande Hessen* 2009).

Mecklenburg-Vorpommern

- In **Mecklenburg-Vorpommern** liegt die Trägerschaft der Pflegestützpunkte bei den Kranken- und Pflegekassen zusammen mit den Kommunen. Es erfolgt, wie in anderen Bundesländern eine Entsendung des Personals der Pflegekassen, was zu einer Aufgabenteilung zwischen Pflegeberaterinnen und -beratern und Sozialberaterinnen und -beratern führt (§ 4 *Rahmenvertrag zur Einrichtung, Arbeit und Finanzierung von Pflegestützpunkten in Mecklenburg-Vorpommern gemäß § 92c Absatz 8 SGB XI* 2010).

Niedersachsen

- Die Trägerschaft der Pflegestützpunkte in **Niedersachsen** teilen sich die Kranken- und Pflegekassen mit den Kommunen. Die Beratung nach § 7a SGB XI bleibt im Verantwortungsbereich der Kassen. Sie führen auf Initiative des Pflegestützpunktes Pflegeberatungen im Sinne des § 7a SGB XI durch, die auch im Pflegestützpunkt erfolgen können (§ 1 und § 2 *Rahmenvereinbarung zur Verbesserung des Beratungsangebots für pflegebedürftige Menschen und deren Angehörige in Niedersachsen sowie über die Einrichtung und den Betrieb von Pflegestützpunkten in Niedersachsen gemäß § 7c SGB XI* 2023).

Nordrhein-Westfalen

- In **Nordrhein-Westfalen** sind die Kranken- und Pflegekassen gemeinsam mit den Kommunen die Träger der Pflegestützpunkte. In den Pflegestützpunkten sind Mitarbeitende der Kassen und der Kommunen beschäftigt. Das Personal der Krankenkassen übernimmt die Pflegeberatung gemäß § 7a SGB XI in den Pflegestützpunkten (*Rahmenvereinbarung über die Einrichtung von Pflegestützpunkten in Nordrhein-Westfalen gemäß § 92c Ab. 8 SGB XI* 2009).

Rheinland-Pfalz

- Träger der Pflegestützpunkte in der jeweiligen Kommune sind zu gleichen Teilen die Pflege- und Krankenkassen, die Landkreise und kreisfreien Städte sowie das Land **Rheinland-Pfalz**. Die Kassen entsenden Mitarbeitende in die Pflegestützpunkte. Das Personal der Kassen führt die Pflegeberatung gemäß § 7a SGB XI in den Pflegestützpunkten durch (§ 3 *Vereinbarung über den Betrieb von Pflegestützpunkten gemäß § 8 des Landesrahmenvertrages nach § 92c Abs. 8 SGB XI zwischen den Trägern der Beratungs- und Koordinierungsstellen und den Trägern der Pflegestützpunkte Rheinland-Pfalz* 2009).

Saarland

- Die Pflegestützpunkte im **Saarland** werden von den Kranken- und Pflegekassen, den Landkreisen und dem Land getragen. Eine Kasse übernimmt jeweils die Federführung bei einem Pflegestützpunkt. Das Personal ist entweder bei den Kommunen oder bei den Kassen angestellt (Braeseke et al. 2018, 77).

Schleswig-Holstein

- In **Schleswig-Holstein** wird die Pflegeberatung gemäß § 7a SGB XI durch die Pflegeberaterinnen und -berater der Kassen in den Pflegestützpunkten wahrgenommen (§ 1 Absatz 5 *Landesrahmenvertrag Pflegestützpunkte Schleswig-Holstein. Zu der Einrichtung, dem Betrieb und der Finanzierungs eines Pflegestützpunktes gemäß § 7c SGB XI* 2021).

Thüringen

- In **Thüringen** sind ebenfalls die Kranken- und Pflegekassen gemeinsam mit den Kommunen die Träger der Pflegestützpunkte (Braeseke et al. 2018, 84).

Sonderwege Sachsen und Sachsen-Anhalt

Sachsen

- Auf Basis der Kooperationsvereinbarung zur Weiterentwicklung der pflegerischen Versorgungsstruktur im Freistaat **Sachsen** auf der Grundlage § 15 SGB I in Verbindung mit § 8 Abs. 2 SGB XI wurden 13 Netzwerkregionen eingerichtet, in denen jeweils eine Netzwerkkoordinatorin oder ein Netzwerkkoordinator installiert wurde. Kooperationspartner sind dabei die Pflegekassen, das Sächsische Staatsministerium für Soziales und Gesellschaftlichen Zusammenhalt, der Sächsische Städte- und Gemeindetag und der Sächsische Landkreistag. Die Pflegeberatung gemäß § 7a SGB XI wird von den Pflegekassen in den Netzwerkregionen durchgeführt.[8]

Sachsen-Anhalt

- Ähnlich verhält es sich in **Sachsen-Anhalt**. Dort wird das Konzept der Vernetzten Pflegeberatung in den 11 Landkreisen und drei Kreisfreien Städten verfolgt. Die vernetzte Pflegeberatung ist das Ergebnis der Kooperation des Ministeriums für Arbeit, Soziales, Gesundheit und Gleichstellung des Landes

8 https://www.pflegenetz.sachsen.de/pflegeberatung.html, [03.03.2025].

Sachsen-Anhalt, der kommunalen Spitzenverbände und den gesetzlichen Kranken- und Pflegekassen. Das Ziel ist die Vernetzung der kommunalen Beratungsstellen mit denen der Pflegekassen. Pflegeberatung gemäß § 7a SGB XI bleibt, wie in Sachsen auch, in der Verantwortung der Kassen.[9]

Bereits (2011) haben Klie et al. und später Braeseke et al. (2018) darauf hingewiesen, dass sich die Ausgestaltung der Pflegeberatung und Pflegestützpunkte in den einzelnen Bundesländern deutlich unterscheidet. Rheinland-Pfalz ist beispielsweise mit 135 Pflegestützpunkten das Land mit der höchsten Anzahl an Pflegestützpunkten[10], während Bremen mit drei Pflegestützpunkten die niedrigste Anzahl aufweist[11]. Im Jahr 2017 kamen damit in Rheinland-Pfalz rund 30.000 Einwohnerinnen und Einwohner auf einen Pflegestützpunkt, während es in Bremen rund 224.000 Einwohnerinnen und Einwohner pro Pflegestützpunkt waren (Braeseke et al. 2018, 35).

4.3 Die Pflegeberatung gemäß § 7a SGB XI

Kontinuierliche Weiterentwicklung der Pflegeberatung

Zur Durchführung der Pflegeberatung gemäß § 7a SGB XI gibt es Richtlinien[12] des GKV-Spitzenverbandes, die kontinuierlich weiterentwickelt werden. Durch das Digitale-Versorgung-und-Pflege-Modernisierungs-Gesetz (DVPMG) wurde die Pflegeberatung beispielsweise um die Möglichkeit der digitalen Beratung ergänzt. Die Richtlinien sollen zu einer einheitlichen Durchführung der Pflegeberatung beitragen und deren Zweckmäßigkeit, Qualität und Wirtschaftlichkeit gewährleisten. Zudem geben die Richtlinien einheitliche Maßstäbe zum Verfahren der Pflegeberatung, deren Inhalten, dem strukturierten Versorgungsplan, sowie dessen elektronischen Austauschs, vor (GKV-Spitzenverband 2024, 1 f.). Darüber hinaus existieren Empfehlungen des GKV-Spitzenverbandes zur Anzahl und Qualifikation der Beratenden[13].

9 https://www.pflegeberatung-sachsen-anhalt.de/, [03.03.2025].
10 https://sozialportal.rlp.de/aeltere-menschen/pflegestuetzpunkte/.
11 https://www.bremen-pflegestuetzpunkt.de/.
12 Richtlinien des GKV-Spitzenverbandes zur einheitlichen Durchführung der Pflegeberatung nach § 7a SGB XI vom 7. Mai 2018 (Pflegeberatungs-Richtlinien) geändert durch Beschluss vom 09.01.2024, abrufbar unter https://www.gkv-spitzenverband.de/media/dokumente/pflegeversicherung/beratung_und_betreuung/pflegeberatung/2024-01-09_Pflegeberatungs-Richtlinien.pdf.
13 Empfehlungen des GKV-Spitzenverbandes nach § 7a Absatz 3 Satz 3 SGB XI zur erforderlichen Anzahl, Qualifikation und Fortbildung von Pflegeberaterinnen und Pflegeberatern vom 29. August 2008 in der Fassung vom 22. Mai 2018, abrufbar unter https://www.gkv-spitzenverband.de/media/dokumente/pflegeversicherung/richtlinien__vereinbarungen__formulare/richtlinien_zur_pflegeberatung_und_pflegebeduerftigkeit/180522_Pflege_Empfehlungen_7a_Abs._3_Satz_3_SGB_XI.pdf#:~:text=Der%20GKV-Spitzenverband%20gibt%20diese%20Empfehlungen%20nach%20%C2%A7%207a,Anforderungen%20an%20die%20Pflegebe-ratung%20gerecht%20werdenden%20Beratungsniveaus%20ab.

Inhaltlich sollen vor allem die folgenden Aspekte im Rahmen der Beratung berücksichtigt werden (GKV-Spitzenverband 2024, 9 ff.):

Inhalte der Pflegeberatung

- Gesundheitliche Situation der/des Anspruchsberechtigten
- Hilfe- und Unterstützungsbedarf bei der alltäglichen Lebensführung
- Wohn- und Lebenssituation der/des Anspruchsberechtigten
- Hilfe- und Unterstützungsbedarf im Bereich der Mobilität
- Situation der Angehörigen oder weiterer Personen
- Spezifische Bedarfe von Menschen mit Demenz sowie ihrer Angehörigen oder weiterer Personen
- Hilfe- und Unterstützungsbedarf bei Anzeichen auf Gewalt in der Pflege

Inhaltliche Nähe der Pflegeberatung zum Case Management

Folgt man der Pflegeberatungs-Richtlinie des GKV-Spitzenverbandes ist die Pflegeberatung gemäß § 7a SGB XI nicht lediglich als Leistungsberatung zu verstehen. Zwar ist die Unterstützung bei der Auswahl und Inanspruchnahme von bundes- oder landesrechtlichen Leistungen ein Teil der Pflegeberatung, ihre konzeptionelle Ausrichtung weist allerdings darüber hinaus. Die Pflegeberatung verfolgt das Ziel eine „angemessene sowie erforderliche Pflege, Betreuung, Behandlung, Unterstützung und Versorgung zu erreichen und zu sichern" (GKV-Spitzenverband 2024, 5). Mit Hilfe der Pflegeberatung soll eine bedarfsentsprechende Versorgung organisiert, deren Umsetzung begleitet und evaluiert werden (ebd., S. 5). Vergleicht man die Definition der Pflegeberatung mit der offiziellen Definition für Case Management der Deutschen Gesellschaft für Care und Case Management (DGCC) wird die große inhaltliche Nähe deutlich. Die DGCC definiert Case Management als Verfahrensweise, die das Ziel verfolgt „bedarfsentsprechend im Einzelfall eine nötige Unterstützung, Behandlung, Begleitung, Förderung und Versorgung von Menschen angemessen zu bewerkstelligen" (Deutsche Gesellschaft für Care und Case Management (DGCC) e. V. 2020). Die Voraussetzung von fallbezogenem Case Management ist ein funktionales regionales Versorgungssystem. Dabei müssen sowohl professionelle als auch informelle Unterstützungsstrukturen einbezogen werden. Diese personenunabhängige Zusammenarbeit auf der Netzwerkebene ist das Care Management (ebd., S. 2 f.). Pflegeberatung gemäß § 7a SGB XI, im Sinne von Case Management, ist demnach auf Care Management angewiesen und muss in die regionale Gestaltung der Versorgung einbezogen werden (Braeseke et al. 2018, 25). Dies zu leisten, ist Aufgabe der Pflegestützpunkte (Mickley 2016, 66).

Die DAK-Gesundheit beschreitet unterschiedliche Wege, die ihr gesetzlich übertragende Aufgabe der Pflegeberatung gem. § 7a SGB XI wahrzunehmen:

Abbildung 78: Pflegeberatung der DAK-Gesundheit

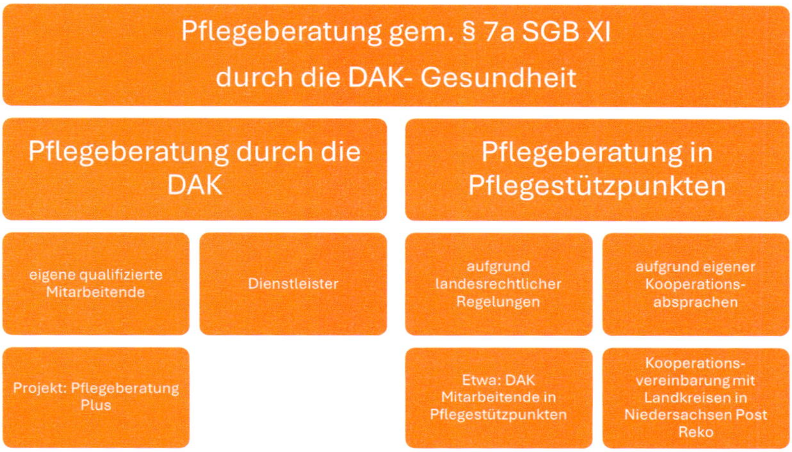

Quelle: Eigene Darstellung

4.4 Literaturverzeichnis

(2009). Landesrahmenvertrag gemäß § 92c Abs. 8 SGB XI Berlin. Online verfügbar unter www.bing.com/ck/a?!&&p=95668a2f36e1ff7ef83702bb55fb08a32b63d83d8a852089f202a9b9a7f9e0caJmltdHM9MTc0MDk2MDAwMA&ptn=3&ver=2&hsh=4&fclid=2fb95c95-79fd-6825-2b78-4f8678906913&psq=Landesrahmenvertrag+gem%c3 %a4 %c3 %9f+%c2 %a7+92c+Abs.+S5GB+XI+Berlin&u=a1aHR0cHM6Ly93d3cuYmVybGluLmRlL3Nlbi9wZmxlZ2UvX2Fzc2V0cy9wZmxlZ2VzdHVldHpwdW5rdGUvbHJ2X3BmbGVnZXN0dWV0enB1bmt0ZS5wZGY&ntb=1 (abgerufen am 03.03.2025).

(2009). Landesrahmenvertrag nach § 92c Abs. 8 SGB XI zur Arbeit und Finanzierung von Pflegestützpunkten in Hamburg. Online verfügbar unter www.bing.com/ck/a?!&&p=fb4a788207e129b9d6e54f5dc55276e2e3b6ae40ca53aae407ce41f058cffe6dJmltdHM9MTc0MDk2MDAwMA&ptn=3&ver=2&hsh=4&fclid=2fb95c95-79fd-6825-2b78-4f8678906913&psq=Landesrahmenvertrag+pflegest%c3 %bctzpunkte+hambnurg&u=a1aHR0cHM6Ly93d3cuaGFtYnVyZy5kZS9jb250ZW50YmxvYi8xMDc3MTM2L2NiZTI5ZmY5YmRiZTg2YTRiYzU3NjRmZjNjYjJlMjcxL2RhdGEvbGFuZGVzcmFobWVudmVydHJhZy1wZmxlZ2VzdHVldHpwdW5rdGUucGRm&ntb=1 (abgerufen am 03.03.2025).

(2009). Rahmenvereinbarung über die Einrichtung von Pflegestützpunkten in Nordrhein-Westfalen gemäß § 92c Ab. 8 SGB XI.

(2009). Rahmenvertrag für die Arbeit und Finanzierung der Pflegestützpunkte im Lande Hessen. Online verfügbar unter www.vdek.com/content/vdeksite/LVen/HES/Vertragspartner/Pflege/pflegestuetzpunkte/_jcr_content/par/download/file.res/Rahmenvertrag.pdf (abgerufen am 03.03.2025).

(2009). Vereinbarung über den Betrieb von Pflegestützpunkten gemäß § 8 des Landesrahmenvertrages nach § 92c Abs. 8 SGB XI zwischen den Trägern der Beratungs- und Koordinierungsstellen und den Trägern der Pflegestützpunkte Rheinland-Pfalz.

(2010). Rahmenvertrag zur Einrichtung, Arbeit und Finanzierung von Pflegestützpunkten in Mecklenburg-Vorpommern gemäß § 92c Absatz 8 SGB XI.

(2018). Landesrahmenvertrag zum Betrieb von Pflegestützpunkten gemäß § 7c SGB XI Bremen.

(2020). Rahmenvertrag zur Arbeit und zur Finanzierung der Pflegestützpunkte nach § 7c Abs. 6 SGB XI in Bayern. Online verfügbar unter www.bing.com/ck/a?!&&p=7acab7e5fc70e066a5531b05cb42f99a80a6a301c758b6013c593c020f939645JmltdHM9MTc0MDk2MDAwMA&ptn=3&ver=2&hsh=4&fclid=2fb95c95-79fd-6825-2b78-4f8678906913&psq=Rahmenvertrag+zur+Arbeit+und+zur+Finanzierung+der+Pflegest%c3 %bctz%02punkte+nach+%c2 %a7+7c+Abs.+6+SGB+XI+in+Bayern&u=a1aHR0cHM6Ly93d3cuZGVtZW56LXBmbGVnZS1iYXIlcm4uZGUvZmlsZWFkbWluL3VzZXJfdXBsb2FkL0ZhY2hzdGVsbGVfQmF5ZXJuL0Rva3VtZW50ZS9CZXJhdHVuZ19pbl9kZXJfUGZsZWdlLzAzMDIyMDIwX1JhaG1lbnZlcnRyYWdfUFNQLkRPQ1gucGRm&ntb=1 (abgerufen am 03.03.2025).

(2021). Landesrahmenvertrag Pflegestützpunkte Schleswig-Holstein. Zu der Einrichtung, dem Betrieb und der Finanzierungs eines Pflegestützpunktes gemäß § 7c SGB XI.

(2023). Rahmenvereinbarung zur Verbesserung des Beratungsangebots für pflegebedürftige Menschen und deren Angehörige in Niedersachsen sowie über die Einrichtung und den Betrieb von Pflegestützpunkten in Niedersachsen gemäß § 7c SGB XI. Online verfügbar unter www.bing.com/ck/a?!&&p=afca40d470ce0bb17eb6a774c1550023f1ac1c8cc463939acbbf681e352b52c6JmltdHM9MTc0MDk2MDAwMA&ptn=3&ver=2&hsh=4&fclid=2fb95c95-79fd-6825-2b78-4f8678906913&psq=rahmenvereinbarung+pflegest%c3 %bctzpunkte+niedersachsen&u=a1aHR0cHM6Ly93d3cudmRlay5jb20vTFZIbi9ORFMvc2VydmljZS9wZmxlZ2UvX2pjcl9jb250ZW50L3Bhci9kb3dubG9hZF82MTMyOTYxMS9maWxlLnJlcy8yMTA0X3N0dWV0enB1bmt0X3JhaG1lbnZlcmVpbmJhcnVuZy5wZGY&ntb=1 (abgerufen am 03.03.2025).

Braeseke, Grit/Pflug, Claudia/Beikirch, Elisabeth (2018). Studie zur Erfüllung der Koordinierungs- und Vernetzungsaufgaben sowie der Qualitätssicherung in Pflegestützpunkten. IGES. Online verfügbar unter www.iges.com/sites/igesgroup/iges.de/myzms/content/e6/e1621/e10211/e23547/e24014/e24015/e24017/attr_objs24019/Endbericht_KVQSPS_IGES_gesamt_Final__20181220__ger.pdf (abgerufen am 04.11.2022).

Bubolz-Lutz, Elisabeth/Kricheldorff, Cornelia (2008). Modellprogramm zur Weiterentwicklung der Pflegeversicherung gem. § 8 Abs. 3 SGB XI. Ein Modellprojekt des Forschungsinstituts Geragogik mit institutionellen Kooperationspartnern. Viersen, Freiburg.

Deutsche Gesellschaft für Care und Case Management (DGCC) e. V. (2020). Case Management Leitlinien. Rahmenempfehlungen, Standards und ethische Grundlagen. 2. Aufl. Heidelberg, medhochzwei.

Frommelt, Mona/Klie, Thomas/Löcherbach, Peter/Mennemann, Hugo/Monzer, Michael/Wendt, Wolf Rainer (2008). Pflegeberatung, Pflegestützpunkte und das Case Management. Die Aufgabe personen- und familienbezogener Unterstützung bei Pflegebedürftigkeit und ihre Realisierung in der Reform der Pflegeversicherung. Freiburg, FEL Verlag Forschung – Entwicklung – Lehre.

GKV-Spitzenverband (Hrsg.) (2024). Richtlinien des GKV-Spitzenverbandes zur einheitlichen Durchführung der Pflegeberatung nach § 7a SGB XI vom 7. Mai 2018 (Pflegeberatungs-Richtlinien) geändert durch Beschluss vom 09.01.2024. Online verfügbar unter www.gkv-spitzenverband.de/media/dokumente/pflegeversicherung/beratung_und_betreuung/pflegeberatung/2024–01–09_Pflegeberatungs-Richtlinien.pdf (abgerufen am 05.02.2025).

Hahnel, Elisabeth/Pflug, Claudia/Braeseke, Grit/Musfeldt, Marc/Oehse, Isabelle/Delekat, Marian/Wentz, Lukas/Pörschmann-Schreiber, Ulrike/Priesemuth, Bennet (2021). Wissenschaftliche Evaluation der Arbeit der Pflegestützpunkte in Brandenburg.

Klie, Thomas (2023). Case Management gesetzlich verankern/verankert? Ein Problemaufriss. Case Management 20 (1), S. 4–10.

Klie, Thomas/Frommelt, Mona/Schneekloth, Ulrich/Behrend, Sabine/Göhner, Anne/Heislbetz, Claus/Hellbusch, Christiane/Püchner, Anja/Riesterer, Jella/Schmidt, Manuela/Schuhmacher, Birgit/Ziller, Hannes (2011). Evaluation der Pflegeberatung nach § 7a Abs. 7 Satz 1 SGB XI. + Anhang Bundesweiter Überblick Nr. 1 – 6c. AGP Sozialforschung; Hans-Weinberger-Akademie der Arbeiterwohlfahrt e.V; TNS Infratest Sozialforschung. Berlin.

Klie, Thomas/Krahmer, Utz/Plantholz, Markus (Hg.) (2014). Sozialgesetzbuch XI. Soziale Pflegeversicherung, Lehr- und Praxiskommentar. 4. Aufl. Baden-Baden, Nomos.

Klie, Thomas/Röber, Michaela/Ziller, Hannes (2010). Beratung und Case Management in der Altenhilfe der italienischen Region Emilia-Romagna. Ein Diskussionsbeitrag zur Umsetzung des Pflege-Weiterentwicklungsgesetzes. NDV Nachrichtendienst des Deutschen Vereins für öffentliche und private Fürsorge e. V. 90 (01), 1–9.

Koch-Straube, Ursula (2008). Beratung in der Pflege. 2. Aufl. Bern, Huber.

Mickley, Birgit (2016). Intentionen und aktuelle Diskussionen. WISO-Diskurs – Expertisen und Dokumentationen zur Wirtschafts- und Sozialpolitik (7). (abgerufen am 21.02.2025).

Rahmenvertrag zur Arbeit und zur Finanzierung der Pflegestützpunkte nach § 7c Abs. 6 SGB XI in Baden-Württemberg. Online verfügbar unter www.bw-pflegestuetzpunkt.de/komission/rahmenvertrag/ (abgerufen am 03.03.2025).

Wolff, Julia Katharina/Pflug, Claudia/Dehl, Rellecke, Julian/Rieckhoff, Sandra/Dehl, Terese/Nolting, Hans-Dieter (2020). Evaluation der Pflegeberatung und Pflegeberatungsstrukturen gemäß § 7a Absatz 9 SGB XI. IGES Institut GmbH. Online verfügbar unter www.gkv-spitzenverband.de/media/dokumente/pflegeversicherung/beratung_und_betreuung/pflegeberatung/20200331_IGES_Evaluation_Pflegeberatung_Abschlussbericht.pdf (abgerufen am 21.06.23).

5. Pflegestützpunkte und das Case und Care Management in 16 Variationen: Fokusgruppengespräche

Sam Schwierk, Thomas Klie

5.1 Hintergrund und Zielsetzung

Das Ziel: Die unterschiedlichen Ausgestaltungen von Care und Case Management nachzeichnen

Die gesetzlichen Vorgaben für die Pflegeberatung und die Pflegestützpunkte, das in der Langzeitpflege zu realisierende Care und Case Management sind bundesgesetzlich geregelt. Nicht zuletzt aus den Evaluationen zur Pflegeberatung gem. § 7 Abs. 7 SGB XI ist bekannt, dass sich die Praxis von Pflegeberatung und Pflegestützpunkten nicht nur nach Bundesland, nicht nur nach Kasse, sondern auch regional unterscheiden. Den Strategien, das Anliegen des Care und Case Managements regional, unter höchst unterschiedlichen Rahmenbedingungen aufzugreifen und umzusetzen, wurde in der Anlage des DAK-Pflegereportes 2025 in der Weise nachgegangen, dass aus allen 16 Bundesländern jeweils eine Region, eine Kommune oder ein großstädtischer Bezirk in den Stadtstaaten ausgewählt wurde, dem zum einen durch eine Recherche der örtlichen Rahmenbedingungen und zum anderen und vor allem durch ein Fokusgruppengespräch die vorhandenen Erfahrungen ausgewertet, erfolgreiche Ansätze in den Blick genommen, Limitationen identifiziert, übertragbare Handlungsstrategien und Konzepte erkannt und Handlungsstrategien für die Zukunft diskutiert wurden. Die demografischen Dynamiken, die infrastrukturellen Voraussetzungen, die örtlichen Kulturen, aber auch die Verteilung von Pflegearrangements, sind höchst unterschiedlicher Art. So trifft der Ansatz des Care und Case Managements nicht nur in jedem Bundesland, sondern auch in jeder Gebietskörperschaft in Deutschland auf andere Voraussetzungen und Herausforderungen. Die Fokusgruppengespräche wurden mit dem Ziel geführt, die Programmatik PflegestützpunktPlus, vor dem Hintergrund der 16 Variationen von Pflegeberatung und Pflegestützpunkten resp. Pflegenetzen zu diskutieren und weiterzuentwickeln. Für die DAK-Gesundheit bietet die Analyse der Performance von Pflegeberatung und Pflegestützpunkten in den 16 Bundesländern die Gelegenheit – stellvertretend für alle Kassen – die unterschiedlichen Varianten von Pflegeberatung – qualifiziert bei der DAK-Gesundheit selbst, integriert in regionale Pflegestützpunkte – im Kontext oder landesrechtlich gefundenen Lösungen und vor dem Hintergrund von gesetzgeberischen Aktivitäten auf Bundesebene zu diskutieren und sich mit ihren zwei Varianten jeweils zu positionieren. Insgesamt dienten die Fokusgruppengespräche auch dazu, die Grenzen, aber auch die Potenziale des Care und Case Managements aus der Sicht der für das Care und Case Management verantwortlichen Akteure vor Ort herauszuarbeiten – nicht „theoretisch", vielmehr unter Einbeziehung der profunden professionellen Praxis der Akteure vor Ort. Indem sehr unterschiedliche Typen von Kommunen – städtisch, ländlich, Flächenlandkreise, flächenmäßig überschaubare Landkreise, Ost und West und mit unterschiedlichen demografischen Dynamiken ausgestattet – ausgewählt wurden, konnte ein vergleichsweise tiefenscharfes Bild über die Wirklichkeit von Care und Case Management in der Langzeitpflege gezeichnet werden.

5.2 Methodik: Anlage und Durchführung

In jedem der 16 Bundesländer eine Fokusgruppe

Zwischen Oktober 2024 und Januar 2025 führte AGP Sozialforschung in jedem der 16 Bundesländer je ein Fokusgruppengespräch zum Thema Pflegeberatung sowie Care- und Case-Managementstrukturen durch. Die Fokusgruppen waren auf eine beispielhaft ausgewählte Region bzw. einen Bezirk bezogen, meist der Zuständigkeitsbereich eines Pflegestützpunktes, und waren mit zwei bis fünf Teilnehmenden besetzt[14]. Die Fokusgruppengespräche erfolgten entlang eines vorab entwickelten Leitfadens. Die Teilnehmenden erhielten für ihre Vorbereitung den Gesprächsleitfaden im Vorfeld zugesandt. In der Durchführung wurde, im Sinne des problemzentrierten Interviews nach Witzel (1985), großer Wert darauf gelegt eine möglichst natürliche Gesprächssituation zu erzeugen, eigene Relevanzsetzungen der Teilnehmenden zu ermöglichen und Ergebnisoffenheit zu gewährleisten. Die Verschriftlichung der Daten erfolgte über Mitschriften und Gedächtnisprotokolle. Das Gesprächsprotokoll wurde den Teilnehmenden zur Abstimmung vorgelegt. Es erfolgte eine deskriptiv-deduktive Systematisierung der Inhalte anhand von Leitfragen, sowie darauf aufbauend eine induktiv-analytische Darstellung der zentralen Ergebnisse.

5.2.1 Identifikation der Fokusregionen und Akquise der Teilnehmenden

Sampling

Das Ziel des Samplings war es einerseits, in jedem Bundesland einen Landkreis, bzw. eine kreisfreie Stadt oder in den Stadtstaaten einen Bezirk zu identifizieren, welche(r) eine besonders gute Performance im Bereich der (Pflege-)Beratung, des Case und Care Managements aufweist. Andererseits wurde entschieden, nicht nur *Good Practice*-Regionen einzubeziehen. Darüber hinaus wurden auch Fokusregionen ausgewählt, die ihre Versorgungsstrukturen unter schwierigen Bedingungen aufrechterhalten bzw. weiterentwickeln müssen. Die Auswahl der Fokusregionen erfolgte mit Unterstützung der Landesvertretungen der DAK-Gesundheit, die in engem Austausch mit einzelnen Regionen in den Bundesländern stehen. Weitere Kontakte zu potenziellen Fokusregionen entstanden über das Netzwerk von AGP Sozialforschung. Insgesamt sollte eine möglichst große Varianz an strukturellen Gegebenheiten in den Versorgungsregionen abgebildet werden. Aufgrund der angespannten Personalsituation in allen Berufsfeldern im Kontext der pflegerischen Versorgung musste teilweise auch pragmatisch nach Gesprächsteilnehmenden in den Regionen gesucht werden.

14 Geführt wurden die Gespräche von Prof. Dr. Thomas Klie und Sam Schwierk. Sie dauerten durchschnittlich 90 Minuten.

In enger Abstimmung mit den Fokusregionen wurden maximal fünf Personen ausgesucht, die vor Ort relevante Funktionen im Bereich der (Pflege-)Beratung, des Case und Care Managements und der Planung besetzen. Nach Möglichkeit sollten die Leitung und eine Mitarbeiterin/ ein Mitarbeiter des örtlichen Pflegestützpunktes, eine Pflegeberaterin/ ein Pflegeberater gemäß § 7a SGB XI und die mit der regionalen (Pflege-)Planung beauftragte Person an der Fokusgruppe teilnehmen. Um zu gewährleisten, dass keine im regionalen Gefüge relevanten Personen übersehen werden, wurden die Personen vor Ort nach weiteren Akteuren befragt, die sich mit den genannten Themen in der Region beschäftigen. Teilweise waren einzelne der genannten Funktionen in den Regionen nicht vertreten oder eine Teilnahme aus unterschiedlichen Gründen, wie Krankheit, Urlaub und Personalengpässen, nicht möglich.

5.2.2 Zusammensetzung des Samples

Fokusregionen

Schlussendlich wurden zehn Landkreise und drei kreisfreie Städte in den dreizehn Flächenstaaten als Fokusregionen ausgewählt. In den drei Stadtstaaten wurde in Berlin ein konkreter Bezirk in den Fokus genommen, in Bremen und Hamburg waren die Fokusgruppen mit Teilnehmenden aus mehreren Bezirken besetzt, sowie mit Personen, die auf Landesebene tätig sind.

Tabelle 2: Fokusregionen nach Landkreisen, kreisfreien Städten und Ländern

Landkreise	Kreisfreie Städte/ Bezirke	Stadtstaaten
• Lörrach (Baden-Württemberg) • Landsberg am Lech (Bayern) • Uckermark (Brandenburg) • Werra-Meißner-Kreis (Hessen) • Grafschaft Bentheim (Niedersachsen) • Lippe (Nordrhein-Westfalen) • Mainz-Bingen (Rheinland-Pfalz) • Saarpfalzkreis (Saarland) • Stendal (Sachsen-Anhalt) • Unstrut-Hainich-Kreis (Thüringen)	• Pankow (Berlin) • Rostock (Mecklenburg-Vorpommern) • Chemnitz (Sachsen) • Kiel (Schleswig-Holstein)	• Bremen • Hamburg

Quelle: Eigene Darstellung

Alle Funktionen von Teilnehmenden der Fokusgruppen, sortiert nach Häufigkeit der Teilnahme über alle Interviews hinweg

Funktionen der Gesprächsteilnehmenden

Tabelle 3: Funktionen der Teilnehmenden der Fokusgruppen

Position	Organisation	Häufigkeit
Beraterin/ Berater[15] (teilweise mit dezidierter Koordinationsfunktion)	Pflegestützpunkt	15
Leitungsfunktion[16]	Kommunalverwaltung	9
(Pflege-)Planerin/ Planer[17]	Kommunalverwaltung	7
Leitung	Pflegestützpunkt	5
Referatsleitung/ Fachreferent/-in/ Mitarbeiter/-in	Landesverwaltung[18]	4
Sonstige Beratungsfunktion im Themenkomplex Alter, Gesundheit und Pflege	–	4
Leitung	Leistungserbringer im Bereich des SGB XI	3
Pflegeberaterin/-berater gemäß § 7a SGB XI	Kranken- und Pflegeversicherung	3
Vertreterin/ Vertreter eines regionalen Angebotes der offenen Altenhilfe/ regionalen Projektes oder Vereins mit Alters- und/ oder Pflegebezug	-	3
Sachbearbeitung	Leistungsbereich „Hilfe zur Pflege" in der Kommunalverwaltung	2
Mitarbeiter/-in	Landesvertretung einer Kranken- und Pflegeversicherung	2
Pflegekoordination für den Landkreis/ Leitung Arbeitskreis vernetzte Pflegeberatung (Landesweite Pflegenetzwerke)	Kranken- und Pflegeversicherung	2

15 Teilweise handelte es sich um entsandte Mitarbeitende der Kassen, die auch Pflegeberaterinnen oder -berater gemäß § 7a SGB XI waren.

16 Amtsleitungen bzw. Sachgebietsleitungen in den Bereichen Soziales, Altenhilfe, Demografie, freiwilliges Engagement. In einem Fall war der Leiter des Sozialamtes auch für den Pflegestützpunkt zuständig.

17 Die Bezeichnungen der Stellen unterscheiden sich in den einzelnen Kommunen. Teilweise werden die Personen Altenhilfeplanerin oder Pflegestrukturplaner genannt. In manchen Kommunen gibt es eine gebietsübergreifende Sozialplanung. In einem Fall war die Person, die für die Planung zuständig war, gleichzeitig die Leitung des Pflegestützpunktes. In einem Stadtstaat nahm die Planerin für das betreffende Bundesland teil.

18 Einschlägiges Referat mit Alters- bzw. Pflegebezug.

Position	Organisation	Häufigkeit
Leitung/ Mitglied	Einschlägiges regionales Netzwerk[19]	2
Referatsleitung	Landesvertretung einer Kranken- und Pflegeversicherung	2
Leitung des Sozialdienstes	Kliniken des Landkreises	1
Bereichsleitung	Leistungsbereich „Hilfe zur Pflege“ in der Kommunalverwaltung	1
Geschäftsführer	Gesundheit für Billstedt/ Horn UG	1
Gesamt		**66**

Quelle: Eigene Darstellung

5.2.3 Skizzierung des Leitfadens

Inhalte der Fokusgruppengespräche

Im ersten Themenblock wurde die Situation der Langzeitpflege vor Ort thematisiert. Die Teilnehmenden wurden gebeten, die Versorgungssituation in ihrer Region zu beschreiben und zu bewerten. Darauf aufbauend wurde in den Fokusgruppen die regionale Organisation der (Pflege-)Beratung und des Case Managements diskutiert. Dies geschah unter Einbezug der jeweiligen landesrechtlichen Vorgaben. Im dritten Themenblock erfolgte die Besprechung der jeweiligen Ausgestaltung des Care Managements im Landkreis bzw. in der (kreisfreien) Stadt oder dem Bezirk. Die Teilnehmenden wurden dazu befragt ob und wie sie Schnittstellen zwischen Care und Case Management gestalten und inwiefern Verschränkungen zwischen dem Care Management und der kommunalen Planung existieren. Der dritte Themenblock behandelte die kommunale Planung. Dabei wurde darauf eingegangen, ob und wie in den einzelnen Regionen Planungsaktivitäten stattfinden und wie die Teilnehmenden ihr eigenes Vorgehen und die kommunalen Spielräume bewerten. Dabei wurde auch thematisiert, auf welcher Datengrundlage und mit welchen Instrumenten die Planung umgesetzt wird, sowie ob Maßnahmenempfehlungen ausgesprochen werden, wie verbindlich diese sind und ob sie evaluiert werden. Abschließend erhielten die Teilnehmenden die Möglichkeit, Weiterentwicklungsperspektiven für (Pflege-)Beratung, das Case und Care Management sowie die Altenhilfe- und Pflegeplanung zu diskutieren. Zur Sprache kamen dabei auch mögliche Herausforderungen und Potenziale, die mit diesen Perspektiven einhergehen könnten.

19 Netzwerke mit Alters-, Gesundheits- und/ oder Pflegebezug.

5.2.4 Anlage der Auswertung

Deskriptive und analytische Auswertung

Die Ergebnisse der Fokusgruppengespräche werden untergliedert zunächst in einem deskriptiven und anschließend in einem analytischen Teil dargestellt. Die deskriptive Darstellung der Ergebnisse erfolgt entlang der Fragebereiche des Leitfadens. Die analytische Auswertung erfolgte anhand von Hypothesen, die im Vorhinein festgelegt wurden. Unter Einbezug der anderen Studienteile dieses Reportes, sowie aktueller wissenschaftlicher Literatur und Studien, wurden die Ergebnisse anhand dieser Hypothesen reflektiert.

5.3 Deskriptive Darstellung der Ergebnisse

5.3.1 Die Situation der Langzeitpflege in den Landkreisen, den (kreisfreien) Städten und den Bezirken

Versorgungs-situation in den Fokusregionen unterschiedlich

Die Versorgungssituation in den einzelnen Fokusregionen stellte sich recht unterschiedlich dar. Auffallend war, dass lediglich im Rahmen einer Fokusgruppe die pflegerische Versorgung als entspannt charakterisiert wurde. In allen anderen Fokusgruppen wurde die Situation der Langzeitpflege entweder als

1. gerade ausreichend, aber zunehmend unter Druck oder
2. als angespannt bis unzureichend

beschrieben. Es handelte sich dabei allerdings nicht immer um zwei klar voneinander abgrenzbare oder auf alle Versorgungsformen gleichermaßen zutreffende Zustände. Vielmehr fanden sich in den Fokusregionen meist Mischformen, die davon abhängig waren, welche Angebotsstrukturen in der jeweiligen Region in den vergangenen Jahrzehnten prioritär ausgebaut wurden und auch, welchen kommunalpolitischen Stellenwert das Thema Pflege einnahm. In dem Fall, dass die Versorgung insgesamt noch als ausreichend, aber zunehmend unter Druck charakterisiert wurde, teilten die Teilnehmenden der Fokusgruppen mit, dass es aktuell noch möglich sei, den regionalen Bedarf mit dem bestehenden Angebot zu decken. Allerdings werde zunehmend spürbar, dass dies in den kommenden Jahren nicht mehr der Fall sein werde. In den Regionen mit tendenziell als unzureichend beschriebener Versorgungslage in der Pflege gaben die Teilnehmenden meist an, dass das Angebot an vollstationären Pflegeplätzen, an Tages- und Kurzzeitpflegeplätzen sowie die Kapazitäten von ambulanten Pflegediensten immer häufiger nicht ausreichen würden, um die Bevölkerung adäquat zu versorgen. Auch die hauswirtschaftliche Versorgung könne nicht mehr in gewünschtem Maße gewährleistet werden. Dies äußere sich beispielsweise durch lange Wartezeiten bei der Inanspruchnahme von Angeboten und Diensten oder dadurch, dass keine Angebote in Wohnortnähe gefunden werden können.

Kapazitäten einzelner Angebote nicht ausreichend

Besonders die Kurzzeitpflege sei gefragt, aber kaum ausreichend vorhanden, wobei es insbesondere an solitären Kurzzeitpflegeplätzen fehle. Nur in einer Fokusregion existierte eine Nachtpflegeeinrichtung, wobei diese wiederum kaum nachgefragt werde. Auch die Plätze in Pflege-Wohngemeinschaften würden häufig nicht ausreichen, um die Nachfrage zu befriedigen. Gleiches gelte für barrierefreien Wohnraum, welcher nicht in ausreichendem Maße vorhanden sei. Investitionen in Barrierefreiheit oder altersgerechte Wohnformen seitens der Kommunen gebe es angesichts der angespannten Haushaltslage selten. Insbesondere kurzfristig entstehende Bedarfe, etwa die Anschlussversorgung nach einem Krankenhausaufenthalt oder in einer Krisensituation könnten nicht mehr hinreichend durch das regionale Angebot aufgefangen werden. Zudem wurde in fast allen Fokusgruppen darauf hingewiesen, dass auch innerhalb eines Landkreises oder einer kreisfreien Stadt regionale Versorgungsungleichheit besteht. Besonders bei Flächenlandkreisen, bzw. in der Peripherie der größeren Städte erweise es sich als zunehmend schwierig einen ambulanten Pflegedienst zu finden, der auch weitere Wege auf sich nehmen wolle bzw. sich dies unter betriebswirtschaftlichen Gesichtspunkten auch leisten könne. Abgelegene Dörfer würden kaum noch angefahren. Teilweise seien die Unterstützungsstrukturen in den Dörfern so prekär, dass Menschen mit Versorgungsbedarf gezwungen seien, in die nächste Stadt oder in ein Pflegeheim umzuziehen. In den Stadtstaaten wurde davon berichtet, dass die Versorgung in innerstädtischen und sozioökonomisch privilegierteren Quartieren in der Regel sichergestellt sei. In den Randgebieten werde es dagegen teilweise problematisch.

Eigene kommunalwirtschaftliche Aktivitäten

In einigen Kommunen sind eigene kommunalwirtschaftliche Aktivitäten im pflegerischen bzw. gesundheitlichen Bereich zu verzeichnen. Einige Landkreise betreiben vollstationäre Einrichtungen, Kurzzeit- oder Tagespflegen, ambulante Pflegedienste oder Kliniken. Mehrfach wurde davon berichtet, dass immer mehr Menschen angesichts der steigenden Kosten in der ambulanten und stationären Pflege auf ergänzende Leistungen der Sozialhilfe (Hilfe zur Pflege gemäß Kapitel 7 SGB XI) angewiesen seien.

Personalmangel in der Pflege

In einigen Fokusgruppen wurde davon berichtet, dass der Personalmangel im Bereich der Langzeitpflege bereits jetzt dazu führe, dass vollstationäre Einrichtungen nicht mehr alle Wohnbereiche voll belegen können. Dies wiederum erhöht den finanziellen Druck auf die Einrichtungen. Sodann beklagten einige Teilnehmende der Fokusgruppen aufgrund des Personalmangels auch einen spürbaren Qualitätsabbau in der vollstationären pflegerischen Versorgung. Der Bau neuer vollstationärer Einrichtungen führe angesichts der begrenzten personellen Kapazitäten demnach nicht unbedingt zu einer Verbesserung der regionalen Versorgungssituation, sondern verschärfe die Personalproblematik zumeist. Die Ausbildungssituation gestaltet sich in den Fokusregionen sehr unterschiedlich. Mancherorts können die verfügbaren Ausbildungsplätze vollständig besetzt werden, in anderen Regionen stünden zwar ausreichend Ausbildungskapazitäten zur Verfügung, stoßen jedoch nicht auf Nachfrage. In ein paar Fokusgruppen wurde zudem von hohen Abbruchquoten berichtet. Dabei fehle es teilweise auch einfach an geeignetem Personal in der beruflichen Bildung.

Personalmangel in den Kommunalverwaltungen

In den Kommunalverwaltungen, beispielsweise im Bereich der Hilfe zur Pflege, bringe der zunehmende Personalmangel mittlerweile in manchen Kommunen auch lange Bearbeitungszeiten mit sich. Dies führe in diesen Regionen dazu, dass auf Sozialhilfe angewiesene Menschen mit Pflegebedarf zunehmend ungern in Pflegeeinrichtungen aufgenommen werden. Denn wenn sich die Auszahlung der Leistungen zeitlich deutlich verzögert, müssen die Einrichtungen entsprechend in Vorleistung gehen.

Vulnerable Zielgruppen können nicht mehr wohnortnah versorgt werden

In allen Fokusregionen wurde, unabhängig von der generellen Versorgungslage, darauf hingewiesen, dass Personen mit komplexen Bedarfslagen oder besonders vulnerable Zielgruppen häufig nicht (regional) versorgt werden können. Bei den diversen Beratungsstellen würden vermehrt komplexe Fälle auflaufen, für die kein passender Versorgungsmix mehr arrangiert werden könne. Als Beispiele hierfür wurden genannt: junge Menschen mit Pflegebedarf, Menschen mit Pflegebedarf und weiteren physischen und psychischen Komorbiditäten, Alkohol- und Drogenkonsumierende Menschen mit Pflegebedarf, FTD-Betroffene, Menschen mit Einwanderungs- oder Fluchtgeschichte und Pflegebedarf, wohnungslose Menschen mit Pflegebedarf, adipöse Menschen mit Pflegebedarf, Menschen mit Behinderung und (neu hinzukommendem) Pflegebedarf. Passende Angebote für diese Zielgruppen existieren nur selten und die bestehenden Angebotsstrukturen seien mit diesen Zielgruppen überfordert und könnten eine adäquate Versorgung häufig nicht gewährleistet. Nicht selten würden diese Personen abgelehnt, weil es schlicht wirtschaftlicher sei, die Kapazitäten mit „leichteren" Fällen zu füllen. Selbst wenn passende Angebote existierten, wie im Landkreis Lippe in Nordrhein-Westfalen für junge Menschen mit Pflegebedarf, seien die Angebote häufig nicht ausreichend.

Medizinische Versorgung zunehmend unter Druck

Auch die medizinische Versorgung steht in allen Fokusregionen zunehmend unter Druck. Klinikschließungen, Hausärztinnen und Facharztmangel, sowie ein Mangel an Therapeutinnen und Therapeuten führen dazu, dass Versorgungsbedarfe nicht mehr oder nur mit entsprechenden Wartezeiten gedeckt werden können. Im Bereich der hausärztlichen Versorgung berichten die Teilnehmenden, dass kaum noch Hausärztinnen und Hausärzte Hausbesuche durchführen, was die Versorgung von immobilen Patientinnen und Patienten erschwert. In der Wahrnehmung der Teilnehmenden an den Fokusgruppengesprächen führt dies zu Rettungsdiensteinsätzen und Notaufnahmen, die hätten verhindert werden können. Unterversorgung ließe sich dabei nicht immer an den Kennzahlen für die ärztliche Versorgung ablesen. Teilweise bestehe trotz planerisch auskömmlicher Versorgunglage in der Praxis ein Versorgungsproblem.

Informelle Pflege unverzichtbar

Über alle Fokusgruppen hinweg wurde deutlich, dass die Versorgung von Menschen mit Pflegebedarf vor Ort ohne ehrenamtliches Engagement nicht möglich wäre. Ein großer Teil der (vor-)pflegerischen Versorgung werde beispielsweise durch Freundinnen und Freunde sowie Angehörige geleistet. Dieses Pflegepotenzial sei zwar nicht explizit als „Ehrenamt" markiert, sei aber unverzichtbar, um die Versorgung aufrecht zu erhalten. Beratung, Case und Care Management werden als wichtige Bausteine wahrgenommen, um informelle und ehrenamtliche Unterstützungsstrukturen zu erhalten und zu stärken.

5.3.2 Regionale Organisation von (Pflege-)Beratung und Case Management

Beratungsinfrastruktur in den Fokusregionen sehr unterschiedlich

Beratung und Case Management sind notwendig, um pflegende An- und Zugehörige, sowie alleinstehende Menschen mit Pflegedarf zu entlasten und um in komplexen Bedarfslagen zu unterstützten, so die durchgängige Einschätzung der Gesprächsteilnehmenden. In einer Fokusgruppe meinte eine in der Beratung tätige Person, dass Beratungsbedarfe häufig in der Fragmentierung des Gesundheits- und Sozialsystems begründet lägen. Zudem würden vulnerable Zielgruppen, beispielsweise mit einem niedrigen Bildungsstatus, schlecht vom deutschen Gesundheitssystem erreicht. Die Beratungsinfrastruktur war in den Fokusregionen unterschiedlich gut ausgebaut. Teilweise wurden fehlende Strukturen durch das Engagement von Einzelpersonen kompensiert.

Das Verständnis von Case Management

Regional zeigte sich in der Regel ein breites Verständnis von Case Management. Dies äußerte sich etwa dadurch, dass die beratenden Institutionen in der Kommune unterschiedliche Kriterien bei der Zuordnung eines Falles zum Case Management zugrunde legten. Zudem ist davon auszugehen, dass die Bearbeitung der Case Management-Fälle unterschiedlich systematisch und nicht immer institutionsübergreifend erfolgt. In einigen Kommunen konnte sich dennoch über den Austausch in regionalen Netzwerken und Arbeitsgemeinschaften einem gemeinsamen Verständnis von Case Management angenähert werden. Innerhalb der Pflegestützpunkte fand sich tendenziell eher – aber nicht überall – ein einheitliches Verständnis von Case Management, welches durch den Rückgriff auf einheitliche Richtlinien oder Konzepte sichergestellt wird. Die Beraterinnen des Pflegestützpunktes in Lörrach (Baden-Württemberg) unterscheiden, gemäß § 4 des Rahmenvertrages zur Arbeit und zur Finanzierung der Pflegestützpunkte nach § 7c Abs. 6 SGB XI in Baden-Württemberg[20], in ihrer Beratungspraxis zwischen *Auskunft*, *Beratung* und *Case Management*. Diese Vorgaben gelten landesweit und sind für alle baden-württembergischen Pflegestützpunkte verbindlich. Im Landkreis Mainz-Bingen (Rheinland-Pfalz) orientieren sich die Mitarbeitenden des Pflegestützpunktes an der Pflegeberatungs-Richtlinie gemäß § 7a SGB XI (GKV-

20 Abrufbar auf der Website der Geschäftsstelle der Kommission Pflegestützpunkte Baden-Württemberg unter https://www.bw-pflegestuetzpunkt.de/komission/rahmenvertrag/.

Spitzenverband 2024). Auch in Bremen, Berlin (unabhängig davon, ob der Pflegestützpunkt durch eine Kasse oder das Land getragen wird) und Mecklenburg-Vorpommern gibt es landesweit einheitliche Vorgaben. In anderen Bundesländern besteht dagegen eine größere Freiheit der jeweiligen Beratenden, wie sie einen Fall qualifizieren, wie viel sie an Zeit investieren und ob sie einen Versorgungsplan erstellen oder nicht. Nur in einer Fokusgruppe wurde davon berichtet, dass die Mitarbeiterin, die bei der Kasse beschäftigt ist und die, die bei der Kommune beschäftigt ist, innerhalb eines Stützpunktes nach unterschiedlichen Vorgaben Beratung und Case Management durchführen und dies auch jeweils in einer eigenständigen Software dokumentieren. In den Ländern in denen (landesweit) eine einheitliche Software (beispielsweise *Care-CM* oder *Quovero*) genutzt wird, bewerten die Teilnehmenden diese Praxis positiv. Die einheitliche Software trage auch zu einer einheitlichen Aufgabenwahrnehmung bei, weil sie dabei unterstütze den Beratungsprozess zu strukturieren und zu dokumentieren.

Unterschiedliche Ausgestaltung der Pflegestützpunkte in den Bundesländern

Die unterschiedliche Ausgestaltung der Pflegestützpunkte in den einzelnen Bundesländern hat dazu geführt, dass die (Pflege-)Beratungspraxis, bzw. das Case Management in den einzelnen Ländern sehr unterschiedlich organisiert ist. In Berlin arbeiten einige Pflegestützpunkte unter der Trägerschaft der Kassen und andere unter der Trägerschaft des Landes. Die Beratungspraxis in Berlin ist geprägt von einem Professionsmix, der sich aus Sicht der Teilnehmenden der Fokusgruppe auch bewährt hat. Bei den Kassenpflegestützpunkten finden sich Pflegefachpersonen, die neben Sozialversicherungsfachangestellten die Aufgaben der Pflegeberatung wahrnehmen. Die Pflegeberatungsstellen der landesseitigen Pflegestützpunkte sind weitgehend mit Sozialarbeitenden besetzt. Die Kommunikation funktioniere übergreifend über alle Pflegestützpunkte gut, sodass von den unterschiedlichen Kompetenzen der jeweils vorhandenen Professionen profitiert werden könne. In den Ländern, in denen die Pflegestützpunkte in gemeinsamer Trägerschaft der Kassen und Kommunen liegen und dort Beschäftigte der Krankenkassen und Kommunen arbeiten, zeigt sich dieses Phänomen ebenfalls. In Mecklenburg-Vorpommern sind die kommunalen Sozialberaterinnen und Sozialberater mit dem Schwerpunkt Care Management beauftragt, während die kassenseitigen Pflegeberaterinnen und Pflegeberater für die Beratung und das Case Management zuständig sind. Die Organisation der Pflegestützpunkte in Mecklenburg-Vorpommern wurde von allen Teilnehmenden der Fokusgruppe als gelungenes Konzept bewertet. Die Arbeitsbereiche seien klar zugewiesen und gegeneinander abgegrenzt. Dies gelte für die Aufgabenfelder Auskunft, Beratung, Fallmanagement, Systemmanagement, Öffentlichkeitsarbeit und andere Aufgaben. Auch wenn die Beratungspraxis von den unterschiedlichen Professionen profitiere, wünschen sich einige Teilnehmende der Fokusgruppen aus den entsprechenden Ländern dennoch eine einheitliche Anstellungsträgerschaft bei den Pflegestützpunkten: Die gemeinsame Dienst- und Fachaufsicht würde eine einheitlichere und unabhängigere Aufgabenwahrnehmung in den Pflegestützpunkten ermöglichen. Unabhängig von der Organisationsform der Pflegestützpunkte wurde in den Fokusgruppen beklagt, dass es den Mitarbeitenden der Pflegestützpunkte, aufgrund zu geringer personeller Kapazitäten, nur begrenzt möglich sei zeitintensives, institutionsübergreifendes Case Management zu betreiben. Die Arbeitslast sei ohnehin durch Information und Beratung schon sehr hoch. Zu unterschätzen sei außerdem nicht, dass auch einfachere Aufgaben, wie die Suche nach Pflegediensten, Zeit in Anspruch nehme. Dies müsse allerdings häufig geleistet werden, wenn keine An- oder Zugehörigen vor Ort seien, um diese Aufgaben zu übernehmen. Als weiteres Hindernis eines institutionsübergreifenden Case Managements wurde von einigen Teilnehmenden der Fokusgruppen beschrieben, dass die Einzelfallorientierung des Case Managements in einem Spannungsfeld zu der betriebswirtschaftlichen Optimierungslogik der Leistungserbringer stehe.

Pflegeberatung regional sehr unterschiedlich ausgestaltet

Das Angebot der Pflegeberatung nach § 7a SGB XI kennt in den Bundesländern ebenfalls eine höchst unterschiedliche Performance. In Baden-Württemberg können die Mitarbeitenden der Pflegestützpunkte sich über eine Fortbildung qualifizieren und Beratung nach § 7a SGB XI anbieten. Parallel dazu führen die Pflegekassen die Pflegeberatung nach § 7a SGB XI überwiegend selbst durch. Auch in anderen Bundesländern wie Hessen oder dem Saarland wird die Pflegeberatung in den Pflegestützpunkten angeboten, während die Kassen weiterhin selbst Pflegeberatung nach § 7a SGB XI anbieten. Dies ist auch in Brandenburg der Fall, obwohl dort Beschäftigte der Kassen in den Pflegestützpunkten tätig sind. In anderen Bundesländern, beispielsweise in Niedersachsen, soll eine Pflegeberatung gemäß § 7a SGB XI bei den Kassen durchgeführt werden, aber durch die Pflegestützpunkte initiiert werden (§ 2 Absatz 3 Rahmenvereinbarung zur Verbesserung des Beratungsangebots für pflegebedürftige Menschen und deren Angehörige in Niedersachsen sowie über die Einrichtung und den Betrieb von Pflegestützpunkten in Niedersachsen gemäß § 7c SGB XI)[21].

Kassen für Pflegeberatung nicht immer vor Ort

Aus einigen Kommunen wurde berichtet, dass das Beratungsangebot einer großen Zahl von Kassen in Quantität und Qualität nicht ausreiche, um die Beratungsbedarfe vor Ort zu decken, sodass die Pflegestützpunkte dies kompensieren würden (auch wenn diese Beratungen dann nicht explizit Beratungen nach § 7a SGB XI sind). Teilweise verwiesen die Versicherungsträger auch an die Pflegestützpunkte, wenn ihre Versicherten einen Bedarf an Pflegeberatung aufweisen, den sie selbst nicht beantworten können. Ganz generell wurde in diversen Fokusgruppen berichtet, dass die Performance der Pflegekassen in der Beratung sehr unterschiedlich ausfalle. Dies äußere sich unter anderem über die Präsenz der Kassen vor Ort. Kassen, die keine Beraterinnen oder Berater regional installiert hätten, könnten auch keine Hausbesuche durchführen. Vermehrt würde allerdings von zahlreichen Kassen auf Dienstleister zurückgegriffen, die dann als Pflegeberatungen der Kassen dokumentiert werden. Hausbesuche seien in Case Management-Fällen aus Sicht vieler Teilnehmenden der Fokusgruppen dringend notwendig. Zudem wird

21 Online verfügbar unter: https://www.vdek.com/LVen/NDS/service/pflege/_jcr_content/par/download_61329611/file.res/01-Rahmenvereinbarung.pdf, [27.02.2025].

teilweise die Befürchtung geäußert, dass sich das Beratungsangebot der Pflegeversicherung, seltener auch das der Pflegestützpunkte, auf Leistungsberatung beschränkt. Tendenziell sei das Beratungsangebot der Pflegestützpunkte breiter ausgerichtet, während sich die Beratenden der Kassen eher auf das SGB V und XI, sowie in Ausnahmefällen auf das SGB XII konzentrieren würden.

In Sachsen liegt die Verantwortung zur Vorhaltung der Pflegeberatung nach § 7a SGB XI allein bei den Pflegekassen. Diese wird in Sachsen prinzipiell im Rahmen der sogenannten „vernetzten Pflegeberatung“[22] angeboten. Vernetzt sind die Pflegeberatungen der Kassen mit anderen Beratungsangeboten, beispielsweise seitens der Kommunen. In der Fokusgruppe in Sachsen wurde berichtet, dass das Angebot an Pflegeberatung seitens der Kassen vor Ort allerdings nicht ausreichend sei. In Chemnitz würden so auch Aufgaben der Pflegeberatung im weiteren Sinne eher durch die Kommune übernommen werden und das regional fehlende Angebot der Pflegekassen kompensiert werden.

Dezentrale Beratungsstrukturen werden positiv bewertet

Auffallend war die positive Bewertung der Teilnehmenden von dezentralen Beratungsstrukturen, beispielsweise Pflegestützpunkten mit Außenstellen. Durch die Arbeit mit Außenstellen könne die Bürgerschaft in der Breite erreicht werden. Auch sei so eine lokal angepasste Beratung, welche die Ressourcen der Region mit einbezieht, möglich. Auch die dezentralen Ansätze, die in Niedersachsen im Rahmen von ReKo entstanden sind, werden in diesem Sinne als positiv bewertet.

5.3.3 Regionale Ausgestaltung von Care Management

Care Management: wichtiges Arbeitsprinzip

Übereinstimmend wurde in allen Fokusgruppen die Meinung vertreten, dass Care Management als Instrument zur Verwaltung begrenzter Ressourcen notwendig ist. Zudem könnten durch gelungenes Care Management Doppelstrukturen vermieden werden. Gleichzeitig wiesen die Teilnehmenden der Fokusgruppen darauf hin, dass angesichts der zukünftigen zu erwartenden Bedarfssteigerungen und gleichzeitigen Infrastruktur- und Ressourcendefiziten letztlich auch Care Management-Ansätze an ihre Grenzen kommen könnten.

Unterschiedliche Netzwerkstrukturen in den Fokusregionen

Die Teilnehmenden der Fokusgruppen berichteten von mehr oder weniger systematischen bzw. institutionalisierten Care Management-Strukturen in ihrer Region. In einer Kommune fand, abgesehen von lateralen, situativen Kooperationen, kaum Vernetzung statt. Hier müsse man sich stark auf das Engagement von Einzelpersonen verlassen. Die Zusammenhänge in den anderen Fokusregionen, in denen sich das Care Management abspielt, sind vielfältig. Teilweise bestehen kleine, historisch gewachsene regionale Netzwerke. Hier würden inhaltlich die Bedarfe und Herausforderungen, die im Rahmen der (Pflege-)Beratungen, bzw. dem Case

22 Weitere Informationen unter https://www.pflegenetz.sachsen.de/pflegeberatung.html, [25.02.2025].

Management festgestellt werden, diskutiert. Diese Netzwerke würden im Wesentlichen dem Informationsaustausch dienen und nicht in einen gemeinsamen Arbeitsmodus finden. In anderen Regionen existieren ebenfalls dezentrale Netzwerkstrukturen, die allerdings flächendeckender und koordinierter aufgestellt sind. In Brandenburg finden sich in allen Mittelzentren des Landkreises, interdisziplinär besetzte, „Pflegestammtische". In der Wahrnehmung der Teilnehmenden der Brandenburger Fokusgruppe tragen die Pflegestammtische dazu bei, Konkurrenz ab- und gegenseitiges Vertrauen aufzubauen. In diesen Pflegestammtischen würden nicht nur Kooperationsstrukturen und -kulturen entwickelt, sondern auch Maßnahmen konzipiert und umgesetzt. Ein Beispiel seien Absprachen mit Hausarztpraxen über einheitliche Termine für Pflegedienste, wenn es darum gehe Rezepte abzuholen.

Ein anderes Beispiel für dezentrale Netzwerkstrukturen sind die regionalen Pflegeausschüsse in Mecklenburg-Vorpommern. Ein Vorteil dieser dezentralen Netzwerke sei, dass sie eine größere Nähe zu nicht „genuin" pflegebezogenen Strukturen aufweisen würden und auch Awareness für Pflegethemen in sublokale gesellschaftliche Strukturen hineintragen könnten. Als Beispiel wurden Restaurants genannt, welche auf ihren Tischen Aufsteller mit der Aufschrift „Hinzusetzen erwünscht" platzieren, um darüber älteren, einsamen Menschen leichter Gesellschaft zu ermöglichen. In anderen Regionen wurde der Versuch unternommen, die vielfältigen Netzwerke, die inhaltliche Überschneidungen aufwiesen, sukzessive zu einem übergeordneten Netzwerk zusammenzuführen. So wurde in Landsberg am Lech (Bayern) auf Kreisebene das „PflegeNetz"[23] etabliert. Beteiligt werden relevante Akteure der regionalen Versorgungslandschaft wie Leistungserbringer pflegerischer Angebote, Kliniken oder Beratungsangebote der offenen Altenhilfe. Überwiegend fungiert das übergeordnete Netzwerk als Kommunikationskanal. Allerdings zeigen sich auch Auszüge eines Milieunetzwerkes (Reis 2013), in dem man sich über gemeinsame Vorgehensweisen, Haltungen und Zielsetzungen abstimmt und vertrauensgeprägte Kooperationen entstehen und stabilisiert werden. Teilweise übernimmt das übergeordnete Netzwerk auf Zeit Funktionen eines Projektnetzwerkes (ebd.), wenn es darum geht, spezifische Fragestellungen und Problembereiche gemeinsam zu bearbeiten. Auch im Landkreis Lippe (Nordrhein-Westfalen) besteht ein großes, leistungsfähiges Netzwerk auf Kreisebene. Die Teilnehmenden der Fokusgruppe betonten, dass dieses Netzwerk allerdings keine Selbstläufer sei, sondern der Koordination und Begleitung (in diesem Fall durch den Kreis) bedürfe. Ein weiteres seit vielen Jahren bestehendes Beispiel ist das Pflegenetzwerk in Chemnitz mit über 150 Mitgliedern. Es beteiligen sich zahlreiche Träger von Einrichtungen, Krankenhäuser, unterschiedliche Stellen der Stadtverwaltung, sowie niedrigschwellige Angebote und informelle, sozialräumliche Initiativen: Das Netzwerk funktioniert fallbezogen und multilateral. Fallkonstellationen,

23 Weitere Informationen unter https://www.gesundheitsregionplus-landsberg.de/pflegenetz-landsberg-am-lech/.

die veränderte Vorgehensweisen initiieren, Hinweise auf Infrastrukturdefizite werden diskutiert und aufgegriffen.

Netzwerke als Schnittstelle zur Planung

In aller Regel fungieren die größeren Netzwerke auf Kreisebene auch als Schnittstelle zwischen Care Management und regionaler Planung. Herausforderungen und Potenziale, die in diesen Gremien diskutiert werden, fließen in die Planung ein. In Kiel (Schleswig-Holstein) hat sich die Pflegekonferenz über die bereits 28 Jahre ihrer Existenz fest etablieren können. Im Landkreis Lörrach (Baden-Württemberg) und im Werra-Meißner-Kreis (Hessen) existieren ebenfalls Kreispflegekonferenzen. Im Rahmen dieser Netzwerke werden Informationen, Herausforderungen und Potenziale aus der (Pflege-)Beratung und dem Case Management, wieder auf der Systemebene eingebracht. So finden hier bereits sektorenübergreifende Kooperationen statt, die von den Teilnehmenden der Fokusgruppen angesichts der zukünftigen Herausforderungen als ausbaufähig wahrgenommen werden. In Landsberg am Lech gibt es Berührungspunkte zwischen dem PflegeNetz und anderen Arbeitsgruppen der „GesundheitsregionPlus"[24]. Im Landkreis Lörrach (Baden-Württemberg) arbeiten die Kreispflegekonferenz und Kreisgesundheitskonferenz eng zusammen.

Beteiligung an den Netzwerken unterschiedlich

Über alle Netzwerkformen hinweg sei die Beteiligung aller relevanten Akteure nicht (immer) gegeben. Die Beteiligung der Akteursgruppen unterscheidet sich regional deutlich. In manchen Kommunen seien beispielsweise (nicht alle) Kranken- und Pflegekassen in den Netzwerken vertreten und nicht alle Leistungserbringer ließen sich für eine Beteiligung gewinnen. Gleiches gelte für die Ärzteschaft. Als hinderlichen Faktor identifizierten die Teilnehmenden der Fokusgruppen die wettbewerbliche Ausrichtung des Gesundheits- und Pflegesystems. Diese erschwere teilweise eine konstruktive Zusammenarbeit in regionalen Netzwerken.

Pflegestützpunkte als zentrale Akteure des Care Managements

Die Pflegestützpunkte wurden im Rahmen der Fokusgruppen immer wieder als zentrale Akteure des Care Managements und in diversen Netzwerken identifiziert. Teilweise seien sie aber vor allem in weniger formale Netzwerke integriert und würden über die Einzelfallarbeit mit anderen Akteuren kooperieren. Eine tiefergehende Beteiligung am regionalen Care Management sei hier insbesondere aufgrund fehlender personeller Kapazitäten schwer umsetzbar. Mit den notwendigen personellen Ressourcen könnten die Pflegestützpunkte, so die Überzeugung, ein zentrales Koordinations-, Lenkungs- und Moderationszentrum in der regionalen Versorgung darstellen. Allerdings steigere auch die informelle Kooperation den Bekanntheitsgrad der Pflegestützpunkte in der Bevölkerung. Ein Beispiel hierfür war die enge Zusammenarbeit mit dem lokalen Seniorenbeirat.

Die Erfahrungen aus den regionalen Care Management-Strukturen zeigen, dass gemeinsam organisierte Veranstaltungen das Netzwerk stärken. Sie bieten Raum für Austausch und tragen außerdem dazu bei, fachliche Impulse in die Versorgungs-

---

24 Weitere Informationen unter https://www.gesundheitsregionplus-landsberg.de/ueber-die-gr/.

Gemeinsame Veranstaltungen stärken die Netzwerke

landschaft zu geben. Zudem wurde betont, dass im Rahmen von gemeinsamen Projekten regionale Problemstellungen passgenau bearbeitet werden können. So wurde im Bezirk Pankow (Berlin) beispielsweise ein gemeinsamer Überleitungsbogen entwickelt. In manchen Regionen wurde berichtet, dass Daten aus der Dokumentation von (Pflege-)Beratungen und Case Management zwar prinzipiell im Rahmen des Care Managements genutzt werden könnten, dies aber bisher nicht der Fall sei. In anderen Fokusgruppen wurde bestätigt, dass auf der Basis dieser Daten bereits Themen für das regionale Care Management identifiziert wurden und dies in eine gemeinsame Bearbeitung gemündet habe.

5.3.4 Regionale Ausgestaltung von Planung

Unterschiedliches Verständnis von regionaler Planung

Die regionale Planung wurde in den Fokusgruppen unterschiedlich benannt. Teilweise war von Pflegeinfrastrukturplanung, in anderen Regionen von Altenhilfeplanung die Rede. Grundlegend umfasst Planung die Darstellung der regionalen Infrastruktur, der regionalen Bedarfe und erforderlichen Maßnahmen. Maßnahmenempfehlungen werden allerdings nicht in allen Fokusregionen gegeben. Hier versteht sich Planung im Wesentlichen als Monitoring. In den Stadtstaaten findet Planung teilweise ausschließlich auf Landesebene, nicht auf der Ebene der Bezirke statt. In einigen Regionen wird keine Planung im Kontext der Langzeitpflege bzw. Altenhilfe umgesetzt. Dazu fehle es an Ressourcen. Diese würden dann bereits im konkreten Infrastrukturaufbau absorbiert, beispielsweise in der Errichtung eines Seniorenbüros. In der Regel werden die Ergebnisse der Planung in irgendeiner Form verschriftlicht. Dabei entstehen teilweise umfangreiche Berichte, während andere Regionen in der Verschriftlichung pragmatischer vorgehen. Unterschiedlich ist auch die Datennutzung im Rahmen von Planungsvorhaben. Genutzt werden unter anderem Daten der Pflegestatistik bzw. der statistischen Landesämter und teilweise auch die SARAH-Kennzahlen[25]. In manchen Regionen werden Dokumentationsdaten, die im Rahmen von Beratung und Case Management gesammelt wurden (beispielsweise mit *Quovero*) systematisch für die Planung genutzt.

Sozialraumorientierte Infrastruktur- und Pflegebedarfsplanung

Mit langer Tradition erfolgt in Kiel (Schleswig-Holstein) eine sozialraumorientierte Infrastruktur- und Pflegebedarfsplanung. Sie zeichnet epidemiologische und demografische Entwicklungen auf, identifiziert Versorgungs- und Infrastrukturdesiderate. Die Pflegestrukturplanung der Landeshauptstadt Kiel wird unter Einbeziehung unterschiedlicher Stellen der Stadt erstellt. Ein Beirat wirkt mit und trägt dazu bei, dass die Erfahrungen und die Expertise unterschiedlicher Akteure miteinbezogen werden. Wie in vielen anderen Fokusgruppen auch, wurde durch die Teilnehmenden der Kieler Fokusgruppe beklagt, dass auf kommunaler Ebene keine wirksamen Steuerungsinstrumente bestehen, sodass die Einflussnahme auf

25 SARHA steht für Smart Analysis Health Research Access. Mithilfe der Kennzahlen sollen Abrechnungsdaten, Behandlungsdaten, sowie Studien- und Registerdaten rechtssicher kombinierbar und für dazu ermächtigte Personen zugänglich gemacht werden. Weitere Informationen unter https://www.sahra-plattform.de/.

die regionale Infrastrukturentwicklung über die Pflegestrukturplanung nur sehr begrenzt möglich ist. In vielen Fokusregionen findet Steuerung im Wesentlichen über Empfehlungen und Beratung statt. Beklagt wurde vielfach, dass der Markt investorengetrieben sei und der kommunale Einfluss in diesem Bereich fehle. Der Wunsch nach stärkeren Steuerungsmöglichkeiten wurde in einigen Fokusgruppen geäußert.

Fehlende systematische Verarbeitung von Case Management-Erfahrungen und Infrastrukturmängeln

Auch im Werra-Meißner-Kreis (Hessen) werden alle relevanten Daten zusammengetragen, Empfehlungen formuliert und die Umsetzung der Empfehlungen evaluiert. Es erfolgen mit regionaler Strukturierung Bedarfsaussagen, etwa zu vollstationären Pflegeeinrichtungen. Eine systematische Verarbeitung von Case Management-Erfahrung und auf der Pflegekonferenz sichtbar werdenden Infrastrukturmängeln in der Pflegeplanung würde bisher nicht erfolgen. Ähnlich wie in Kiel wird hier der geringe Einfluss auf die Infrastrukturentwicklung beklagt. Punktuell würden durchaus Zielgruppen in den Blick genommen, für die es in der Regelversorgung kaum Angebote gebe, seien es psychisch erkrankte Menschen mit Pflegebedarf oder von Einsamkeit Betroffene. Für Letztere wurde beispielsweise eine Selbsthilfegruppe gegründet.

Erkenntnisse aus Care und Case Management fließen in regionale Planung ein

In anderen Regionen fließen auch die Erkenntnisse aus dem Case und Care Management in die regionale Planung ein. Ein Beispiel hierfür ist die Altenhilfeplanung im Landkreis Lörrach. Die Aufgabe der Altenhilfeplanung umfasst die Bedarfsplanung und Koordination von Einrichtungen und Dienste sowie die Sammlung, Aufbereitung und Vermittlung von Informationen zum Angebot im Landkreis. Ebenso ist dort die Geschäftsstelle „Kommunale Pflegekonferenz" angegliedert. Es besteht zudem eine enge Zusammenarbeit mit der kommunalen Gesundheitskonferenz. Die zu bearbeitenden Themenfelder werden vom Lenkungskreis und dem Plenum festgelegt und anschließend durch die Arbeitsgruppen zu Handlungsempfehlungen konkretisiert. Die Handlungsempfehlungen aus den Arbeitsgruppen würden anschließend zurück in den Lenkungskreis und das Plenum gespiegelt. Die praktische Umsetzung der Empfehlungen erfolge in umsetzungsorientierten Projektgruppen, wobei die Arbeitsgruppen eine Feedbackfunktion einnehmen (Göhner 2024, 335). Die Geschäftsstelle der Kommunalen Pflegekonferenz wird durch Mittel des Ministeriums für Soziales und Integration Baden-Württemberg unterstützt. Die projektgruppenbasierte Erstumsetzung der Maßnahmen wird durch Kreismittel ermöglicht. Die Maßnahmenumsetzung wird evaluiert. Zum Ende eines zweijährigen Umsetzungszeitraums werden die Ergebnisse dem jährlich tagenden Plenum präsentiert. Das Plenum kann für erfolgreiche Maßnahmen eine Verstetigungsempfehlung aussprechen. Für diese Maßnahmen wird sodann ein Verstetigungskonzept ausgearbeitet und in den entsprechenden Gremien vorgestellt.

Ein weiteres Beispiel für die systematische Verknüpfung von Care und Case Management mit der regionalen Planung ist der Landkreis Mainz-Bingen (Rhein-

Einsatz von Arbeitshilfen zur Pflegestrukturplanung

land-Pfalz). Entsprechend der Arbeitshilfe zur Pflegestrukturplanung in Rheinland-Pfalz (LSJV 2021) ist der Planungsprozess hier iterativ angelegt und in sechs Phasen untergliedert. Die ersten drei Phasen charakterisieren mit qualitativen und quantitativen Methoden den Landkreis. In der vierten Phase folgen moderierte Workshops und partizipative Abstimmungsgespräche. Im Anschluss daran folgt die fünfte Phase, in der Handlungsempfehlungen entworfen werden, die die Grundlage für die kommunalpolitische Verhandlung in den entsprechenden Gremien bilden. Abschließend erfolgt in Phase sechs die Evaluation und fortlaufende Dokumentation hinsichtlich der Umsetzung der Handlungsempfehlungen. Darüber hinaus integriert die Planung niedrigschwellige bzw. ehrenamtliche Angebote wie Pflegelotsen oder Angebote gegen Einsamkeit.

5.4 Analytische Auswertung der Fokusgruppen

Neben der querschnittlichen, deskriptiven Darstellung der Ergebnisse, wurden die Fokusgruppengespräche anhand von Hypothesen analysiert. Die zentralen Erkenntnisse aus dieser analytischen Auswertung sollen im Folgenden dargestellt werden.

5.4.1 Situation der Versorgung von Menschen mit Pflegebedarf

Demografische Veränderungen verschärfen Herausforderungen der pflegerischen Versorgung

Wie in Abschnitt 5.3.1 ausgeführt, beschrieben die Teilnehmenden die pflegerische Versorgungssituation in ihrer Region auf einem Spektrum von *„gerade ausreichend, aber zunehmend unter Druck"* bis *„angespannt bis unzureichend"*. In fast allen Fokusregionen wurden mindestens erste Anzeichen kommuniziert, dass die demografischen Veränderungen die Herausforderungen in der pflegerischen Versorgung verschärfen. Lediglich in einer Fokusgruppe wurde der aktuelle Zustand als befriedigend beschrieben. Deutlich wurde darüber hinaus, dass die Versorgungsbedingungen sich nicht nur zwischen den Landkreisen, kreisfreien Städten und Bezirken unterschieden, sondern dass auch zwischen den kreisangehörigen Gemeinden Unterschiede in den Versorgungsbedingungen bestehen. Vergleichbar verhält es sich im Bereich der medizinischen Versorgung. So berichteten die Teilnehmenden beispielsweise davon, dass sich in den größeren Kreisstädten noch Pflegedienste finden ließen, dies allerdings in abgelegeneren Gemeinden bereits deutlich schwieriger sei. Die Leistungsansprüche, die sich aus dem SGB V oder dem SGB XI, beispielsweise auf häusliche Krankenpflege (§ 37 SGB V) oder auf Tagespflege (§ 41 SGB XI), ergeben, haben auf der lokalen Ebene eine begrenzte Aussagekraft. Ob sie realisiert werden können, ist unter anderem von der regionalen Infrastruktur abhängig. Auf der Kreisebene sind darüber hinaus weitere Einflussfaktoren auf die Inanspruchnahme von Leistungen zu diskutieren. Zu nennen sind hier die Demografie (Alters- und Geschlechtsstrukturen) der Kommune, siedlungsstrukturelle, sozioökonomische und -kulturelle Aspekte. Hinsichtlich der regionalen Varianz der Inanspruchnahme von Leistungen der Pflegeversicherung besteht tiefergehender Forschungsbedarf (Behrendt et al. 2024, 12 ff.). Dies bestätigten auch die Ergebnisse der Fokusgruppengespräche.

Personalmangel in der öffentlichen Verwaltung verhindert ergänzende Leistungen der Hilfe zur Pflege

Eine Begleiterscheinung des demografischen Wandels, vor der bereits seit Jahren gewarnt wird, ist der zunehmende Personalmangel in der Pflege (Hämel und Schaeffer 2013), aber auch in anderen Berufszweigen. Die Teilnehmenden der Fokusgruppen berichteten teilweise von ungenutzten Bettenkapazitäten in Pflegeeinrichtungen aufgrund des fehlenden Pflegepersonals, aber auch davon, dass die personellen Kapazitäten der Behörden nicht mehr ausreichen würden, um die eingehenden Anträge zeitnah zu bearbeiten. Dies trifft insbesondere Menschen mit Pflegebedarf, die ergänzend auf Leistungen der Hilfe zur Pflege angewiesen sind. Die fehlenden Personalkapazitäten erhöhen damit indirekt den Druck auf die ärmeren Teile der Bevölkerung und verhindern eine bedarfsgerechte Versorgung aller Bürgerinnen und Bürger.

Kurzfristige Bedarfe werden zunehmend regional nicht gedeckt

Auffallend war außerdem, dass kurzfristige Bedarfe (Notlagen), sowie komplexe oder spezifische Bedarfslagen kaum noch regional gedeckt werden können. Angesichts des medizinischen Fortschritts und dem damit einhergehenden längeren Leben nimmt auch die Multimorbidität in der Gesellschaft zu (Tiemann und Mohokum 2021, 7 f.). Es ist also wahrscheinlich, dass das Vorkommen komplexer (medizinischer) Problemlagen eher zu- als abnehmen wird. Darüber hinaus ist zu erwarten, dass die Abnahme des professionellen und informellen Pflegepersonals (Klie 2024a; Nowossadeck et al. 2016), sowie das Vorkommen von *Distance Caregiving*[26] aufgrund von Wegzügen der Kinder, häusliche Pflegearrangements destabilisieren und das Entstehen von kurzfristigen Bedarfen beeinflussen wird. All diese Aspekte verweisen darauf, dass die Lebensbedingungen von Menschen mit Pflegebedarf ganz wesentlich vor Ort geprägt werden.

5.4.2 Ineffizienzen im Versorgungssystem

Ineffizienzen an Schnittstelle ambulanter und stationärer Sektor

Neben infrastrukturellen Defiziten wurden im Rahmen der Fokusgruppen diverse Ineffizienzen des Versorgungssystems thematisiert, die ihren Ursprung auf Bundes-, Landes- und auf regionaler Ebene haben. Im Gesundheitssystem, inklusive der pflegerischen Versorgung, lassen sich Ineffizienzen insbesondere an der Schnittstelle zwischen dem ambulanten und dem stationären Sektor identifizieren (Heeser 2021). Im Rahmen einer qualitativen Interviewstudie von Lang et al. (2019) wurden die Schnittstellenprobleme zwischen stationärer, hausärztlicher und ambulant-fachspezialisierter Patientenversorgung aus der Perspektive von Dresdner Hausärztinnen und Hausärzten untersucht. Im Wesentlichen wurden hierbei die

26 Im Jahr 2019 erschien eine Ausgabe der Zeitschrift für Gerontologie und Geriatrie mit dem Themenschwerpunkt „Distance caregiving – Pflege bei räumlicher Distanz", der sich in mehreren Beiträgen tiefergehend mit dem Thema auseinandersetzt: https://link.springer.com/journal/391/volumes-and-issues/52-6, [04.03.2025].

intersektorale Kommunikation und Kooperation, das Entlassmanagement sowie das Medikationsmanagement als Herausforderung benannt. Die Teilnehmenden der Fokusgruppen äußerten sich, unabhängig von ihrem Standort, vergleichbar. Im Rahmen von Case Management würden gerade auch solche Schnittstellenprobleme bearbeitet. Dennoch erwiesen sich die Kooperationsstrukturen mit Kliniken, niedergelassenen Ärztinnen und Ärzten, sowie den ambulanten und stationären pflegerischen Leistungserbringern in den Kommunen teilweise als ausbaufähig.

Sektorengrenzen des sozialen Sicherungssystems beeinträchtigen Leistungsgewährung

Eine andere Form von Schnittstellen sind die Sektorengrenzen des sozialen Sicherungssystems in Deutschland. Die Fragmentierung entlang der Sozialgesetzbücher führt zu einer sektoriellen Logik der Leistungsgewährung, die auch Einfluss auf die Gestalt der unterstützenden Infrastruktur in Deutschland hat (z. B. Träger- und Angebotslandschaft). Im Kontext von Pflegebedürftigkeit sind insbesondere, wenn auch nicht unbedingt abschließend, die Bereiche Gesundheit (SGB V), Teilhabe (SGB IX), Pflege (SGB XI) und Sozialhilfe (SGB XII) relevant. Diese Komplexität stellt aus der Perspektive der Teilnehmenden der Fokusgruppen eine Hürde bei der Inanspruchnahme von Leistungen dar. Kompensiert wird dies durch die verschiedenen regionalen Beratungsangebote, nicht zuletzt durch die Pflegestützpunkte.

Schnittstellenprobleme erhöhen Beratungsaufwand

Die beschriebenen Schnittstellenprobleme wirken sich unmittelbar auf die Versorgungssituationen von Menschen mit Pflegebedarf aus und erzeugen einen hohen Arbeitsaufwand in Form von Leistungsberatung und Case Management. Effizienzprobleme machen sich aber auch auf der Ebene des Care Managements, bzw. im Rahmen der kommunalen Planung bemerkbar. Care Management lebt von einer vertrauensvollen und kooperativen Zusammenarbeit der regionalen Akteure. In vielen Fokusgruppen wurde davon berichtet, dass eine kontinuierliche Beteiligung der relevanten Akteure nicht immer gelingt. Die Ursachen hierfür werden unter anderem in der wettbewerblichen Organisation des Pflegemarktes vermutet. Konkurrenzdenken, welches durch die Marktlogik und die Vergütungssystematik provoziert wird, und die damit nachvollziehbaren betriebswirtschaftlichen Kalküle einzelner Anbieter können ein gemeinsames, regional abgestimmtes Vorgehen behindern. Außerdem konterkariert die Funktionslogik des Pflegemarktes immer wieder die Bestrebungen der Landkreise und kreisfreien Städte die Infrastrukturentwicklung auf der kommunalen Ebene zu steuern. Auch dort wo eine starke Performance sowohl in der Planung als auch im Care Management herrscht, beispielsweise in Landsberg am Lech (Bayern), bleiben der Kommune lediglich die schwachen Steuerungsinstrumente der Empfehlungen und Beratungen.

5.4.3 Die Rolle der Pflegestützpunkte

Ein zentrales Anliegen des PfWG war es, die Pflegeversicherung so weiterzuentwickeln, dass Menschen mit Pflegebedarf auch zukünftig in der eigenen Häuslichkeit versorgt werden können, so wie es auch dem Wunsch vieler Betroffener

Zentrales Anliegen des Pflege-Weiterentwicklungsgesetzes

entspricht. Um dies zu ermöglichen, sollten durch das Gesetz ambulante, wohnortnahe Versorgungsstrukturen unterstützt und gefördert werden (BT-Drs. 16/7493, S. 37). Zur Erreichung dieses Ziels war die Einführung der Pflegeberatung gemäß § 7a SGB XI und der Pflegestützpunkte, im Sinne eines verschränkten Case und Care Managements, vorgesehen: Auf der Systemebene sollten die Pflegestützpunkte die Vernetzung der Strukturen vorantreiben, während fallbezogene Koordination im Rahmen der Pflegeberatung erfolgt (Mickley 2016, 66). Damit Care und Case Management ihre Wirksamkeit entfalten können, sind Vernetzung und Kooperation in Form von intersektoraler Zusammenarbeit notwendig (Abbildung 79).

Abbildung 79: Pflegestützpunkte im intersektoralen Kooperationsgeflecht

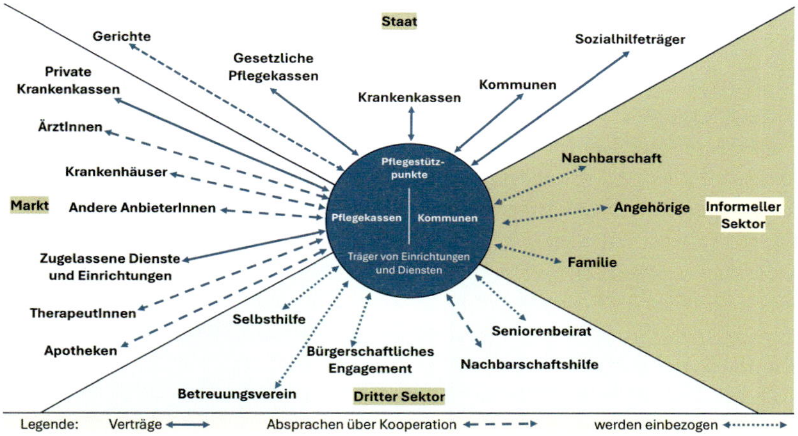

Quelle: Frommelt et al. 2008

Aufgaben der Pflegestützpunkte

Die Aufgaben der Pflegestützpunkte, wie § 7c Abs. 2 SGB XI sie vorsieht, sind programmatisch umfangreich. Neben umfassenden Informations- und Beratungsaufgaben, inklusive der Pflegeberatung gemäß § 7a SGB XI, wird den Pflegestützpunkten im Gesetzestext die Aufgabe zugewiesen in ihrem Einzugsbereich alle Angebote zu koordinieren und zu vernetzen, die im Kontext von Pflegebedürftigkeit relevant sein können. Explizit einbezogen werden hierbei nicht nur genuin pflegerische Angebote, sondern auch solche aus dem Bereich der Gesundheitsversorgung und der sozialen Unterstützung. Im Rahmen der Fokusgruppengespräche zeigte sich, dass der Bereich der Informations- und Beratungsaufgaben durch alle Pflegestützpunkte umgesetzt wird. Dabei unterscheiden sich die einzelnen Pflegestützpunkte darin, inwiefern sie regelhaft über den Bereich der Leistungsberatung hinausgehen und beispielsweise Case Management anbieten. Auch wenn das Case Management von allen Teilnehmenden der Fokusgruppen als notwendig angesehen wird, kann es nicht in allen Pflegestützpunkten umfassend und institutionsübergreifend stattfinden, wenn dazu die personellen Ressourcen fehlen. Die Pflegeberatung gemäß § 7a SGB XI wird, trotz ihrer inhaltlichen Nähe zum Case Management (siehe Abschnitt 4.2), in der Regel als vom Case Management unabhängige Leistung wahrgenommen und nach wie vor nicht in allen Bundesländern in den Pflegestützpunkten durchgeführt. Als fraglich erwies sich in einigen Fokusgruppen, inwiefern die Pflegeberatung gemäß § 7a SGB XI, wenn diese durch die Kassen durchgeführt wird, in Form eines über Leistungsberatung hinausgehenden Case Managements umgesetzt wird. Dies könne teilweise auch bei den Pflegestützpunkten der Fall sein. Allerdings würden die Pflegestützpunkte, in der Wahrnehmung einiger Teilnehmender der Fokusgruppen, tendenziell eher breiter beraten. Hinweise darauf, dass die Pflegeberatung gemäß § 7a SGB XI nicht umfassend im Sinne eines Case Managements praktiziert wird, finden sich auch in der aktuellen Evaluation der Pflegeberatung und der Pflegeberatungsstrukturen gemäß der gesetzlichen Berichtspflicht nach § 7a Abs. 9 SGB XI (Wolff et al. 2023, 243 ff.).

Pflegestützpunkte als wichtiger Akteur im regionalen Care Management

Hinsichtlich der Kooperations- und Vernetzungsaufgaben zeigte sich, dass die Pflegestützpunkte in vielen, wenn auch nicht in allen, Fokusregionen als wichtige Akteure im regionalen Care Management aktiv waren. Als zentrale Stelle, bei welcher die Fäden des Care Managements zusammenlaufen, präsentierte sich keiner der Pflegestützpunkte. Pflegestützpunkte sind in diversen regionalen Netzwerken aktiv, initiieren und pflegen bilaterale Kooperationen und tragen relevante Informationen aus ihrer Institution in das Care Management hinein. Diese Erkenntnisse bestätigen die Ergebnisse früherer Evaluationen: Ein systematisches Care Management aus den Pflegestützpunkten heraus findet kaum statt (Mickley 2016, 243ff; Braeseke et al. 2018, 201 ff.).

5.4.4 Planung, Care und Case Management: Stellschrauben zur Förderung der Effizienz des Gesamtsystems?

Case Management als bedarfsgerechte und effiziente Versorgungssteuerung

Case Management bedeutet die bedarfsgerechte und effiziente Steuerung der Versorgung in Bezug auf den Einzelfall. In allen Fokusgruppen, die von Case Management-Strukturen in ihrer Region berichten konnten, wurde dies bestätigt. Kritisch wurde allerdings auch angemerkt, dass Case Management angesichts regionaler Infrastrukturdefizite an seine Grenzen stoßen kann. Gemäß der Definition der DGCC ist Care Management als Voraussetzung des Case Managements zu verstehen. Aufgabe des Care Managements ist eine ganzheitliche Bearbeitung der professionellen und informellen Unterstützungsstrukturen, um ein funktionsfähiges regionales Versorgungsgefüge zu gestalten (Deutsche Gesellschaft für Care und Case Management (DGCC) e. V. 2020). Damit im Rahmen des Care Managements passgenaue Lösungen erarbeitet werden können, braucht es die Rückkoppelung aus der Arbeit der einzelnen Akteure und auch aus dem Case Management. In den Fokusgruppen zeigte sich die Bearbeitung dieser Schnittstelle mehr oder weniger systematisch.

Care Management lebt von Beteiligung unterschiedlicher Akteursgruppen

Ein funktionales Care Management lebt darüber hinaus von der Beteiligung unterschiedlicher Akteursgruppen (*Welfare Mix*) (Klie 2015). In der Grafschaft Bentheim (Niedersachsen) findet das Care Management beispielsweise im Wesentlichen auf der Gemeindeebene statt und entfaltet dort seine Wirkung. Die Teilnehmenden berichten, dass inzwischen in sieben kreisangehörigen Gemeinden Pflegetische implementiert worden sind, die eine besondere Netzwerkqualität aufweisen. Man tage zweimal im Jahr mit einer breiten Beteiligung unterschiedlicher Akteursgruppen. Informelle und professionelle Anbieter seien ebenso vertreten wie die Zivilgesellschaft. Man tausche sich aus, suche nach neuen Möglichkeiten der Unterstützung, dokumentiere die informellen und formellen Hilfeangebote vor Ort. Die dezentrale Organisation der Pflegetische kann als kleinräumige Demokratisierung der Sorge gedeutet werden, die eine hohe Nähe zum Sozialraum der dort lebenden Menschen mit Pflegebedarf aufweist.

Sektorengrenzen überwinden

Darüber hinaus wurde als Entwicklungsperspektive des Care Managements in den Fokusgruppen, beispielsweise in Kiel (Schleswig-Holstein) und Lörrach (Baden-Württemberg), hervorgehoben, dass es eine bessere Verzahnung der verschiedenen Sektoren brauche. Eine bessere Vernetzung der pflegerischen und gesundheitlichen Versorgung im Rahmen des Care Managements und der Planung birgt Potenziale, um für Schnittstellenprobleme regional passende Lösungen zu erarbeiten. Darüber hinaus bestehe die Hoffnung durch sektorenübergreifende Zusammenarbeit mehrere Probleme durch eine einzelne, abgestimmte Maßnahme zu lösen.

Infrastrukturaufbau scheitert am demografischen Wandel und setzt die Kooperation lokaler Akteure voraus

Angesichts des demografischen Wandels können allerdings weder Care Management noch kommunale Planung unter der Perspektive eines uneingeschränkten Infrastrukturaufbaus betrieben werden. Das informelle Pflegepotenzial wird in ganz Deutschland, wenn auch in regional unterschiedlichem Ausmaß, weiter sinken (Nowossadeck et al. 2016). Ebenso verhält es sich mit dem professionellen Pflegepotenzial (Klie 2024a, 91 ff.). In den Fokusregionen ist diese Erkenntnis bereits angekommen, zumindest bei den Teilnehmenden der Fokusgruppen, die sich alltäglich mit diesen Themen auseinandersetzen. Sie verwiesen auf die Bedeutung der Weiterentwicklung der Planung, des Care und Case Managements: In Bezug auf die kommunale Planung impliziert dies einen Paradigmenwechsel in der Planung. Eine reine Gegenüberstellung von Bedarf und Angebot, insbesondere wenn sich diese (überwiegend) auf den Bereich der Kapazitäten der ambulanten und stationären professionellen Pflege beschränkt, erweist sich nicht mehr als ausreichend. Vielmehr braucht es eine Ausweitung des planerischen Blickes auf die Effizienz des regionalen Gesamtsystems. Ähnlich verhält es sich mit dem Care Management. Die Kooperation der lokalen Akteure, sowie deren Fähigkeit gemeinsam Lösungen zu entwickeln, werden mit zurückgehenden personellen Ressourcen an Relevanz gewinnen.

5.4.4.1 Präventionspotenziale im Kontext von Pflegebedürftigkeit

Prävention als Voraussetzung einer sinkenden Inzidenz von Pflegebedürftigkeit

Seit jeher zielen Case und Care Management darauf ab, Institutionalisierung entgegenzuwirken und häusliche Pflegearrangements zu stärken (Klie und Monzer 2008, 93). Um den Effizienzproblemen in der regionalen Versorgung entgegenzuwirken, sind die in den vorangegangenen Abschnitten beschriebenen Entwicklungsperspektiven darüber hinaus noch stärker auf Prävention auszurichten. Auf der Ebene des Case Managements dürfte es sich hierbei vor allem um Sekundär- und Tertiärprävention handeln, die im Wesentlichen auf die Stärkung häuslicher Pflegearrangements (ambulant vor stationär) hinauslaufen wird. Im Bereich der kommunalen Planung und des Care Managements könnten primärpräventive Perspektiven dazu beitragen auch populationsbezogen die Inzidenz von Pflegebedürftigkeit zu senken. Dies wäre angesichts verknappender Ressourcen wünschenswert.

Vielfältige Good Practice-Ansätze für Prävention

Die Beispiele aus den Fokusgruppen für Good Practice-Ansätze im Bereich der Prävention sind vielfältig: Präventiv wirkt im Landkreis das Konzept „Gesunder Werra-Meißner-Kreis" (Hessen), das von der OptiMedis AG beratend und wissenschaftlich begleitet wird[27]. Ein Fokus des Konzeptes liegt auf Primär- und Sekundärprävention bei chronisch Erkrankten: Diabetesgruppen, Lungenlotsen, Rauchentwöhnungskurse. Darüber hinaus wird über das Projekt die Stelle der Gemeindekrankenpflegerin finanziert, die niedrigschwellige Beratung anbietet. Ein weiteres Beispiel sind die aktivierenden Hausbesuche im Landkreis Lörrach (Baden-Württemberg). Bereits seit 2019 werden aktivierende Hausbesuche von der Kirchlichen Sozialstation südliches Markgräflerland e. V. angeboten. Im Rahmen der Hausbesuche werden durch Bewegungspaten Bewegungsübungen und Gedächtnistraining durchgeführt. Das Ziel ist die Selbstständigkeit der Besuchten zu erhalten und soziale Teilhabe zu ermöglichen[28]. Als bedeutsam für die Prävention von Pflegebedürftigkeit wurde durch die Teilnehmenden der Fokusgruppen auch die Arbeit der Gesundheitskioske in Hamburg und Thüringen verstanden. Die Beratung der Gesundheitskioske würden dort auch Menschen ohne Pflegebedarf wahrnehmen, die in ihrer gesundheitlichen Situation Unterstützung benötigen. Zudem würden die Kioske bei Bedarf auf die Pflegeberatung verweisen. Ein Schwerpunkt ist die Bearbeitung von Schnittstellenproblemen, die zu Belastungen und der Fehlversorgungen der Patientinnen und Patienten und zu vermeidbaren Folgekosten führen. Im Themenkomplex Pflege sei ein solches Schnittstellenproblem beispielsweise die Wundversorgung nach Krankenhausentlassung. In entsprechenden Qualitätszirkeln setzen sich die Gesundheitskioske für eine bessere Verzahnung ambulanter und stationärer Versorgungsangebote ein, sodass nach einer Krankenhausentlassung die anschließende Wundversorgung sichergestellt werden kann. Die Geschäftsführerin des Ärztenetzwerks Lippe (Nordrhein-Westfalen) berichte-

27 Weitere Informationen unter https://gesunder-wmk.de/.
28 Weitere Informationen unter https://www.loerrach-landkreis.de/AHB.

te von Gesundheitszentren[29], die insbesondere Haus- aber auch Fachärzte in einer Art Case Management unterstützten, so es um soziale Indikationen im Zusammenhang mit der ärztlichen Heilbehandlung geht.

5.4.4.2 Potenziale der Digitalisierung

Digitalisierung im Bereich Care und Case Management ist ausbaufähig

Der Digitalisierungsstand ist ausbaufähig. Im Bereich der Beratung und des Case Managements bietet Digitalisierung Potenziale: Sie kann dabei unterstützten, Einheitlichkeit in der Beratung und im Case Management zu gewährleisten, so zeigen die Erfahrungen mit landesweiten Dokumentationssystemen in diversen Bundesländern. Zusätzlich müssen dann aber auch einheitliche Kriterien bei der Dokumentation festgelegt und eingehalten werden. Die Daten, die mit dieser Software gesammelt werden, könnten als Datengrundlage für das Care Management und die Planung genutzt werden. Dies ist bisher eher selten der Fall. Darüber hinaus können digitale Lösungen in Form von Informationssystemen zukünftig weitere Potenziale bieten: In einigen Regionen, beispielsweise in Baden-Württemberg, bestehen bereits jetzt konkrete Ansätze, um die regionale Infrastruktur an professionellen und ehrenamtlichen Angeboten in einer digitalen Datenbank zu dokumentieren und für Laien und Beratende zugänglich zu machen. Auch in Bremen sieht man hier Perspektiven, um den Beratungsaufwand zu reduzieren, bzw. die Angebote für die Bevölkerung zugänglicher zu machen.

5.4.5 Kommunale Einbettung von Care und Case Management

Unterschiedliche Traditionen kommunaler Einbettung von Pflegestützpunkten und Pflegenetzwerken

Die Pflegestützpunkte resp. die Pflegenetzwerke zeichnen sich durch ihren regionalen und kommunalen Bezug aus. Dieser wird in den Fokusgruppendiskussionen analysierten Kreisen und Städten in sehr unterschiedlicher Weise hergestellt, kennt bundesland- aber auch kreis- und stadtbezogen unterschiedliche Traditionen. Zudem wird die Aufgabe der Pflegestützpunkte ordnungspolitisch unterschiedlich verortet. Die Kommunen im Sinne der Kreise und kreisfreien Städte sind entweder unmittelbar zuständige Leistungsträger für die Hilfe zur Pflege oder aber sie finanzieren die Ausgaben der Hilfe zur Pflege über Umlagen an überörtliche Sozialhilfeträger. Ihnen obliegt in der Regel die Verantwortung für die Bedarfsfeststellung gem. § 63a SGB XII (Klie in: Hauck und Noftz 2021 § 63a Rz. 5). In einigen Kommunen gibt es eine enge Abstimmung zwischen den Personen, die die Bedarfsfeststellung gemäß § 63a SGB XII vornehmen und den Mitarbeitenden der Pflegestützpunkte. Je nach landesrechtlichen Absprachen der Beteiligung der Länder an den Kosten der Sozialhilfe sind die fiskalischen Auswirkungen der Hilfe zur Pflege auf den Handlungsspielraum der jeweiligen Kommune unterschiedlich.

29 Weitere Informationen unter https://www.kreis-lippe.de/kreis-lippe/verwaltung-und-service/themen-und-projekte/soziales-und-integration/gesundes-land-lippe-gulip-gesundheitszentren.php.

Kommunaler Auftrag eines Erwachsenenschutzes

Den Kommunen kommt weiterhin im Rahmen eines weit verstandenen Erwachsenenschutzes auch die Aufgabe der „Gefahrenabwehr" zu, wenn Leib und Leben auf Pflege angewiesener Menschen bedroht sind, sie von Notlagen auf Pflege angewiesener Menschen Kenntnis erlangen, es um die Vermeidung von Obdachlosigkeit geht oder sie Kenntnis von Gewalt gegen Pflegebedürftige erhalten (Hoffmann 2010a; Hoffmann 2010b; Klie 2021). Assoziiert mit diesen eher polizeirechtlichen Aufgaben sind auch die Aufgaben der Heimaufsicht nach dem jeweiligen Landesheimrecht, soweit sie landesrechtlich auf die kommunale Ebene verlagert wurden. Schließlich ließen sich noch Aufgaben der Verhältnisprävention im Zusammenhang mit der Vermeidung von Pflegebedürftigkeit in das Aufgabenportfolio der Kommunen im Zusammenhang mit der Langzeitpflege aufnehmen. All diese skizzierten kommunalen Aufgaben resp. Zuständigkeiten für das Thema Langzeitpflege und Care und Case Management bilden sich in den Diskussionen der Fokusgruppen ab.

Kommunalwirtschaft wiederbeleben

Die Kommunen werden weiterhin im SGB XI angesprochen, wenn es um eine kooperative Sicherstellung der pflegerischen Versorgung geht. Die Frage der Sicherstellung einer bedarfsgerechten pflegerischen Infrastruktur bleibt weithin ungeklärt (Klie 2024b; Klie 2024c). Die Kommunen, zum Teil auch die kreisangehörigen Gemeinden sind zwar nicht mehr wie in den 1980er/1990er Jahren kommunalwirtschaftlich im Bereich der Langzeitpflege tätig. Aber es gibt durchaus Kommunen, die ihre kommunalwirtschaftlichen Aktivitäten weitergeführt haben oder, wie auch am Beispiel Hamburg, diese wieder deutlich intensivieren.

Angespannte Haushaltslage erschwert Beteiligung an Modellprojekten

In einigen Kommunen wurde deutlich, dass sich ein Problembewusstsein hinsichtlich der zukünftigen Versorgung von Menschen mit Pflegebedarf, oder zumindest eine bestehende kommunalpolitische Awareness für den Themenkomplex positiv auf die Infrastrukturentwicklung im Bereich der Pflege auswirkte. Deutlich wurde allerdings auch, dass Infrastrukturarbeit, Projekt- und Förderanträge durch die Kommunen/mit kommunaler Beteiligung schwerer durchzusetzen sind, je stärker die Kommune unter finanziellem Druck steht. So bemerkten die Teilnehmenden der Fokusgruppe in Bayern, dass sie es für fraglich halten, ob ein entsprechender Projektantrag im Jahr 2025 im Kreisrat angenommen würde bzw. werden könne.

Unterschiedlich intensive Planungsverpflichtungen

Den Kommunen obliegt in unterschiedlicher Intensität und Verbindlichkeit aufgrund landesrechtlicher Regelungen eine Planungsverpflichtung im Bereich der Langzeitpflege, wie sie etwa in Mecklenburg-Vorpommern (Kraehmer 2018) und Bayern in den sog. Seniorenpolitischen Gesamtkonzepten ist.

Stärkung der Rolle der Kommunen in der Langzeitpflege gefordert

Es wird schon lange die Forderung erhoben, die Rolle der Kommunen in der Langzeitpflege zu stärken (Hoberg et al. 2013). Der Deutsche Landkreistag verlangt ähnlich wie die Arbeitsgruppe Pflegereform der ASMK die Stärkung der Rolle der Kommunen und führt in diesem Zusammenhang explizit auch das Care und Case Management an, das unter Federführung der Kommunen auf kommunaler Ebene zu verankern sei (Deutscher Landkreistag 2023). Auch die in dem Entwurf eines Pflegekompetenzgesetzes[30] in Aussicht gestellten Instrumente einer höheren Verbindlichkeit kommunaler Pflegeplanung würden angesichts der Personalmangelsituation nicht mehr greifen. Eine Einschränkung des Kontrahierungszwanges würde nur eine eingeschränkte Wirkung entfalten. Überkapazitäten gebe es ohnehin keine, stattdessen sei man mit Unterversorgung konfrontiert. Eine Einschränkung des Kontrahierungszwangs würde hier also kaum die gewünschte Wirkung entfalten.

Gesundheitliche und pflegerische Versorgung als Aufgabe der Daseinsvorsorge

Schließlich ist und bleibt die gesundheitliche und pflegerische Versorgung eine Aufgabe der Daseinsvorsorge (Schmidt 2018), wobei die Aufgaben der Daseinsvorsorge im Wesentlichen von den kreisangehörigen Gemeinden und Städten wahrgenommen werden. Insofern ist die Differenzierung zwischen Kreisen, kreisfreien Städten/Stadtkreisen und kreisangehörigen Gemeinden und Städten auch für die Verortung der Verantwortung der kommunalen Ebene für ein Care und Case Management und das Thema Langzeitpflege von Bedeutung. Im Rahmen der Fokusgruppengespräche kristallisierte sich tendenziell eher ein Verständnis von Aufgaben der Altenhilfe als freiwillige Aufgabe heraus. Die notwendigen und in § 71 SGB XII angelegten Differenzierungen in Infrastruktur (freiwillige Aufgaben), Beratung und Transferleistungen (Pflichtaufgaben mit Ermessen) werden kaum oder nicht berücksichtigt (Klie 2024b; Klie 2024c). Auch die kommunalpolitische Stellung des Pflegethemas unterschied sich in den Fokusregionen deutlich.

5.5 Literaturverzeichnis

Behrendt, Susann/Tsiasioti, Chysanthi/Schwinger, Antje (2024). Pflegeprävalenzen und Inanspruchnahme in der räumlichen Verortung. In: Antje Schwinger/Adelheid Kuhlmey/Stefan Greß et al. (Hg.). Pflege-Report 2024. Ankunft der Babyboomer: Herausforderungen für die Pflege. Berlin, Heidelberg, Springer Berlin Heidelberg, 3–26.

Braeseke, Grit/Pflug, Claudia/Beikirch, Elisabeth (2018). Studie zur Erfüllung der Koordinierungs- und Vernetzungsaufgaben sowie der Qualitätssicherung in Pflegestützpunkten. IGES. Online verfügbar unter www.iges.com/sites/igesgroup/iges.de/myzms/content/e6/e1621/e10211/e23547/e24014/e24015/e24017/attr_objs24019/Endbericht_KVQSPS_IGES_gesamt_Final__20181220__ger.pdf (abgerufen am 04.11.2022).

Deutsche Gesellschaft für Care und Case Management (DGCC) e. V. (2020). Case Management Leitlinien. Rahmenempfehlungen, Standards und ethische Grundlagen. 2. Aufl. Heidelberg, medhochzwei.

Deutscher Landkreistag (2023). Mutige Richtungsentscheidungen in der Pflege treffen. Online verfügbar unter www.landkreistag.de/images/stories/publikationen/230927_PosPapier_Richtungsentscheidungen_Pflege.pdf (abgerufen am 09.11.2023).

30 BR-Drs. 1/2025

GKV-Spitzenverband (Hrsg.) (2024). Richtlinien des GKV-Spitzenverbandes zur einheitlichen Durchführung der Pflegeberatung nach § 7a SGB XI vom 7. Mai 2018 (Pflegeberatungs-Richtlinien) geändert durch Beschluss vom 09.01.2024. Online verfügbar unter www.gkv-spitzenverband.de/media/dokumente/pflegeversicherung/beratung_und_betreuung/pflegeberatung/2024–01–09_Pflegeberatungs-Richtlinien.pdf (abgerufen am 05.02.2025).

Göhner, Anne (2024). Kommunale Pflegekonferenz Landkreis Lörrach – gemeinsam Pflege gestalten. Der Landkreis – Zeitschrift für kommunale Selbstverwaltung 94, 335–336.

Hämel, Kerstin/Schaeffer, Doris (2013). Who cares? Fachkräftemangel in der Pflege. Zeitschrift für Sozialreform 59 (4), 412–341. Online verfügbar unter https://doi.org/10.1515/zsr-2013–0401 (abgerufen am 27.02.2025).

Hauck, Karl/Noftz, Wolfgang (Hg.) (2021). Sozialgesetzbuch (SGB) XII: Sozialhilfe. Kommentar. Berlin, Erich Schmidt.

Heeser, Alexandra (2021). Die elektronische Patientenakte: Eine für alles. Heilberufe 73 (1). Online verfügbar unter https://doi.org/10.1007/s00058-020–1930-y (abgerufen am 21.02.2025).

Hoberg, Rolf/Klie, Thomas/Künzel, Gerd (2013). Eckpunkte Strukturreform Pflege und Teilhabe. Kurzfassung. Freiburg.

Hoffmann, Birgit (2010a). Schutzpflichten der Fachkräfte des Allgemeinen Sozialen Diensts gegenüber Erwachsenen – Garantenstellung nach dem SGB XII. Zeitschrift für die sozialrechtliche Praxis 49 (1), 7–13.

Hoffmann, Birgit (2010b). Strafrechtliche Verantwortung für das Unterlassen des Schutzes einwilligungs- (un-)fähiger Erwachsener. BtPrax (4), 151–156.

Klie, Thomas (2015). Welfare Mix. Elf Thesen. In: Ansgar Klein/Rainer Sprengel/Johanna Neuling (Hg.). Engagement und Welfaremix – Trends und Herausforderungen. Jahrbuch Engagementpolitik 2015. Schwalbach am Taunus, Wochenschau-Verlag, 28–31.

Klie, Thomas (2021). Der sorgende Landkreis Erwachsenenschutz im Landkreis Tuttlingen – Ein Projektbericht. BtPrax 30 (4), 132–134.

Klie, Thomas (2024a). Pflegereport 2024. Die Baby-Boomer und die Zukunft der Pflege – Beruflich Pflegende im Fokus. Hg. von Andreas Storm/DAK-Gesundheit. Heidelberg, medhochzwei Verlag.

Klie, Thomas (2024b). Rechtssichere Pflegebedarfsplanung? Steuerungsoptionen für eine bedarfsgerechte Infrastruktur in der Langzeitpflege. Teil 1. NDV Nachrichtendienst des Deutschen Vereins für öffentliche und private Fürsorge e. V. 104 (7), 303–309.

Klie, Thomas (2024c). Rechtssichere Pflegebedarfsplanung? Steuerungsoptionen für eine bedarfsgerechte Infrastruktur in der Langzeitpflege – Teil 2. NDV Nachrichtendienst des Deutschen Vereins für öffentliche und private Fürsorge e. V. (10), 443–447.

Klie, Thomas/Monzer, Michael (2008). Case Management in der Pflege. Die Aufgabe personen- und familienbezogener Unterstützung bei Pflegebedürftigkeit und ihre Realisierung in der Reform der Pflegeversicherung. Zeitschrift fur Gerontologie und Geriatrie 41, 92–105.

Kraehmer, Stefanie (2018). Kompass für eine integrierte Pflegesozialplanung. Integrierte Pflegesozialplanung in den Landkreisen und kreisfreien Städten Mecklenburg-Vorpommerns. Hochschule Neubrandenburg. Online verfügbar unter www.hs-nb.de/storages/hs-neubrandenburg/institute/ikr/HiR/RL_Daseinsvorsorge/Anhang_1_1_Kompass_integrierte_Pflegesozialplanung.pdf (abgerufen am 04.03.2025).

Lang, Caroline/Gottschall, Mandy/Sauer, Maik/Koeberlein-Neu, Juliane, Bergmann, Antje/Voigt, Karen (2019). „Da kann man sich ja totklingeln, geht ja keiner ran" – Schnittstellenprobleme zwischen stationärer, hausärztlicher und ambulant-fachspezialisierter Patientenversorgung aus Sicht Dresdner Hausärzte. Das Gesundheitswesen 81 (10), 822–830.

LSJV (2021). Arbeitshilfe zur Pflegestrukturplanung in Rheinland-Pfalz. Servicestelle für kommunale Pflegesturkturplanung und Sozialraumentwicklung. Online verfügbar unter https://lsjv.rlp.de/fileadmin/lsjv/Dateien/Aufgaben/Sozialraumentwicklung/Pflegestrukturplanung/Arbeitshilfe_Pflegestrukturplanung.pdf (abgerufen am 18.10.2023).

Mickley, Birgit (2016). Intentionen und aktuelle Diskussionen. WISO-Diskurs – Expertisen und Dokumentationen zur Wirtschafts- und Sozialpolitik (7). (abgerufen am 21.02.2025).

Nowossadeck, Sonja/Engstler, Heribert/Klaus, Daniela (2016). Pflege und Unterstützung durch Angehörige. Berlin. Report Altersdaten 1. Online verfügbar unter www.dza.de/fileadmin/dza/Dokumente/Report_Altersdaten/Report_Altersdaten_Heft_1_2016.pdf.

Reis, Claus (2013). Netzwerke verstehen – theoretische und praktische Zugänge. Manuskriptfassung eines Vortrages anlässlich der DGCC-Tagung „Vernetzt versorgen. Case Management in und mit Netzwerken". Online verfügbar unter www.dgcc.de/wp-content/uploads/2013/02/intern_2013_Reis.pdf (abgerufen am 27.02.2025).

Schmidt, Thorsten Ingo (2018). Daseinsvorsorge aus rechtswissenschaftlicher Perspektive. In: Thomas Klie/Anna Wiebke Klie (Hg.). Engagement und Zivilgesellschaft. Expertisen und Debatten zum Zweiten Engagementbericht. Wiesbaden, Springer-Verlag, 269–338.

Witzel, Andreas (1985). Das problemzentrierte Interview. In: Gerd Jüttemann (Hg.). Qualitative Forschung in der Psychologie. Grundfragen, Verfahrensweisen, Anwendungsfelder. Weinheim, Beltz, 227–255.

Wolff, Julia Katharina/Pflug, Claudia/Meier, Deborah/Roll, Paul/Dehl, Terese/Topalov, Lennart/Nolting, Hans-Dieter (2023). Evaluation der Pflegeberatung und der Pflegeberatungsstrukturen gemäß der gesetzlichen Berichtspflicht nach § 7a Abs. 9 SGB XI. Berlin. Online verfügbar unter www.gkv-spitzenverband.de/media/dokumente/pflegeversicherung/forschung/projekte_unterseiten/eva_pflegeberatung_7a/2023–02_IGES_Abschlussbericht_Evaluation_Pflegeberatung_mit_korrigierten_Abbildungen.pdf (abgerufen am 17.02.2025).

6. „PflegestützpunktPlus" als Perspektive für die Sicherstellung der pflegerischen Versorgung in Zeiten demografischer Transformation

Thomas Klie

6.1 Vorbemerkung

Care und Case Management: unverzichtbar für eine effiziente Steuerung

Im DAK-Pflegereport 2024 wurde in aller Deutlichkeit herausgearbeitet, welche Herausforderungen mit der Aufgabe der Sicherstellung der pflegerischen Versorgung in Zeiten demografischer Transformation verbunden sind. Wir werden in Deutschland mit deutlich weniger Pflegefachpersonen deutlich mehr auf Pflege angewiesene Menschen zu versorgen haben als bisher und dies in einer Weise, die auch ihre Integrität und Menschenwürde sichert. Dabei wird es darauf ankommen, die insgesamt knapper werden Ressourcen effizient zu verwenden, damit sie den größtmöglichen Beitrag zur Gewährleistung der pflegerischen Versorgung der Gesellschaft leisten. Der DAK-Pflegereport 2025 fokussiert das Thema Pflegeberatung und Pflegestützpunkte in einer die neue Bedeutung von Care und Case Management reflektierenden und antizipierenden Weise. Die DAK-Gesundheit hatte sich mit dem Projekt Regionale Pflegekompetenzzentren, ein durch den Innovationsfonds des G-BA gefördertes Projekt, in eine Art Pionierrolle für die Weiterentwicklung von Pflegestützpunkten begeben (Hülsken-Giesler et al. 2024). Auf den ReKo-Erfahrungen und den in allen Bundesländern gesammelten Erfahrungen mit der Umsetzung des gesetzlichen Auftrages der Pflegeberatung und der Pflegestützpunkte, d. h. mit Care und Case Management, basiert der DAK-Pflegereport 2025. Er folgt der in Theorie und Praxis des Case Managements (Monzer 2018) herausgearbeiteten Positionen und Erkenntnisse, dass Care und Case Management der Effizienz des Gesamtsystems genauso dient wie der Bedarfsgerechtigkeit im Einzelfall. Care und Case Management – gut platziert und organisiert – ist kein Luxus, kein Add-On, sondern eine Voraussetzung für die Sicherung einer effizienten gesundheitlichen und pflegerischen Versorgung der Bevölkerung unter deutlich schwieriger werdenden Bedingungen.

Langzeitpflege im politisch-medialen Diskurs oft abwesend

Im Bundestagswahlkampf 2025 spielte das Thema Langzeitpflege so gut wie keine Rolle. Es wurde wieder einmal im Wesentlichen – wenn überhaupt – über die Kosten für die Langzeitpflege diskutiert. In den Wahlprogrammen der zum Bundestag kandidierenden Parteien waren überdies Fragen der künftigen Finanzierung der Pflegeversicherung ein Thema. Unter dem Stichwort „Caring Community" wurden am Rande sozialraum- und quartiersbezogene Ansätze pflegerischer Versorgung aufgegriffen. In der öffentlichen Debatte spielte, nicht zuletzt angesichts der medialen Aufmerksamkeit für das Thema Zuwanderung, das Thema Langzeitpflege so gut wie keine Rolle.

Pflege als eine zentrale Zukunftsfrage vor Ort

Die Allensbachstudie (siehe Haumann in diesem Report) des DAK-Pflegereportes 2025 macht demgegenüber deutlich, dass die Bevölkerung das Thema Langzeitpflege durchaus als ein hochrelevantes ansieht und einen sehr realistischen Blick auf die künftige Versorgungslage hat. Die Befragten der Allensbachstudie (siehe Haumann in diesem Report) betonen, wie bedeutsam für sie der jeweilige (Lebens-)Ort ist, wenn es um Fragen der Sicherstellung der pflegerischen Versorgung geht. Auch wird deutlich, dass die Befragten große Zweifel daran haben, dass die Pflegeversicherung, so wie sie derzeit konzipiert ist, eine Antwort auf die zukünftigen Herausforderungen in der Langzeitpflege geben kann und wird. Eine grundlegende Reform wird für erforderlich gehalten.

Gute Beratung essenziell für Bewältigung der Pflegeaufgaben

Der DAK-Pflegereport 2025 bestätigt die Befunde aus dem DAK-Pflegereport 2024 zur Bedeutung der Beratung von auf Pflege angewiesenen Menschen und ihren An- und Zugehörigen ebenso wie die große VdK-Studie zur Pflege (Büscher 2024): Beratung wirkt, Beratung stabilisiert häusliche Pflegearrangements, Beratung trägt dazu bei, vorzeitige Heimaufnahmen zu vermeiden. Sicher, auch das hat die ReKo-Studie deutlich gemacht (Hülsken-Giesler et al. 2024): Beratung führt auch zur Nutzung von Leistungsangeboten der Pflegeversicherung, da sie dazu beitragen kann, eine individuelle Unter- oder Fehlversorgung auszugleichen. Zudem sind Leistungen wie bereits im DAK-Pflegereport 2024 gezeigt wurde, vielfach unbekannt, mit erheblichen bürokratischen Hürden verbunden oder schlicht nicht passfähig. Die OptiMedis-Studie (siehe Lewin et al. in diesem Report) zeichnet, soweit das möglich ist, mit Hilfe der GKV-/SPV-Routinedaten der DAK-Gesundheit messbare Wirkungen der Pflegeberatung nach. In der kritischen Gesamtbetrachtung lassen sie in der Fläche nicht die Wirkweisen von Pflegeberatung erkennen, die in den regionalen Studien und in den Good Practice-Beispielen erkennbar wurden und von ihr fachlich erwartet werden. Die Pflegeberatung in ihrer derzeitigen Form erfüllt gerade wegen der sehr unterschiedlichen Qualität der kassenspezifischen Lösungen und der großen Varianz in der Breite offenbar ganz überwiegend nicht den mit ihr verbundenen Auftrag. Die DAK-Gesundheit reagiert auf diesen Befund einerseits mit einer Qualifizierung der eigenen Pflegeberatung und anderseits durch PflegestützpunktPlus-Konzepte mit einem expliziten Bezug zu den Regionen.

Gute Beratung ist nicht die Regel

In der kritischen Gesamtbetrachtung lassen sich durch die aktuelle rechtliche Fixierung nicht die Wirkweisen von Pflegeberatung erkennen, die der Gesetzgeber intendiert hat. Generell lässt sich eine Leistungsausweitung direkt vor und nach der Erstberatung skizzieren, die konsequent über dem Niveau der Nichtberatenen liegt.

Die in den 16 Bundesländern durchgeführten Fokusgruppengespräche zur Pflegeberatung und Pflegestützpunkten bestätigen, wie dargestellt, die bereits 2011 herausgearbeiteten Befunde, dass die Landschaft von Pflegeberatung und Pflegestützpunkten ausgesprochen vielfältig ist: Unterschiede zeigen sich sowohl nach Pflegekasse als auch nach Ländern und schließlich vor Ort – und das hinsichtlich ihrer Anbindung, ihrer Personalausstattung, ihrer Kooperationsmuster und ihrer Beratungstätigkeit.

Case Management und Fallmanagement ausbaufähig

Pflegeberatung in ihrer aktuellen Form beschränkt sich ganz überwiegend auf eine allgemeine und Leistungsberatung, was nicht dem Normauftrag gem. § 7a SGB XI entspricht. Eine kontinuierliche Case Management-basierte Begleitung und ein Fallmanagement im engeren Sinne kann nicht überall in Deutschland gewährleistet werden (Klie et al. 2011). Dabei gibt es gleichzeitig vielfältige gute und beeindruckende Beispiele, wie die Aufgaben der Pflegeberatung und der Pflegestützpunkte im Sinne eines aufeinander abgestimmten Care und Case Managements ihre Wirkung entfalten können, wenn bestimmte Voraussetzungen und Rahmenbedingungen gewährleistet oder geschaffen werden. Care und Case Management zielt auf den gesetzgeberischen Auftrag des § 2 SGB XI, den auf Pflege angewiesenen Menschen zu helfen, trotz ihres Unterstützungsbedarfes ein möglichst selbständiges und selbstbestimmtes Leben zu führen, das der Würde des Menschen entspricht. Die vornehmste Aufgabe des Sozialrechts ist die Grundrechtsrealisierung der Bürgerinnen und Bürger. Das gilt auch für die Pflegeversicherung und die in dem Sozialgesetzbuch XI niedergelegten Rechtsansprüchen und Regelungen.

Gleichwertige Lebensverhältnisse fehlen auch in der Pflege

Wie schon im DAK-Pflegereport 2018 deutlich herausgearbeitet werden konnte und musste, ist die Gleichwertigkeit der Lebensbedingungen hinsichtlich der pflegerischen Versorgung und der Umsetzung der Zielsetzung des § 2 SGB XI nicht gewährleistet (Klie 2018). Auch der AOK-Pflegereport 2023 bestätigt diesen Befund in eindrucksvoller Weise (Schwinger et al. 2023, dort insbesondere: Matzk et al. 2023). Insofern besteht Handlungsbedarf: Sowohl auf der Bundesebene, was die Rahmenbedingungen des gesetzgeberischen Auftrages anbelangt; als auch auf Landesebene so es um Fragen der Infrastruktur, der Planung und den Ländern und Kommunen obliegenden Gewährleistungspflichten geht und schließlich auf kommunaler Ebene, wo die im SGB XI zwischen den unterschiedlichen Systemakteuren aufgeteilte respektive gemeinsam wahrzunehmende Verantwortung eingelöst wird: Pflege- und Krankenkassen, Träger von Einrichtungen und Diensten, die Professionellen der Pflege, die relevante Zivilgesellschaft und Selbsthilfe sowie die kommunalen Akteure sind aufgefordert, in intelligenter Weise den im SGB XI „weich“ formulierten Sicherstellungsauftrag (Klie 2024d; Klie 2024e) einzulösen. Genau dies intendiert ein wirksames Care Management, das auf Vernetzung, Koordination, Kooperation und Good Governance setzt.

Perspektivworkshop zur Zukunft der Pflegestützpunkte und -beratung

In einem „Perspektivworkshop“ wurden die empirischen Ergebnisse aus den drei Teilen des DAK-Pflegereportes in ihren Implikationen für eine zukunftsorientierte Gestaltung von Care und Case Management-Aufgaben vor- und zur Diskussion gestellt. Dies geschah unter Nutzung der Metaplantechnik mithilfe von vorbereiteten Thesen, die in einem schriftlichen und mündlichen Diskussionsprozess bewertet, qualifiziert, weiterentwickelt oder falsifiziert wurden. In diesem Perspektivworkshop, der in der Zentrale der DAK-Gesundheit in Hamburg stattfand, nahmen Vertreterinnen und -vertreter von Bund, Ländern, Kommunen, aus der Selbstverwaltung der gesetzlichen Kranken- und Pflegeversicherung ebenso teil, wie Vertreterinnen und -vertreter aus Pflegestützpunkten und aus der Wissenschaft. Die DAK-Gesundheit, die gemeinsam mit dem Autor zu diesem Workshop eingeladen hatte, nutzte ihn auch dazu, sich intern mit dem Thema Pflegeberatung und Pflegestützpunkte im Sinne einer Positionsbestimmung auseinanderzusetzen. Die Bedeutung, die dem Workshop von der DAK-Gesundheit beigemessen wurde, zeigte sich auch daran, dass ihr Vorstandsvorsitzender, Andreas Storm, an diesem Workshop teilnahm.

6.2 Ergebnisse des Perspektivworkshops PflegestützpunktPlus

Nachfolgend werden auf der Basis der auf dem Workshop am 16.01.2025 in Hamburg diskutierten Thesen Perspektiven für eine künftige Ausgestaltung von Pflegeberatung und Pflegestützpunkten im Sinne von PflegestützpunktPlus herausgearbeitet.

6.2.1 These 1: Für die Sicherstellung der Pflege maßgeblich sind die Bedingungen vor Ort. Gleichwertige Lebensbedingungen für auf Pflege angewiesene Menschen werden in Deutschland nicht gewährleistet.

Rechtsansprüche auf Leistungen der Pflegeversicherung vs. Kapazitäten der pflegerischen Infrastruktur

In jedem Fall kann nicht allein aus den in der Pflegeversicherung eingeräumten Rechtsansprüchen auf Leistungen darauf geschlossen werden, dass diese auch in jedem Ort und in jeder Region verfügbar und zugänglich sind. Das Recht ist geduldig. Dabei ist deutlich zu unterscheiden: Werden in bestimmten Regionen in SGB XI vorgesehene Angebote an pflegerischer Infrastruktur gar nicht benötigt oder würden sie benötigt, stehen aber nicht zur Verfügung? Letzteres ist etwa bezogen auf die Kurzzeitpflege, auf Nachtpflegeangebote, aber auch auf die Verfügbarkeit von Unterstützungs- und Entlastungsleistungen gem. § 45b SGB XI in hohem Maße der Fall. Die in den Fokusgruppen ermittelten Befunde wurden in dem Perspektivworkshop weitgehend bestätigt: Sowohl in – vor allem strukturschwachen – ländlichen Räumen, aber auch in Quartieren von Großstädten, stehen z. T. auch grundlegende Angebote wie etwa ambulante Dienste nicht (mehr) in ausreichendem Umfang zur Verfügung. Die Teilnehmenden waren sich einig, dass der Sicherstellungsauftrag, von wem auch immer er einzulösen ist, in einer Reihe von Regionen (schon) heute nicht mehr erfüllt werden kann. Dabei blieb die Frage offen, ob durch eine effizientere Gestaltung, ob durch ein Care und Case Management, ob durch eine bessere Koordination und einen effizienteren Personaleinsatz auf regionaler Ebene bisher nicht genutzte Potenziale zur Verfügung stehen. Konsens war: Es fehlt an einem regionalisierten und auf kommunaler Ebene angesiedelten systematischem Monitoring von Infrastrukturdefiziten.

Pflegekulturen wirken auf Inanspruchnahmen

Die Inanspruchnahme von Leistungen der Pflegeversicherung hängt nicht nur von der Information und der Kenntnis oder eben der Beratung im Rahmen der Pflegeberatung gem. § 7a SGB XI ab. Maßgeblich sind die jeweilige Pflegekultur und die Akzeptanz, die Bekanntheit und das Vertrauen in die Leistungen. Das zeigt sich etwa an der Tages- und Nachtpflege: Angebote, die vielfach mit Vorstellungen von Pflege als einer privaten und rein familiären Aufgabe nicht kompatibel sind, werden nicht in die Gestaltung des Pflegearrangements einbezogen. Insofern hat die aus fachlicher Sicht sinnvolle Nutzung von Infrastrukturangeboten, die auch und gerade der Entlastung von pflegenden An- und Zugehörigen dienen, viel mit einer örtlichen Pflegekultur zu tun. Daraus resultieren ggf. Implikationen für die edukative Seite der Beratung.

Pflegeberatung hat viele Potenziale – fehlende Infrastruktur kann sie nicht ersetzen

Es wurde deutlich, was aus weiteren Studien zur Beratung von auf Pflege angewiesenen Menschen ebenfalls bestätigt wird (Wolff et al. 2023; Büscher 2024) und auch übereinstimmend in den Fokusgruppengesprächen zum Ausdruck kam: Beratung vor Ort – sei es nun eine allgemeine Beratung, die Beratung gem. § 7a SGB XI oder die in den Pflegestützpunkten angesiedelte – kann die Zufriedenheit der Bevölkerung im Umgang mit den Herausforderungen der Pflege deutlich erhöhen, wenn denn die Qualität der Beratung sichergestellt ist. Eine rein telefonische Beratung hat keineswegs denselben Effekt, gerade hinsichtlich der lebensweltlichen Passfähigkeit. Diese erfordert im Bedarfsfall Hausbesuche. Die Grenzen der Beratung sind dort erreicht, wo es an nachgefragten Angeboten der pflegerischen Infrastruktur mangelt. Dass es sich in der Langzeitpflege inzwischen auch im Wesentlichen um einen Anbietermarkt handelt, dass in vielen Regionen und bezogen auf eine Reihe von Einrichtungs- und eher Infrastrukturtypen Marktversagen festgestellt werden muss, wurde einhellig konsentiert. Den Infrastrukturdefiziten ist genauso regional und örtlich zu begegnen wie den Hürden ihrer Inanspruchnahme. Die Stabilität von Wohnsituationen, die weitgehend von den auf Pflege angewiesenen Menschen gewünscht wird, ist angesichts fehlender Infrastrukturen, und zwar auch hinsichtlich der ärztlichen und fachärztlichen Versorgung, mancherorts nicht mehr gewährleistet. In den Fokusgruppendiskussionen wurde etwa darüber berichtet, dass Menschen aus kleinen Dörfern mit Blick auf eine fehlende ärztliche und hausärztliche Versorgung inkl. Hausbesuche in Mittelzentren umziehen, allein um ärztlich versorgt zu werden.

Care und Case Management zunehmend „sicherstellungsrelevant"

Zwischenfazit: War die Pflegeberatung und waren die Pflegestützpunkte, das heißt, das Care und Case Management in der Vergangenheit – in der es zumindest bezogen auf Pflegedienste und Pflegeeinrichtungen ein weithin ausreichendes Angebot gab und der Pflegemarkt in Ansätzen als Nachfragemarkt funktionierte – im Case Management-Jargon überwiegend in einer Broker-Funktion, das heißt, in einer Vermittlungs- und Maklerfunktion angesiedelt, ist die Bedeutung des Care und Case Managements in der Ausgestaltung der §§ 7a, c SGB XI im Begriff, eine grundlegend andere Gestalt anzunehmen.

Abbildung 80: Funktionen und Rollen des Case Managements

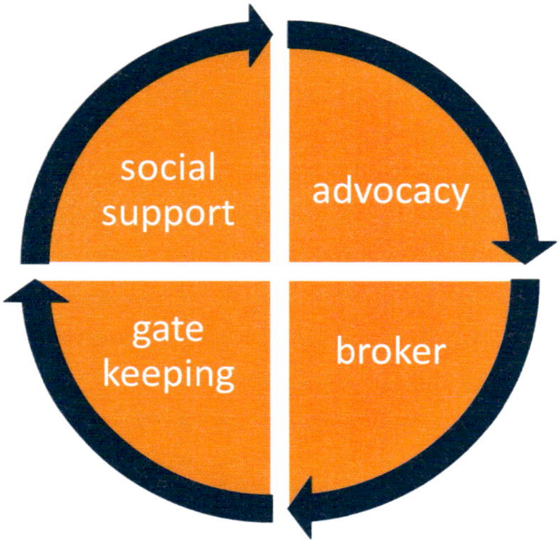

Quelle: Eigene Darstellung

Vier Rollen und Funktionen werden dem Case Management zu geschrieben (Monzer 2018). Die advokatorische Rolle und die Rolle des Social Supportes gewinnt auf der Einzelfallebene im Sinne des Case Managements ebenso an Bedeutung wie im Care Management die Koordinations-, Vernetzungs- und Infrastrukturfunktionen. Die Pflegeberatung und die Pflegestützpunkte müssen heute, so auch der Konsens im Perspektivworkshop, in unmittelbarem Zusammenhang mit der Sicherstellung der pflegerischen und gesundheitlichen Versorgung gestellt werden. Dabei gilt es stets, die jeweiligen regionalen Bedingungen zu reflektieren. Care und Case Management wird unter Knappheitsbedingungen „sicherstellungsrelevant“.

6.2.2 These 2: Beratung von auf Pflege angewiesenen Menschen und ihren Angehörigen bedarf einer zielgruppen- und bedarfsspezifischen Ausrichtung und Differenzierung.

Pflegeberatung gem. § 7a SGB XI trifft auf sehr unterschiedliche Fallkonstellationen

Die Lebenslagen, aber auch die Lebenswelten von auf Pflege angewiesenen Menschen und ihren Angehörigen sind verschieden. Das gilt auch für die pflegebedürftigkeitsbegründenden Diagnosen. Überdies unterscheiden sich die sozialen Netzwerkressourcen, aber auch die Präferenzen der auf Pflege angewiesenen Menschen zum Teil grundlegend. Insofern ist eine standardisierte, allein auf Informationen und Leistungsberatung hin ausgerichtete Pflegeberatung weder ausreichend noch erfüllt sie die in § 7a SGB XI niedergelegten Anforderungen. Dabei gilt es hinsichtlich der Bearbeitungsintensität zu unterscheiden zwischen einer allgemeinen Information und Auskunft gem. § 7 SGB XI und §§ 13, 15 SGB I und einer Leistungsberatung, die auf die Person bezogen relevante Leistungen sowohl der sozialen Pflegeversicherung als auch der Krankenversicherung, der Teilhabe und der Sozialhilfe einbezieht. Hier liegt, so auch die übereinstimmende Feststellung im Perspektivworkshop, der Schwerpunkt der Beratung gem. § 7a SGB XI. Im Sinne eines Case Management-basierten Beratungsansatzes gehört zu dem Beratungsangebot gem. § 7a SGB XI auch eine kontinuierliche, meist mit Hausbesuchen und über längere Zeit andauernde Beratung und Begleitung, mit einem fachlich fundierten Versorgungsplan, der sich nicht nur auf die Zusammenstellung von Leistungsansprüchen bezieht. Case Management im Sinne von Fallsteuerung ist in besonders komplexen und prekären Konstellationen gefragt und gehört auch mit zum Spektrum einer personen- und bedarfsbezogenen Pflegeberatung, die dann eher die Gestalt eines Versorgungsmanagements annimmt.

Abbildung 81: Typen von Beratung nach § 7a SGB XI

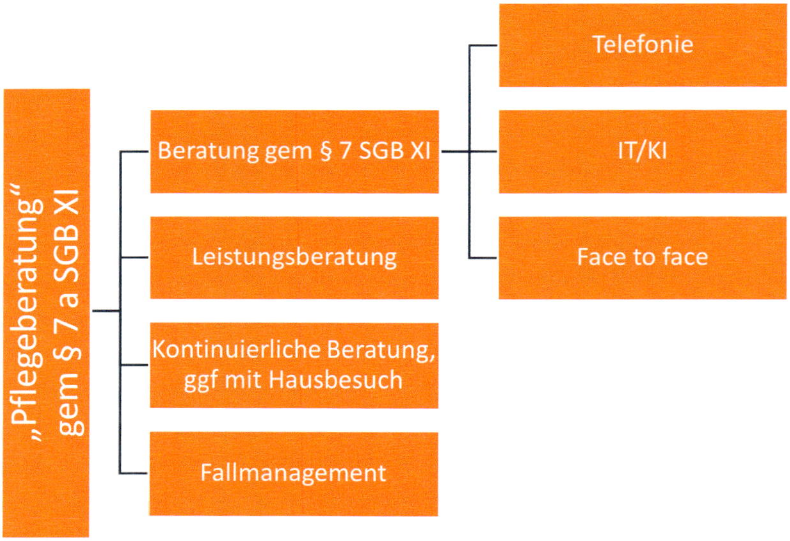

Quelle: Eigene Darstellung

Pflegeberatung muss zielgruppenspezifische Bedarfe erkennen

Alle Varianten der Beratung gem. §§ 7, 7a SGB XI gilt es zielgruppenspezifisch auszugestalten. Das gilt hinsichtlich der Form so wie der genutzten Medien für die Information über Leistungen. In diesem Zusammenhang wurde im Perspektivworkshop die Bedeutung digitaler Informationen, ggf. auch mithilfe von KI, für Beratungssituationen hervorgehoben, in denen es nicht um persönliche und face to face-Belastungssituationen geht. Angesichts der steigenden Zahl von Menschen mit Migrationsgeschichte und einem entsprechenden Pflege- und darauf bezogenen Beratungsbedarf sind auch die sprachlichen und kulturellen Prägungen der Ratsuchenden und ihre sozialen Netze zu beachten. Dies geschieht, wie in den Fokusgruppen herausgearbeitet wurde, in einer Reihe von vor allen Dingen kommunal ausgerichteten Pflegestützpunkten. So unterhält etwa die Freie Hansestadt Bremen Beratungsangebote sowohl auf Türkisch, Russisch, Polnisch, aber auch auf Plattdeutsch. Mit Blick auf die Tabuisierung, die Schambesetztheit des Themas Pflege wurde auch die Bedeutung vertrauensgeprägter und sozialräumlich sowie peer-orientierter Informationen und Beratungsstrategien hervorgehoben. Gerade in diesem Zusammenhang gewinnen eine örtlich verankerte Beratungsinfrastruktur und Beratungsstrategie an besonderer Bedeutung, da Beratung nur so an bestehende soziale und kulturelle Netzwerke anknüpfen und diese nutzen kann. Um die Pflegeberatung, die ganz überwiegend (noch) von den Pflegekassen angeboten und durchgeführt wird, auf die örtlichen Gegebenheiten hin ausrichten zu können, bedarf es – auch darauf wurde in besonderer Weise auf dem Perspektivworkshop hingewiesen – einer für alle Akteure zugängliche IT-basierten Information über örtliche Angebote und ihre Verfügbarkeit. Gerade angesichts der zunehmenden Infrastrukturdefizite in zahlreichen Regionen reicht der Hinweis auf Rechtsansprüche aus dem SGB XI und weiteren Sozialleistungsgesetzen nicht aus, wenn das entsprechende Angebot nicht verfügbar ist. Insofern ist der Rückgriff auf möglicherweise in Pflegestützpunkten gepflegten Datensätzen über die regionale Infrastruktur und die ihrer Verfügbarkeit von grundlegender Bedeutung für eine wirksame Beratung gem. § 7a SGB XI. Pflegeberatung ohne die Rückbindung und Einbettung in ein regionales Care und Case Management in dem beschriebenen Sinne macht letztlich keinen Sinn respektive verfehlt die mit der Beratung gem. § 7a SGB XI verfolgten Ziele.

IT-gestützte Informationsnetzwerke in der Pflegeberatung

Auch hier sind die Erfahrungen aus dem ReKo-Projekt von großer Relevanz: Hier ist es gelungen, in den Regionen ein akteursübergreifendes, IT-gestütztes Informationsnetzwerk aufzubauen. Auch aus anderen Regionen, etwa aus Rheinland-Pfalz, wurde über entsprechende softwarebasierte Datenbanken als Bestandteil der (aktuellen) Infrastruktur berichtet. Um für eine ausreichende Personalisierung der Beratungsangebote Sorge zu tragen, auch mit Blick auf die jeweils vorausgesetzte Qualifikation, fand auf dem Perspektivworkshop auch ein Austausch darüber statt, von welch einer Verteilung von Beratungsbedarfen auf die genannten Typen (Abbildung 81) der Beratung auszugehen ist. Der Annahme, dass etwa zehn Prozent der Beratungsanfragen einer kontinuierlichen Beratung bedürfen und möglicherweise etwa fünf Prozent im engeren Sinne Konstellationen für ein intensives Fallmanagement sind, wurde nach den Erfahrungen der Teilnehmerinnen und Teilnehmer nicht widersprochen (so auch Monzer 2018).

Diskussionsbedarf gab es hinsichtlich der Verortung des Fallmanagements. Ganz überwiegend wurde die These unterstützt, dass Fallmanagement insbesondere dort, wo es sich um eine personenzentrierte und nicht allein auf Informationen über Leistungsberechtigung zum Gegenstand habende Beratung handelt, diese auf kommunaler, ggf. sogar auf der gemeindlichen Ebene angesiedelt sein sollte.

Verortung des Fallmanagements: Kreis und gemeindliche Ebene?

Das gilt zumindest für die Fallkonstellationen, in denen es auf die lokalen, gemeindlichen, quartiersbezogenen Bewältigungsstrategien ankommt. Bei einem Fallmanagement im engeren Sinne, d. h. in komplexen und prekären Konstellationen, sei eine örtliche, meist kommunale Verankerung unverzichtbar, so eine letztlich nicht widersprochene Position auf dem Perspektivworkshop. Denn in diesen „Fällen" komme es nicht allein auf die pflegerischen Fragen und ihre Beantwortung an, sondern auch auf gesundheitliche und vor allen Dingen soziale sowie ökonomische Beratungsinhalte und die Verknüpfung mit entsprechenden Unterstützungsangeboten. Das gilt besonders bei einkommensschwachen Personen, das gilt in Familien mit Konfliktpotenzial und Gewaltphänomenen, das gilt auch bei psychiatrischen Krankheitsbildern, die mit Pflegebedürftigkeit verbunden sind. Für eine weitere Ausgestaltung der Rechtsansprüche auf Beratung, respektive ihre Verankerung, wären ggf. Differenzierungen zwischen den unterschiedlichen Typen der Beratung und ihrer Intensität zu bedenken. Es wurde in dem Perspektivworkshop aber auch deutlich, dass es unabhängig von der Verortung und Ansiedlung der Case Management-basierten Beratung jeweils darauf ankomme, die Personen und ihre sozialen Netzwerke zu befähigen, mit den An- und Herausforderungen von Pflegebedürftigkeit selbständig und selbstbestimmt umzugehen. Ein Empowermentansatz sei mit dem Beratungsverständnis gem. § 7a SGB XI verbunden. Er sei auch dem Case Management-Ansatz inhärent, der auf die Selbständigkeit und Selbstorganisationsfähigkeit setzt. Dies entspricht zugleich den Zielsetzungen des § 2 SGB XI.

Bei einigen Klient*innengruppen braucht es überregionale Angebote

Regionale Case Management-Ansätze im Sinne des Fallmanagements kommen, auch dies eine bestätigte Erkenntnis aus dem Perspektivworkshop, bei bestimmten Zielgruppen an Grenzen. Wenn für bestimmte Hilfebedarfe vor Ort keine Angebote und keine Hilfestrukturen existieren oder sich diese nicht organisieren lassen. Bestimmte Gruppen von Pflegebedürftigen bedürfen überregionale Unterstützungs- und Beratungsangebote mit einer spezifischen Fachkenntnis und einer eher zielgruppenspezifischen Vernetzung.

Aus der These einer bedarfs- und zielgruppenspezifischen Ausrichtung der Beratung gem. §§ 7, 7a SGB XI wurde auch das Erfordernis einer übergreifenden und vereinheitlichten Arbeitsweise der an der Beratung beteiligten Akteure abgeleitet, die sich in einer einheitlichen regional genutzten Software niederschlagen sollte.

Zwischenfazit: Die Beratungsangebote gem. §§ 7, 7a SGB XI gilt es de lege ferenda ggf. zu differenzieren: nach Intensität und Ausrichtung. Für komplexe und lebenswelt- und lebenslagenbezogene Beratungsbedarfe ist eine Rückbindung in die regionalen und kommunalen Strukturen entscheidend. Um die unterschiedlichen Beratungsangebote auch in ihrer unterschiedlichen Intensität als Gesamtsystem zum Wirken zu bringen, bedarf es sowohl einer einheitlichen Case Management-Arbeitsweise sowie einer IT-gestützten Informationsbasis für alle Beteiligten, auch und gerade hinsichtlich der regionalen und lokalen Infrastruktur und ihrer Verfügbarkeit.

6.2.3 These 3: Pflegestützpunkte spielen eine zentrale Rolle bei der Etablierung von Kooperation, dem Aufbau und der Pflege von Netzwerken und einer sektorenübergreifenden Zusammenarbeit.

Pflegestützpunkten kommen im Wesentlichen Aufgaben des Care Managements zu, das heißt, der Netzwerkbildung, der Koordination, der Kooperation sowie dem Aufspüren von Infrastrukturdefiziten, die dann ggf. im Rahmen von Planungsaktivitäten berücksichtigt werden. Die Bedeutung des Case Managements, das wurde im Perspektivworkshop betont, ist auch unter noch vorausgesetzten „normalen" Bedingungen, das heißt unter den Bedingungen einer bedarfsgerechten Infrastruktur vonnöten. Care und Case Management dient in einem insgesamt unübersichtlichen und sektorierten Versorgungssystem der Sicherstellung ausreichender Informationen für alle Beteiligten. Die Sicherstellung eines gemeinsamen und aufgabenentsprechenden umfassenden Informationsstandes ist nicht selbstverständlich.

Care Management: Netzwerkaufbau, um dysfunktionale Sektorengrenzen zu kompensieren

Dem Care Management und damit den Pflegestützpunkten kommt in diesem Zusammenhang ggf. gemeinsam mit anderen Beratungsstellen und Beratungsstrategien auf kommunaler Ebene eine hohe Bedeutung zu. In der Case Management-Diskussion unterscheidet man unterschiedliche Netzwerktypen (Reis 2013). Care Management bedient und bildet Informationsnetzwerke. Diese Bedeutung von Care Management-Netzwerken, die durch Pflegestützpunkte gepflegt werden, wurde in allen Fokusgruppen besonders betont. Aus Sicht der Ratsuchenden kommt dem Care Management insofern eine wichtige ordnende Funktion zu, als das System der Pflegeversicherung mit den zum Teil dysfunktionalen Sektorengrenzen zwischen gesundheitlicher und pflegerischer Versorgung, ambulanten und stationären Settings mit den mit ihnen verbundenen hohen bürokratischen Anforderungen einer aufeinander abgestimmten bedarfsgerechten Versorgung im Wege steht.

Dokumentationssoftware: Erfahrungen aus dem Case Management für das Care Management nutzbar machen

Die fallunabhängige Koordination und die Etablierung von Kooperationen samt Prozessen sind, nicht zuletzt bei der Krankenhausentlassung, Voraussetzung dafür, dass ggf. auch ohne ein individuelles Case Management die bedarfsgerechte Versorgung gewährleistet wird. Case Management reagiert ggf. auf Defizite in den Kooperations- und Koordinationsroutinen der an der Versorgung beteiligten Institutionen. In diesem Sinne verarbeitet Care Management systematisch in der Einzelfallberatung gesammelte Informationen über Schnittstellenprobleme, über Infrastrukturdefizite, über dysfunktionale Prozesse in der Hilfegestaltung und -gewährung. Unterstützt wird das Care Management in diesem Zusammenhang durch eine einheitliche Dokumentationssoftware. Sie kann einen Beitrag zur effizienten Gesamtversorgung leisten. Dieser These wurde überwiegend zugestimmt. Allerdings wurde auch darauf hingewiesen, dass starre Vorgaben der einheitlichen Softwarenutzung, etwa auf Landes- oder auf städtischer Ebene, bewährte Kooperationsstrukturen und -prozesse gefährden können. Dies gelte vor allen Dingen dann, wenn die vorgeschriebene Software nicht die Besonderheiten und Anforderungen eines Care und Case Managements berücksichtigt, sondern ggf. anderen Zielsetzungen und Informationsbedürfnissen folgen – etwa Zielen der Kostensteuerung. Auch bestünde die Gefahr, dass eine aufwändige, verbindlich vorgeschriebene Software zu einer Bürokratisierung von Care und Case Management-Prozessen führt. Mit Blick auf die an Aufgaben der Pflegeberatung zum Teil bundesweit beteiligten Kassen wurde auch die Sinnhaftigkeit respektive Notwendigkeit einer bundeseinheitlichen technischen Lösung mit einheitlicher Software diskutiert. In jedem Fall ist es absolut kontraproduktiv, wie etwa in Baden-Württemberg beobachtet, wenn sich die jeweiligen Kommunen, nicht zuletzt aus vergaberechtlichen Gründen, jeweils um eine eigene Softwarelösung bemühen. Das behindert eine landeseinheitliche Vorgehensweise dauerhaft und verursacht unnötige Kosten.

Unterschiedliche Spielarten der Pflegestützpunkte je Bundesland

Die Pflegestützpunkte in den unterschiedlichen Bundesländern, so sie errichtet wurden, kennen jeweils eine landesrechtlich vereinbarte oder geregelte Finanzierung, die immer auch landes- bzw. kommunale Mittel vorsieht. Es gibt sehr unterschiedliche Lösungen und konzeptionelle Varianten für die Pflegestützpunkte:

- Pflegestützpunkte im Kooperations- oder Angestelltenmodell,
- Integration der Pflegeberatung aller Kassen in die Pflegestützpunkte,
- systematische Trennung zwischen Pflegeberatung und Pflegestützpunkten, die dann lediglich als Care Management-Institutionen agieren oder
- faktische Übernahme von Pflegeberatungsaufgaben durch Pflegestützpunkte oder Pflegenetze, wie etwa im Freistaat Sachsen.

Kommunen stellen häufig ein profiliertes Care Management sicher

Je stärker die Einbeziehung der Kommunen und ihre Ressourcen, desto ausgeprägter erscheint die Wahrnehmung von Care Management-Funktionen. Diese Care Management-Funktionen werden allerdings insbesondere dort, wo es keine Pflegestützpunkte gibt, wenn überhaupt, zufällig oder eher über die Seniorenberatung und Altenhilfe wahrgenommen. Dort, wo es sie gibt, ist die Funktion des Care Managements häufig personell unterausgestattet, so dass die für ein effizientes Gesamtsystem so bedeutsame Care Management-Funktion faktisch nicht wahrgenommen und ausgebaut werden kann. Diese Umstände werden mancherorts, so zeigten es die Fokusgruppengespräche, von den in den Pflegestützpunkten tätigen professionellen Kräften – oftmals der Sozialen Arbeit oder der Pflege kompensiert: manche Kolleginnen und Kollegen identifizieren sich vor dem Hintergrund ihres professionellen Ethos mit entsprechenden Verantwortungsrollen für das Gesamtsystem. Sie sind dann überobligatorisch und quasi ehrenamtlich in Aufgabenfeldern des Care Managements unterwegs – etwa, wenn es um die Teilnahme an Gremiensitzungen geht, um Koordinierungsaufgaben, um die Begleitung von besonders aufwändigen Fallkonstellationen. Das Ethos der in den Pflegestützpunkten und bei der Pflegeberatung Tätigen und ihre professionelle Eigenständigkeit ist maßgeblich für die professionelle Performance. Mit Blick auf die Vorgaben für das Care Management, sei es nun in Form von Pflegestützpunkten oder auf andere Art und Weise, wurde auf die Eigenständigkeit und Eigenverantwortlichkeit der kommunalen Ebene verwiesen. Es wurde bestätigt, dass die Rahmenbedingungen in den Bundesländern je unterschiedlich sind. Auch die Größe der Landkreise unterscheidet sich erheblich. In den Ländern und Kommunen haben sich unterschiedliche Vernetzungs- und Kooperationsstrukturen entwickelt, die es zu berücksichtigen und zu würdigen sowie einzubeziehen gilt. Andererseits zeigt sich Unterschiedlichkeit nicht nur durch diese Rahmenbedingungen und Vorgaben. Die Performance und Ausstattung wird auch durch die kommunalpolitische Bedeutung bestimmt, die dem Thema Pflege und Pflegestützpunkte zugewiesen wird. Vor diesem Hintergrund wurde im Perspektivworkshop betont, dass es bei aller Akzeptanz von Variationen auf kommunaler Ebene einer fachlichen „Referenz" für die Anforderungen an das Care Management bedarf.

Multiprofessionelle Teams, integrierte Beratungsstellen und sozialräumliche Präsenz

Mit Blick auf die sich zielgruppenspezifisch unterscheidenden Anforderungsprofile wurde auch betont, dass in den Pflegestützpunkten in sinnvoller Weise ein multiprofessionelles Team tätig werden sollte und auch andere Beratungsstellen einbezogen werden (sollten), etwa der Sozialpsychiatrische Dienst, die Betreuungsbehörde oder die Gesundheitsämter, um nur einige zu nennen. Care Management verlangt aber nicht nur eine Ansiedlung auf der kommunalen Ebene im Sinne der Kreisebene, sondern auch eine sozialräumliche Anbindung. Dieser Unterthese wurde überwiegend zugestimmt. In den Fokusgruppen konnten vielfältige Beispiele für die sozialräumliche Ausrichtung von Pflegestützpunkten und Care Management gefunden werden: Zweigstellen, eigenständige Care Management-Büros in kreisangehörigen Gemeinden oder Quartieren. Zum Teil wird die sozialräumliche Ausrichtung auch durch gezielte Kooperationen unterstützt. Gerade auf sozialräumlicher Ebene spielen die sogenannten Milieunetzwerke eine wichtige Rolle. In ihnen geht es um vertrauensgeprägte, auf gleiche Zielorientierungen hin angelegte Formen der Zusammenarbeit, nicht notwendigerweise formalisiert als vielmehr kollegial. Die Bedeutung sozialräumlicher Orientierung der Pflegestützpunkte wurde ebenfalls im Perspektivworkshop bebildert, indem etwa von kreisangehörigen Gemeinden berichtet wurde, in denen durch die Kooperation mit der Gastronomie, Metzgern und anderen Lebensmittelherstellenden respektive Lieferanten über die ggf. auch kulturell eingebettete Essensversorgung auf Pflege angewiesener Menschen verhandelt wurde. Auf diese Weise konnten formelle, ggf. auch mit weiteren Regiekosten versehene Angebote kompensiert und die Identifikation des Ortes mit den Aufgaben der Sorge und Pflege unterstützt werden; so etwa ein fahrbarer Mittagstisch. Es wurde allerdings auch einige Skepsis geäußert, was eine sozialräumliche und sublokale Ausrichtung der Pflegestützpunktarbeit anbelangt. Nicht alle Gemeinden und Städte sowie Ortsteile sind bereit und in der Lage, sich den Fragen der Pflege und Sorge in einer kooperativen und proaktiven Weise zu öffnen. Die sozialräumliche Orientierung von Pflegestützpunkten ist, so auf dem Perspektivworkshop vertretene Positionen, untrennbar mit Formen zugehender Beratung verbunden respektive zu verbinden. Diese wird von den wenigsten Kassen in einer Case Management-basierten Art und Weise in dem erforderlichen Umfang gewährleistet. Insofern wären die Pflegestützpunkte am ehesten in der Lage, bei entsprechender Personalausstattung, eine sozialräumlich ausgerichtete zugehende Beratung zu gewährleisten. Sie bringen hier auch die in der Regel größte Kompetenz mit, da sie sich in den regionalen Begebenheiten am ehesten auskennen.

Verschränkung des Care Managements mit den kommunalen Strukturen

Zwischenfazit: In § 7c SGB XI in Pflegestützpunkten respektive in anderen Formen, etwa der vernetzten Pflegeberatung, verfolgten Care Management-Aufgaben kommt eine große Bedeutung in Zeiten zu, in denen die Versorgung infrastrukturell häufig nicht mehr gewährleistet werden kann. Hinzu kommt, dass die Pflegekapazität sozialer Netzwerke (Familie, Nachbarschaften pp.) infolge von Dynamiken der Individualisierung, Singularisierung und anderen Formen sozialen Wandels deutliche Einbußen in ihrer immer noch vorausgesetzten Leistungsfähigkeit erleidet. Care Management ist auf die Effizienz und die Bedarfsgerechtigkeit von regionalen Versorgungssystemen und Versorgungsstrukturen hin ausgerichtet und erlangt hier ihre zentrale Bedeutung. Sie weist am ehesten einen sozialräumlichen Bezug auf, insbesondere dann und dort, wo sie sich auch im ländlichen Raum dezentral aufstellt und tätig wird, im städtischen Raum sozialraum- und quartiersbezogen agiert. Pflegestützpunkte und entsprechende Care Management-Strukturen sind notwendigerweise mit den kommunalen Strukturen zu verschränken oder kommunal auszugestalten. Die Performance ist aus unterschiedlichen Gründen höchst unterschiedlich. Eine Verschränkung mit dem individuellen Beratungsgeschehen und dem Case Management im Sinne des § 7a SGB XI ist unter Effizienzgesichtspunkten unverzichtbar. Care Management-Strukturen kennen in den Bundesländern und den Kommunen unterschiedliche Traditionen und Strukturen. Sie gilt es bei einer Weiterentwicklung der rechtlichen Rahmenbedingungen zu berücksichtigen. Auf der anderen Seite muss allerdings sichergestellt werden, dass Care Management an bestimmte Maßstäbe, die sich aus § 7c SGB XI ableiten lassen, heranreicht. Bei einer strukturellen Weiterentwicklung der Pflegeversicherung wäre auch an eine gesetzliche Neukonzeptionierung des Care Managements im SGB XI zu denken.

6.2.4 These 4: Angesichts der regional immer deutlicher werdenden Infrastrukturdefizite und Versorgungsengpässe erscheint eine verbindliche kommunal und regional verankerte Pflegestrukturplanung unumgänglich.

Der Pflegemarkt: Wandel vom Nachfrage- zum Anbietermarkt

Die Pflegeversicherung folgt recht konsequent der neoliberalen Logik der Wettbewerbsneutralität und hat dementsprechend die Langzeitpflege zu einem Markt von miteinander in Konkurrenz und Wettbewerb stehenden Anbietern entwickelt. Dabei ging der Gesetzgeber davon aus, dass sich in Zeiten eines Angebotsüberhangs der Wettbewerb auf dem Pflegemarkt vorteilhaft für die auf Pflege angewiesene Menschen auswirken würde, da ihnen Wahloptionen zur Verfügung stehen, sie sich einen Pflegedienst respektive eine Pflegeeinrichtung nach eigenen Präferenzen auswählen können. Auch ein Qualitätswettbewerb war erhofft worden. Gleichzeitig machte die Möglichkeit, auf dem Pflegemarkt – insbesondere im Bereich der stationären Langzeitpflege – Geld zu verdienen und Renditen zu erwirtschaften, den Pflegemarkt auch für Investoren interessant. Ihre Investitionen entlasteten die Länder, die in der Vergangenheit die Investitionskosten für eine bedarfsgerechte Infrastruktur (mit-)getragen hatten. Inzwischen, das wurde auch auf dem Perspektivworkshop allgemein bestätigt, hat sich aus dem Nachfragemarkt ein Anbietermarkt entwickelt. In jedem Fall ist der Pflegemarkt nicht mehr in der Lage, überall und für alle auf fachliche Unterstützung angewiesene Menschen die passenden Versorgungssituationen zu gewährleisten.

Keine Planung und Investitionsförderung in den (meisten) Bundesländern

In Zeiten der Landesförderung von Investitionen war eine richtwertebasierte Pflegeplanung in Deutschland verbreitet (Klie et al. Juli 2007). Inzwischen haben sich die Länder aus einer für sie verbindlichen, das heißt mit Investitionsfördermaßnahmen verbundenen Planung weithin verabschiedet. Die Bundesländer sehen in unterschiedlicher Weise Planungsempfehlungen respektive Planungsverpflichtungen für ihre Landkreise und kreisfreien Städte/Stadtkreise vor (Engels und Frie 2023). Dem Bund fehlt die Kompetenz, anders als im Krankenhauswesen, Planungsverpflichtungen im Bereich der Langzeitpflege niederzulegen (Klie 2024d). Wenn also angesichts der im Perspektivworkshop bestätigten Steuerungserfordernisse hinsichtlich der Infrastrukturentwicklung eine verbindliche Pflegestrukturplanung als sinnvoll oder geboten angesehen wird, wäre die Umsetzung entsprechender Vorgaben nach geltendem Recht schwer möglich. Auf dem Perspektivworkshop wurde hinsichtlich der „Verbindlichkeit“ von Pflegestrukturplanung differenziert: Es gibt sie, die landesrechtlichen Vorgaben und Verpflichtungen hinsichtlich einer Pflegestrukturplanung; nur sind die sich aus der Pflegestrukturplanung ergebenden Empfehlungen (überwiegend) nicht verbindlich. Etwas anders sieht es dort aus, wo etwa Tages- und Kurzzeitpflege durch die Länder, zumeist investiv, gefördert werden: Diese Förderung basiert ggf. auf einer festgestellten Unterversorgung oder dafür erforderlichen Infrastrukturentwicklung.

Planung nicht nur für die Pflege: Altenhilfe, Gesundheit, Prävention einbeziehen

Hinsichtlich der Planungsansätze wurde im Perspektivworkshop die Forderung formuliert, eine Pflegestrukturplanung dürfe sich nicht auf die Langzeitpflege beschränken, sie müsse die Altenhilfe ebenso einbeziehen wie Fragen der gesundheitlichen Versorgung und die Prävention. Auch in den Fokusgruppendiskussionen in den Ländern wurde darauf hingewiesen, dass sich eine Pflegestrukturplanung als integrierte Sozialplanung verstehen oder in entsprechende Planungsansätze einfügen müsse. Mecklenburg-Vorpommern bringt dies auch in seinen landesgesetzlichen Regelungen zur Pflegesozialplanung zum Ausdruck. Planungsverpflichtungen richten sich im Wesentlichen an die Landkreise und kreisfreien Städte/Stadtkreise. Dabei wurde sowohl in den Fokusgruppendiskussionen als auch auf dem Perspektivworkshop die Sinnhaftigkeit von Altenhilfe- und Pflegeplanungsprozessen auf der Ebene kreisangehöriger Gemeinden und Städte betont (so auch: Klie und Rischard 2025). Hinsichtlich der Planungsansätze wurde im Perspektivworkshop die Forderung formuliert, eine Pflegestrukturplanung dürfe sich nicht auf die Langzeitpflege beschränken, sie müsse die Altenhilfe ebenso einbeziehen wie Fragen der gesundheitlichen Versorgung und der Prävention. Auch in den Fokusgruppendiskussionen in den Ländern wurde darauf hingewiesen, dass sich eine Pflegestrukturplanung als integrierte Sozialplanung verstehen oder in entsprechende Planungsansätze einfügen müsse. Mecklenburg-Vorpommern bringt dies auch in seinen landesgesetzlichen Regelungen zur Pflegesozialplanung zum Ausdruck. Planungsverpflichtungen richten sich im Wesentlichen an die Landkreise und kreisfreien Städte/Stadtkreise. Dabei wurde sowohl in den Fokusgruppendiskussionen als auch auf dem Perspektivworkshop die Sinnhaftigkeit von Altenhilfe- und Pflegeplanungsprozessen auf der Ebene kreisangehöriger Gemeinden und Städte betont (so auch: Klie und Rischard 2025).

Besondere Herausforderungen: FTD, junger Pflegebedarf, Substanzanhängige etc.

Infrastrukturdefizite zeigen sich besonders deutlich bezogen auf Gruppen von Klientinnen und Klienten, auf die die zugelassenen Pflegeeinrichtungen und Dienste mit den von ihnen vorgehaltenen Qualifikationen und Konzepten nicht hinreichend vorbereitet oder ausgerichtet sind. Dies wurde auch in allen Fokusgruppengesprächen auf Landesebene als besonders drängendes Problem beschrieben. Ob FTD-Betroffene (Roes et al. 2024), ob substanzabhängige auf Pflege angewiesene Menschen, junge pflegebedürftige Menschen, traumatisierte Menschen mit Fluchterfahrung und Pflegebedarf: Für sie und andere gibt es vor Ort und häufig auch regional keine geeigneten Angebote. Hier ist staatliches Handeln erforderlich und auch unter wettbewerbsrechtlichen Gesichtspunkten zulässig, wenn und solange sich auf dem Pflegemarkt keine bedarfsgerechten Angebotsstrukturen entwickeln. In der Jugendhilfe ist der Begriff der „Systemsprenger" bekannt (Giertz und Gervink 2017). Auf dem Perspektivworkshop wurde die Übernahme des Begriffes Systemsprenger kritisch diskutiert und teilweise zurückgewiesen. Andererseits wurde die Übertragung des Begriffs aus der Jugendhilfe für durchaus angemessen gehalten, da auf diese Weise die Aufmerksamkeit auf vernachlässigte Zielgruppen in der Langzeitpflege gelenkt werden kann, was als erforderlich angesehen wird. Allgemein bestätigt wurde, sowohl von den Gesprächspartnerinnen und -partnern in den Fokusgruppen als auch auf dem Perspektivworkshop, dass sich inzwischen die Leistungserbringer als Anbieter ihre Klientinnen und Klienten weitgehend aussuchen können, da es nicht zuletzt betriebswirtschaftliche Kalküle und die jeweilige Personalsituation sind, die Aufnahmeentscheidungen prägen. Der vorgesehene Kontrahierungszwang sei durch die starke Stellung der Leistungserbringer faktisch wirkungslos. Kontrovers wurde diskutiert, wie auf die Probleme der Unterversorgung, insbesondere auch der regionalen Unterversorgung, reagiert werden könne. Ein möglicher Weg wären Vergütungszuschläge für unattraktive Regionen – was zur Folge hätte, dass die Leistungen für die Klientinnen und Klienten, die bei Leistungen zuzahlen, teurer würden bzw. in jedem Fall in ihrem Umfang abgesenkt würden.

Pflege als Aufgabe der Daseinsvorsorge

Der Aussage, dass es sich bei der Pflege um eine Aufgabe der Daseinsvorsorge handelt, wurde von allen Beteiligten zugestimmt. Ob und unter welchen Voraussetzungen sich daraus allerdings eine Verpflichtung ableiten lässt, dass Kommunen kommunalwirtschaftlich in der Langzeitpflege tätig werden, wo die Versorgung nicht mehr gewährleistet ist, wurde durchaus kontrovers diskutiert – auch wenn es zahlreiche Beispiele kommunalwirtschaftlicher Aktivitäten im Bereich der Langzeitpflege zu verzeichnen gilt (vgl. Klie 2024e). Verwiesen wurde in dem Zusammenhang auf den Rückkauf der ehemals staatlichen Pflegeeinrichtungen in Hamburg durch die Freie und Hansestadt Hamburg, die 2007 von einem Investor erworben wurden. Diskutiert wurde weiterhin die Frage, ob die insbesondere vom AOK-Bundesverband ins Gespräch gebrachte Begrenzung des Kontrahierungszwangs von Pflegekassen mit den Leistungserbringern einen Beitrag zur bedarfsgerechten Versorgung leisten könne. Es wurde in diesem Zusammenhang auf das Problem hingewiesen, dass es regional oftmals gar keine interessierten Investoren respektive Leistungserbringer gebe, die sich auf den Markt der Langzeitpflege „drängen“ würden. Umgekehrt berichteten auch die Gesprächspartnerinnen und -partner in den Fokusgruppen von regional die Versorgungssicherheit gefährdenden Insolvenzverfahren, sowohl in der ambulanten als auch stationären Langzeitpflege – und dies trägerübergreifend. Inwieweit hier eine Eintrittspflicht der Kommunen besteht, wenn anderweitig eine Versorgung nicht mehr sichergestellt werden kann, wurde ebenfalls kontrovers diskutiert – und am Beispiel Bremen erörtert. In jedem Fall läuft der Sicherstellungsauftrag, der im SGB XI verankert ist, bei Unterversorgung vielfach faktisch leer, da er nicht sanktioniert wird (Klie 2024e).

Vielfältige Steuerungsoptionen im Care Management angelegt

Im Zusammenhang mit der Pflegeberatung und den Pflegestützpunkten wurde auch im Perspektivworkshop darauf hingewiesen, dass die Erkenntnisse aus komplexen Fallkonstellationen als Ergebnisse einer systematischen Evaluation im Rahmen des Care Managements unmittelbar in die kommunale Pflegestrukturplanung Eingang finden müssen. Dabei gehe es bei der Planung mitnichten allein darum, Platzzahlen respektive Kapazitäten von ambulanten Diensten zu ermitteln und vorzugeben, sondern auch darum, durch neue Formen der Kooperation, der Koordination, des Schnittstellenmanagements, die Effizienzreserven des Versorgungssystems zu nutzen, Über- und Fehlversorgung zu vermeiden, häusliche Pflegearrangements zu stärken. In diesem Sinne gebe es eine Reihe von erfolgreichen kommunal verankerten Planungsansätzen und Konzepten, von denen auch in den Fokusgruppengesprächen berichtet werden konnte.

Zwischenfazit: Die Hinweise aus Beratungszusammenhängen, Fallmanagementkonstellationen sowie die im Care Management ermittelten Defizite in der Kooperation und Koordination einerseits und die vorhandenen Infrastrukturen

Verankerung einer verbindlichen Pflegestrukturplanung

andererseits sind für kommunal, zum Teil auch gemeindlich verankerte Planungsprozesse von größter Bedeutung. Angesichts für die Zukunft zu prognostizierender Unterversorgung und Infrastrukturdefiziten in der Langzeitpflege, nicht zuletzt mit Blick auf das zukünftig fehlende (Fach-)Personal, dürfte im Zuge einer Weiterentwicklung von Pflegeberatung und Pflegestützpunktstrukturen eine verbindliche Pflegestrukturplanung bundes- und landesrechtlich zu verankern sein. Sie auf kommunaler Ebene anzusiedeln – mit einer aktiven Rolle der Pflegekassen – dürfte eine Option sein. Eine verbindliche Pflegestrukturplanung gilt es stets als Teil einer integrierten Sozial- und Gesundheitsplanung zu verstehen.

6.2.5 These 5: Es ist maßgeblich der zu erwartende Mangel an (Fach-)Pflegepersonal, der eine bedarfsgerechte Versorgung gefährden könnte. Ihm ist durch einen kompetenzorientierten und eigenverantwortlichen Einsatz von (Fach-)Pflegepersonal zu begegnen.

Der stärkste Fachkräftemangel steht noch bevor

Der DAK-Pflegereport 2024 (Klie 2024c) hat die zu erwartenden Personalengpässe in der Pflege – differenziert nach Bundesländern – deutlich herausgearbeitet. Wenn sich bereits im Jahr 2024 deutliche Engpässe auf dem Arbeitsmarkt der Pflege zeigten, gibt die aktuelle Situation nur eine Vorahnung für die zu erwartenden Personalmangelsituationen in der Zukunft. Angesicht der berufsdemografischen Dynamiken ist auch bei Zuwanderung ein Aufbau von personellen Ressourcen unrealistisch. Es kommt auf einen kompetenzorientierten und effizienten Einsatz von Personalressourcen an.

Abbildung 82: Qualifizierungsreserve Fachpflege

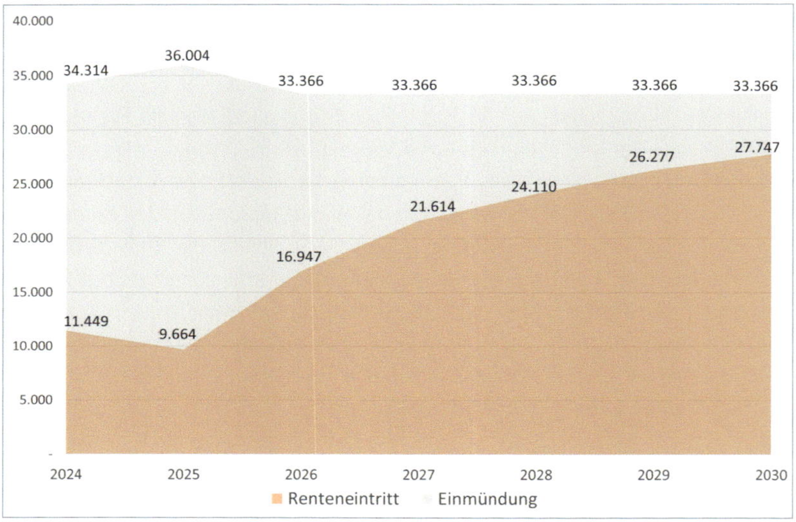

Quelle: Klie 2024c

Handlungsoptionen in Zeiten des Fachkräftemangels

Auch die Personalmangelsituationen, das machten die Fokusgruppengespräche in den sechzehn Bundesländern deutlich, zeigen sich regional höchst unterschiedlich. Der Trend ist jedoch eindeutig: Es werden in der Zukunft weniger Pflegefachpersonen für mehr auf Pflege angewiesene Menschen zur Verfügung stehen. Das gilt auch dann, wenn in Folge der in der 20. Legislaturperiode beschlossenen Krankenhausreform Personalkapazitäten – regional – für andere Aufgaben und Arbeitsfelder als den Kliniken frei werden. Auf dem Perspektivworkshop wurde die formulierte These im Wesentlichen konsentiert. Die Notwendigkeit der Priorisierung, von Zugangsregelungen und Rationierung wurde ebenso angesprochen wie die Notwendigkeit, den erforderlichen Versorgungsmix neu zu denken. Allein eine Fortschreibung der in der Pflegeversicherung vorgesehenen Versorgungstypen und -strukturen sei nicht tragfähig.

Kompetenzorientierter Fachkräfteeinsatz

Weitgehend Einvernehmen bestand darin, dass es darum gehen müsse, insbesondere Pflegefachpersonen kompetenzorientiert einzusetzen respektive für sie entsprechende Aufgabenbereiche eigenverantwortlicher und eigenständiger fachpflegerischer Praxis in partnerschaftlicher Zusammenarbeit mit der Medizin zu eröffnen. Dabei wurde allerdings sowohl in den Fokusgruppendiskussionen als auch im Perspektivworkshop darauf hingewiesen, dass mitnichten alle Pflegefachpersonen in der Lage seien, die ihnen nach dem Pflegeberufegesetz zugeordneten Kompetenzen (eigenständig und eigenverantwortlich) in der Praxis einzusetzen. Es käme ganz entscheidend auf Qualifizierungs- und Bildungsprozesse, auch bezogen auf Pflegefachpersonen, an. Die in § 4 Pflegeberufegesetz geregelten Vorbehaltsaufgaben (Think Tank Vorbehaltsaufgaben (TT VA) & Deutsche Gesellschaft für Pflegewissenschaft e. V. 28.02.2024) werden auf der einen Seite als wichtige Professionalisierungsperspektive gesehen. Auf der anderen Seite wurde auch hier im Perspektivworkshop festgestellt, dass das Konzept der Vorbehaltsaufgaben mitnichten überall bekannt und implementiert sei.

Pflegefachlichkeit und berufsrechtliches Empowerment

Bei der Frage der leistungsrechtlichen Konsequenzen einer kompetenzorientierten und berufsrechtlichen Aufgabenzuschreibung entsprechenden Ausgestaltung für Versorgungsverträge und Entgeltvereinbarungen wurde einerseits darauf hingewiesen, dass die Vorbehaltsaufgaben kein Refinanzierungstatbestand seien, sondern lediglich eine Arbeitsmethode darstellen würden, andererseits wurde ein Verständnis von pflegefachlicher Steuerung zum Ausdruck gebracht, das als eigenständige pflegefachliche Begleitungsaufgabe zu verstehen sei, die es unabhängig von der Durchführung von Pflegehandlungen im Leistungserbringungsrecht zu berücksichtigen gelte. Die Vorstellungen von Pflegefachlichkeit stimmen noch nicht in jeder Hinsicht überein. Umso wichtiger erscheint die Aufnahme sowohl von Vorbehaltsaufgaben als auch von Aufgaben eigenständiger Heilkundeausübung im Leistungsrecht, was durch das Pflegekompetenzgesetz in der 20. Legislaturperiode auf den Weg gebracht wurde (Bundesrat Drucksache 2/1/25 27.02.25). Die aus den Fokusgruppen berichteten Beispiele, wie etwa dass Pflegefachpersonen zum Teil – der Logik einer Tourenplanung geschuldet – für einfache hauswirtschaftliche

Dienstleistungen eingesetzt werden, wurde bestätigt und in dem Zusammenhang mit der Integration von hauswirtschaftlichen Aufgaben in die Leistungen der Pflegeversicherung problematisiert.

Rolle des MD: Pflegebegutachtung weiterentwickeln

Eine künftig weiterentwickelte Rolle könnten die Medizinischen Dienste übernehmen, die sich im Rahmen der Pflegebegutachtung ein Bild über die häusliche Pflegesituation machen. Die vom Medizinischen Dienst gesammelten Erkenntnisse, gegebenenfalls verbunden mit einem Risikoscreening auf der Basis des Ansatzes der subjektorientierten Qualitätssicherung (Büscher und Klie 2023), könnten den Medizinischen Dienst in seiner pflegefachlichen Kompetenz und Ressource stärker für Begleitaufgaben in insbesondere informellen Pflegearrangements genutzt werden. Angesichts der Personalknappheit in der Pflege gelte es, alle pflegefachlichen Ressourcen im Sinne der Begleitung von Pflegearrangements zu nutzen. Auch die Leistungen der häuslichen Krankenpflege gemäß § 37 Abs. 2 SGB V vermitteln einen Zugang zu Pflegearrangements. Auch hier wäre das „Arbeitsprinzip" der Vorbehaltsaufgaben respektive wären die der Pflegefachperson vorbehaltenen Aufgaben im Sinne der Pflegeprozesssteuerung eigenständig im Leistungserbringungsrecht oder in der Vergütung zu würdigen und für die Stabilisierung von häuslichen Pflegearrangements zu nutzen. Die Abrechnungslogik, die hinter der Leistungserbringung der häuslichen Krankenpflege steht, befördert ein solches Verständnis von pflegefachlicher Begleitung nicht.

Prävention stärken: kommunale Ansätze mit CHN und/oder Versorgungszentren

Auf dem Perspektivworkshop wurde überdies ergänzend gefordert, die Aufgaben der Prävention vor und bei Pflegebedürftigkeit stärker zu betonen und die Kompetenzen von Pflegefachpersonen systematisch zu nutzen, aber auch im Leistungs- und Leistungserbringungsrecht zu würdigen. Explizit wurde auf die Community Health Nurse (Klapper 2023) verwiesen. Diese allerdings würden dann nicht mehr notwendigerweise bei ambulanten Pflegediensten angesiedelt werden, sondern gegebenenfalls in medizinischen Versorgungs- oder Gesundheitszentren, Pflegekompetenzzentren, gegebenenfalls auch Pflegestützpunkten oder den kommunalen Gesundheitsämtern. Differenziert bewertet wurden die Beratungseinsätze gemäß § 37 Abs. 3 SGB XI. Die Forschungslage bescheinigt ihnen eine geringe Wirksamkeit (Büscher et al. 2010). In den Fokusgruppengesprächen wurde verschiedentlich darauf hingewiesen, dass die Pflegedienste zum Teil keine Kapazitäten mehr für die Pflegeberatungsbesuche hätten und an ihnen auch nicht mehr unter dem Gesichtspunkt der Akquise interessiert wären.

Integrierte Beratung und sektorenübergreifende Versorgung

Eine Integration von den Pflegeberatungsbesuchen gemäß § 37 Abs. 3 SGB XI in einen integrierten Beratungsansatz, etwa konzentriert in den Pflegestützpunkten, wurde von Teilen der am Perspektivworkshop Beteiligten präferiert. In jedem Fall ergab sich aus der Diskussion um einen kompetenzorientierten Einsatz von Pflegefachpersonen eine sehr grundsätzliche Diskussion um die Reformbedürftigkeit des Versorgungssystems, insbesondere in der ambulanten Versorgung, aber auch mit Blick auf die Notwendigkeit einer sektorenübergreifenden Versorgungsstrategie.

Die im Perspektivworkshop geführte Diskussion und die dort zusammengetragenen Aspekte werden auf der Ebene der Pflegestützpunkte und der Kommunen so gut wie nicht geführt. Hier prägt die bestehende Struktur des Leistungs- und Leistungserbringungsrechts die Diskussion und die Bemühungen, im vorhandenen Rahmen und in den vorhandenen Strukturen die Versorgung auch für die Zukunft zu gewährleisten, was allerdings zunehmend schwerer fällt. Eine Strukturreform wird weniger von unten entwickelt, sondern muss von oben, also durchaus auch vom Bundesgesetzgeber und im Rahmen des Leistungs- und Leistungserbringungsrechts unterstützt und auf den Weg gebracht werden.

Personalmangel in allen Gesundheitsberufen absehbar: Mehr Effizienz nötig

Nicht nur Pflegefachpersonen sind regional und in der Tendenz in allen Versorgungsbereichen Mangelware. Das gilt auch für andere Gesundheitsberufe wie die Medizinerinnen und Mediziner sowie die therapeutischen Berufe. Auch vor diesem Hintergrund wird die auch im Rahmen der Professionalisierung der Fachpflege geforderte und geförderte eigenständige Heilkundeausübung von Pflegefachpersonen von Standesorganisationen der Ärzteschaft akzeptiert respektive gefordert (Karagiannidis et al. 2025). Sowohl im Entwurf eines Pflegekompetenzgesetzes (Bundesrat Drucksache 2/1/25 27.02.25) als auch in der Diskussion um ein ANP-Gesetz[31] wird die eigenständige Heilkundeausübung vorgesehen. Der in diesem Workshop zur Diskussion gestellten Aussage, dass eine fallabschließende Heilkundeausübung durch Pflegefachpersonen einen Beitrag zu Effizienz der gesundheitlichen Versorgung leisten kann, wurde ganz überwiegend zugestimmt. Offen blieben Fragen der Vergütung für diese Aufgaben und der Berücksichtigung im Leistungserbringungsrecht von den Richtlinien für die häusliche Krankenpflege und anderen Qualitätsvorgaben im Leistungserbringungsrecht. Mit Blick auf die Effizienzpotenziale, die durch eine Einbeziehung der Pflegefachpersonen in die Heilkundeausübung erschlossen werden können, wurden Hinweise auf die Potenziale der Digitalisierung, einer sprachgesteuerten Dokumentation und dem Nutzen der elektronischen Patientenakte (EPA) gegeben.

Besondere Bedeutung der Pflegeassistenz

Die Sicherstellung der pflegerischen Versorgung durch beruflich Tätige gelingt schon heute keineswegs. Neben den Pflegefachpersonen, die den größten Anteil der Versorgung tragen, sind auch weitere Berufe – von der Hauswirtschaft über die Soziale Arbeit bis zu therapeutischen Berufen – an im weiteren Sinne pflegerischen und heilkundlichen Aufgaben beteiligt. Eine zunehmende Bedeutung, nicht zuletzt im Zusammenhang mit dem Personalbemessungssystem gemäß § 113c SGB XI, kommt der Pflegeassistenz zu. Ihre Relevanz wird vor allem im stationären Bereich gesehen. Aber auch in der ambulanten häuslichen Pflege kommt es zunehmend zum Einsatz von Assistenz- oder Helferberufen, denen pflegerische Aufgaben übertragen werden. Hier muss allerdings sichergestellt werden, dass die Pflegefachperson jeweils die pflegefachliche Qualität und Angemessenheit in der Leistungserbringung verantwortet. Mit Blick auf die abnehmende Zahl von Absolventinnen und Absolventen allgemeinbildender Schulen und den spezifischen

31 Gesetz über Advance Nursing Practice (Arbeitstitel).

Qualifikations- und Bildungsabschlüssen sowie Kompetenzen von Menschen mit Zuwanderungsgeschichte kommt DQR-basierten Kompetenzfeststellungen (Bundesinstitut für Berufsbildung, Bonn 2010) eine hochrelevante Bedeutung zu. Hier wurde auf dem Perspektivworkshop allerdings deutlich darauf hingewiesen, dass DQR-basierte Feststellungsverfahren, wenn sie denn alleine in der Hand von Trägern von Einrichtungen und Diensten seien, auch im hohen Maße missbrauchsanfällig seien. Auch fehle es noch an Zertifizierungs- respektive Validierungsverfahren. Die Sicherstellung der pflegerischen Versorgung durch beruflich Tätige gelingt schon heute keineswegs überall. Neben den Pflegefachpersonen, die den größten Anteil der Versorgung tragen, sind auch weitere Berufe – von der Hauswirtschaft über die Soziale Arbeit bis zu therapeutischen Berufen – an im weiteren Sinne pflegerischen und heilkundlichen Aufgaben beteiligt. Eine zunehmende Bedeutung, nicht zuletzt im Zusammenhang mit dem Personalbemessungssystem gemäß § 113c SGB XI, kommt der Pflegeassistenz zu. Ihre Relevanz wird vor allem im stationären Bereich gesehen. Aber auch in der ambulanten häuslichen Pflege kommt es zunehmend zum Einsatz von Assistenz- oder Helferberufen, denen pflegerische Aufgaben übertragen werden. Hier muss allerdings sichergestellt werden, dass die Pflegefachperson jeweils die pflegefachliche Qualität und Angemessenheit in der Leistungserbringung verantwortet. Mit Blick auf die abnehmende Zahl von Absolventinnen und Absolventen allgemeinbildender Schulen und den spezifischen Qualifikations- und Bildungsabschlüssen sowie Kompetenzen von Menschen mit Zuwanderungsgeschichte kommt DQR-basierten Kompetenzfeststellungen (Bundesinstitut für Berufsbildung, Bonn 2010) eine hochrelevante Bedeutung zu. Hier wurde auf dem Perspektivworkshop allerdings deutlich darauf hingewiesen, dass DQR-basierte Feststellungsverfahren, wenn sie denn alleine in der Hand von Trägern von Einrichtungen und Diensten seien, auch im hohen Maße missbrauchsanfällig seien. Auch fehle es noch an Zertifizierungs- respektive Validierungsverfahren.

Personalmix durch Kompetenzfeststellung befördern

Ob über Kompetenzfeststellungsverfahren auch ein auf materieller Qualifikation basierender Personalmix unterstützt werden kann, blieb eine Fragestellung, die offengelassen werden musste. All diese Fragen, Kompetenzzuordnung, Kompetenzfeststellung und ein neuer Qualifikationsmix sind Fragen, die nach Auskunft der Gesprächsteilnehmer und -teilnehmerinnen in den Fokusgruppen vor Ort eher schrittweise und pragmatisch beantwortet werden. Dies verweist auf einen Verständigungsbedarf auf Bundes- und Landesebene und dies ganz wesentlich unter Einbeziehung der Profession der Pflege.

Sicherstellung der pflegerischen Versorgung als große Herausforderung

Zwischenfazit: Eine, wenn nicht sogar die größte, Herausforderung für die Sicherstellung der pflegerischen und gesundheitlichen Versorgung der Zukunft liegt in der aktuellen und vor allen künftigen Personalsituation und der Verfügbarkeit von Pflege(fach)kräften. Auch in den Pflegeberatungs- und Pflegestützpunkt-Zusammenhängen schlägt der Personalmangel heute und vor allen Dingen in der Zukunft auf. Es wird vor allen Dingen auf einen kompetenzorientierten und effizienten Personaleinsatz in der Zukunft ankommen. Schon in der Beratung und im Case Management können wichtige Weichen in Richtung Prävention, bedarfsgerechter Versorgung und einem geeigneten und tragfähigen Qualifikationsmix sowie der Verbindung von informellen und professionellen Hilfen gestellt werden. Care und Case Management in der Pflegeberatung und in den Pflegestützpunkten kommt gerade in der Zukunft eine hochbedeutsame Funktion zu, wenn es um eine bedarfsgerechte und effiziente Versorgung geht.

6.2.6 These 6: Ohne informelle und zivilgesellschaftliche Formen der Unterstützung, die bereits heute die Langzeitpflege prägen, wird der künftige Bedarf an Sorgearbeit und Pflege nicht gewährleistet werden können.

Informelle Pflege und Sorge nimmt weiter zu

Der Anteil informeller Sorge- und Pflegearbeit und selbstorgansierter Pflegearrangements nimmt weiterhin zu. Dabei stellen den Hintergrund dafür weder ausschließlich epidemiologische noch demografische Entwicklungen dar; stattdessen begründet sich diese Entwicklung vornehmlich auf einem veränderten Inanspruchnahmeverhalten und der eher konsequenten Nutzung von Geldleistungen der sozialen Pflegeversicherung – nicht zuletzt vor dem Hintergrund haushaltsökonomischer Engpässe (Klie 2024a; Klie und Büscher Februar 2024; Büscher und Klie 2024). Die Ressourcen informeller Pflege nehmen in dem durch demografische, aber auch gesellschaftliche Modernisierungsprozesse geprägten Familienverhältnissen ab, so es um traditionelle, in der Regel partnerschafts- und kernfamilienbasierte Ressourcen geht. Gerade in den ostdeutschen Bundesländern ist die Verfügbarkeit von Ressourcen aus dem familiären Umfeld, nicht zuletzt begründet durch den massenweisen Wegzug von seinerzeit jungen Menschen nach der Wende, gering. Auch im urbanen Raum nimmt, mit großen Unterschieden und einer hohen Varianz, die Zahl der Einpersonenhaushalte deutlich zu. Auch sie sind hinsichtlich informeller Netzwerke eher von Netzwerkarmut betroffen. Schon im Jahre 2007 konnte im Rahmen einer Zeitbudgetstudie herausgearbeitet werden, dass sich die informellen Unterstützungsressourcen zwischen Stadt und Land und unterschiedlichen Netzwerktypen deutlich unterscheiden (Blinkert und Klie 2006).

Abbildung 83: Unterstützungszeit Pflegebedürftiger nach Region und Netzwerk in Stunden pro Woche

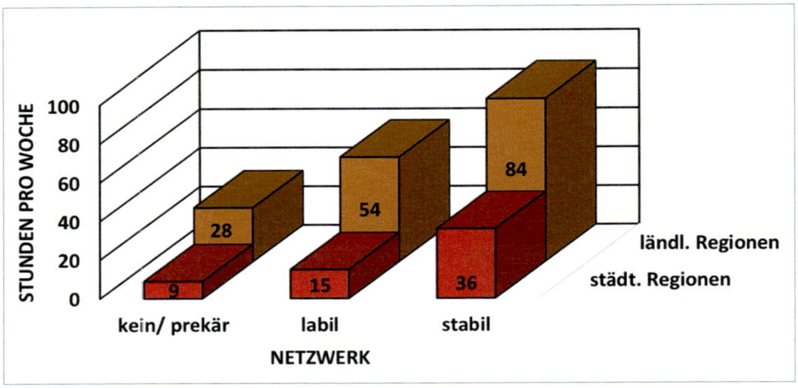

Quelle: Blinkert und Klie 2006

Partnerschaft vs. Alleinleben

Die Gesprächspartnerinnen und -partner in den Fokusgruppen bestätigten, dass sich die Ressourcen informeller Pflege in den traditionellen Erscheinungsformen verändern, auch wenn sie immer noch als vergleichsweise leistungsfähig eingeschätzt werden. Dies gilt insbesondere in Partnerschaften, solange diese als Partnerschaften bestehen. Insbesondere Frauen sind nach dem in der Regel früheren Ableben ihrer Partner mit den Herausforderungen des Alleinlebens respektive von Einpersonenhaushalten konfrontiert.

Caring Community als Form der lokalen und nachbarschaftlichen Solidarität

Unter dem Stichwort Caring Community (Sempach et al. 2023; AOK-Bundesverband 2024; Klie 2025 im Erscheinen) wird die Bedeutung alter und vor allen Dingen neuer Formen informeller Unterstützung als eine Perspektive für die Sicherstellung der Pflege aufgegriffen. Dabei verbergen sich hinter dem Leitbild sehr unterschiedliche Ansätze und Strategien: Sie reichen von traditionellen großfamilienähnlichen Netzwerken, über Sorgenetzwerke Hochbetagter etwa in altershomogenen Großsiedlungen wie den sogenannten Plattenbauten, bis hin zu zivilgesellschaftlich organisierten und gestalteten Formen gegenseitiger Unterstützung. Insbesondere nachbarschaftliche Ressourcen spielen eine zentrale Rolle als informelles Unterstützungspotenzial, so denn Nachbarschaften auch im Sinne von Reziprozitätsnormen und gegenseitiger Unterstützung funktionieren. Empirisch eine eher nachgeordnete Rolle spielen ehrenamtliche Hilfen, die häufig die Gestalt monetarisierter Ehrenamtlichkeit annehmen (zur Problematisierung bezahlter Ehrenamtlichkeit: vgl. Bundesministerium für Familie, Senioren, Frauen und Jugend 2016). Es wird empfohlen, bei stundenweise vergüteter „Ehrenamtlichkeit" von gemeinwohlorientierter Nebentätigkeit zu sprechen (Klie 2015). Auch die besondere Qualität solidaritäts- und beziehungsbezogener Unterstützungsleistungen und gegenseitiger Sorge wird im Zusammenhang mit Caring Communities betont. Sie sind insbesondere unter dem Gesichtspunkt sozialer Zugehörigkeit, Teilhabe und lokaler Integration von größter Bedeutung und allein durch Dienstleistungen nicht zu ersetzen. Das Leitbild von Caring Communities kann, so auch der Konsens auf dem Perspektivworkshop, den örtlichen Zusammenhalt und ein gemeinsames Verständnis von Sorgeaufgaben sowie eine zukunftsorientierte Auseinandersetzung mit Sorge- und Pflegeaufgaben unterstützen und befördern.

Care und Case Management gestaltet den Welfare Mix

Care und Case Management und vor allen Dingen eine örtlich verfügbare Beratung, die über Hinweise auf Leistungsansprüche der Pflegeversicherung hinausgeht, kann einen wichtigen Beitrag zu einem gelingenden Welfare Mix leisten (Klie 2024b, S. 27 ff.). Die im Rahmen des DAK-Pflegereport 2024 (Klie 2024c) durchgeführte Bevölkerungsbefragung des Instituts für Demoskopie Allensbach (Haumann 2024) hat deutlich gemacht, dass die Bereitschaft der Bevölkerung, sich nicht nur innerhalb von Familien, sondern auch innerhalb von Nachbarschaften und Freundeskreisen an Sorge- und Pflegeaufgaben zu beteiligen, ausgesprochen hoch ist. Diese Solidaritäts- und Sorgeressource zu nutzen, ihnen einen Rahmen zu geben, für entsprechende Qualifizierung Sorge zu tragen und auch darauf zu achten, dass möglichst alle oder zumindest maßgebliche Gruppen auf Pflege angewiesener Menschen mit in eine Caring Community einbezogen werden, ist eine Aufgabe, die auf kommunaler, in der Regel auch auf der Ebene kreisangehöriger Gemeinden und Städte oder in Quartieren wahrzunehmen ist. Sowohl der Buurtzorg-Ansatz (Gray et al. 2015) als auch die QuartierPflege in Landsberg am Lech *(QuartierPflege – Standort Landsberg am Lech)* sind konzeptionelle Ausprägungen eines Welfare Mix-orientierten Sorgeansatzes. Einige Kommunen verbinden systematisch das Freiwilligenmanagement mit dem Care Management in Pflegestützpunkten, beziehen in ihre seniorenpolitischen und pflegerischen Gesamtkonzepte auf kommunaler Ebene Strategien lokaler Sorgenetzwerke systematisch ein. In der Beratung auf Pflege angewiesener Menschen und ihrer An- und Zugehörigen wird es darauf ankommen, die Einbeziehung von nicht rein familiären Unterstützungsformen zu unterstützen und mentale und kulturelle Barrieren abzubauen. Auf der Ebene des Care Managements gilt es, vorhandene und neue Care Community-Netzwerke und -Ansätze zu befördern und zu initiieren.

Sicherstellung der Angehörigenpflege durch Planung und Beratung

Insofern kommt dem Care und Case Management auch und gerade mit Blick auf die informellen Ressourcen der Sorge und Pflege eine zentrale und die Sicherstellung der Versorgung gewährleistende Aufgabe zu. In der Reichweite, der Verlässlichkeit, der kulturellen Verankerung zivilgesellschaftlich und örtlich getragener Solidaritätsbereitschaften gegenüber auf Pflege angewiesenen Menschen – auch und gerade von Menschen mit Demenz – erweist sich die Sorgefähigkeit einer Gesellschaft des langen Lebens vor Ort. Appelle, Angehörige sollten wieder mehr Aufgaben übernehmen, vernachlässigen die empirische Wirklichkeit, die jetzt ganz wesentlich auf Angehörigenpflege setzt. Betont wurde nicht zuletzt im Perspektivworkshop, dass die Entlastung von pflegenden Angehörigen, so sie denn an Sorgearrangements beteiligt sind, auch für ihre Teilnahme am Arbeitsmarkt von grundlegender Bedeutung ist. Von entsprechenden kommunalen Strategien und Zusammenarbeit mit Unternehmen, der Arbeitsverwaltung, dem betrieblichen Gesundheitsmanagement und dem Care Management in Pflegestützpunkten wurde in den Fokusgruppendiskussionen berichtet. Beim Thema Caring Community und der Bedeutung informeller Sorge und Pflege bestand große Einigkeit der an dem Perspektivworkshop Beteiligten, wenngleich die Verständnisse von Caring Community wenig expliziert wurden und Entlastungs- und Unterstützungsangeboten gem. § 45b SGB XI mit Formen selbstorganisierter Unterstützung vermengt wurden. Die Strategien etwa des Kuratoriums Deutsche Altershilfe zur Demokratisierung der Pflege, der sozialraumorientierten Arbeit in der Langzeitpflege (Kremer-Preiß 2021), die ebenfalls in den Perspektivworkshop eingeführt wurden, bieten eine konzeptionelle Folie für die Stärkung von Caring Community-Ansätzen.

Es bedarf in der Pflege neuer Formen gesellschaftlicher Solidarität vor Ort

Zwischenfazit: Die Langzeitpflege in Deutschland basiert traditionell auf informeller Pflege- und Sorgebereitschaften insbesondere in Familien und Partnerschaften, aber auch in Nachbarschaften. Die aufgrund gesellschaftlicher Modernisierungsprozesse und demografischer Dynamiken zurückgehenden traditionellen und auf klassischen Rollenmustern beruhenden Solidaritätsformen werden ergänzt und ergänzt werden müssen durch andere und neue Formen gesellschaftlicher Solidarität, soll der Unterstützungsbedarf auf Pflege angewiesener Menschen beantwortet werden. Unter dem Leitbild des inzwischen breit rezipierten Ansatzes der Caring Community werden neue Formen gegenseitiger, selbstorganisierter aber auch bürgerschaftlich organisierter Unterstützungsformen und demokratischer Befassungen mit den Sorge- und Pflegefragen vor Ort diskutiert und befördert. Auf ihnen beruhen Hoffnungen, die demografischen und sozialen Transformationsprozesse aus der Mitte der Gesellschaft gestalten zu können.

6.2.7 These 7: Bundes- und landesrechtliche Vorgaben sind maßgeblich für ein wirksames Care und Case Management in der Fläche.

Widerspruch zwischen Anspruch und Wirklichkeit der Pflegeberatung

Die bisherigen gesetzlichen Regelungen zur Pflegeberatung gem. § 7a und den Pflegestützpunkten gem. § 7c SGB XI zeichnen sich durch eine detaillierte Beschreibung von Aufgaben und Anforderungen sowie Vorgehensweisen für das in SGB XI verortete Care und Case Management aus. Die Detailgenauigkeit der Aufgabenbeschreibung, die durch die Richtlinien gem. § 17 Abs. 1a SGB XI noch unterstrichen wird, steht in einem „krassen" Widerspruch zu der Wirklichkeit der Pflegeberatung und der Arbeit der Pflegestützpunkte. Das haben in unterschiedlicher Intensität und Deutlichkeit die Evaluationen der Pflegeberatung gem. § 7a SGB XI herausgearbeitet (Klie et al. 2011; Wolff et al. 2023). Diese Diskrepanz wurde in fast allen Fokusgruppengesprächen bestätigt und bebildert, wobei es eine Reihe von Good Practice-Beispielen gab, sowohl was die landesrechtliche Ausgestaltung anbelangt als auch die örtliche Umsetzung der in den §§ 7a, c SGB XI niedergelegten Aufgaben. Auch die kasseninternen Konzepte und Qualifikationsstrategien stellen keineswegs sicher, dass die Programmatik und das Aufgabenkonzept des Care und Case Managements, der Pflegeberatung und der Pflegestützpunkte flächendeckend umgesetzt wird.

Verbindliche Vorgaben für die Pflegeberatung nötig

Insofern bedarf es in der Zukunft verbindlichere Vorgaben für die Umsetzung der mit den §§ 7a, c SGB XI verfolgten Zielsetzungen. Fragen der Personalausstattung, der Kooperation zwischen Kassen und Kommunen und der Nutzung einer einheitlichen IT lassen sich letztlich nur auf Landesebene regeln. Eine Analyse der Rahmenverträge und der jeweiligen Pflegestützpunktverträge zeigte, dass hier in den letzten Jahren kaum Dynamik zu verzeichnen war, auch wenn die Bedeutung der Pflegeberatung und der Pflegestützpunktarbeit angesichts der sich zuspitzenden Versorgungsengpässe gewachsen ist.

Einheitliche Trägerlösungen und Vorgaben zum Care Management

Auf dem Perspektivworkshop wurden sowohl einheitliche Trägerlösungen für die Pflegestützpunkte gefordert als auch eine stärkere Definition der Aufgaben und Profile von Beratung, Fallmanagement und Care Management vorgeschlagen. Hierfür, so die auf dem Perspektivworkshop vertretene Position, benötige es bundeseinheitliche Vorgaben, auch und gerade bezogen auf das Care Management. Die Fokusgruppendiskussionen haben andererseits gezeigt, dass zu starre Vorgaben, insbesondere was Strukturstandards für Pflegeberatung und Pflegestützpunkte anbelangt, bewährte Beratungs- und Kooperationsstrukturen auch infrage stellen können. Gerade das Care Management basiert nicht nur auf formellen Kooperationen, sondern auch auf gewachsenen Kooperationsstrukturen, die häufig vertrauensgeprägt sind. Mit Reis ist hier von Milieunetzwerken zu sprechen (Reis 2013).

Berücksichtigung bestehender Kooperations- und Vernetzungsstrukturen

Insofern ist bei einer verbindlichen Weiterentwicklung von Care und Case Management-Ansätzen in den Bundesländern und in den Landkreisen und kreisfreien Städten/Stadtkreisen auf die wertvollen Ressourcen von bestehenden Kooperations- und Vernetzungsstrukturen Acht zu geben. So wurde auf dem Perspektivworkshop von einem sehr effizient arbeitenden Pflegenetz aus dem Freistaat Sachsen berichtet. Allerdings wurden in diesem Netzwerk die „Vollzugsdefizite" der Pflegekassen in Sachen Pflegeberatung gem. § 7a SGB XI kommunal aufgefangen – aus einem Verständnis kommunaler Verantwortung und Daseinsvorsorge heraus. Auch wenn grundsätzlich Doppelstrukturen zu vermeiden sind – so ein Konsens auch auf dem Perspektivworkshop – gilt es zielgruppenbezogen ggf. eigene Case Management- und Beratungsstrukturen zu fördern respektive zu erhalten, gerade wenn es um besondere Bedarfe, eine besondere Klientel und eine eigenständige und ggf. multiprofessionelle Aufgabe mit spezifischen Anforderungsprofilen geht (etwa gerontopsychiatrisch erkrankte, auf Pflege angewiesene Menschen, FTD-Betroffene, junge Pflegende etc. pp.).

In fast allen Fokusgruppengesprächen wurde der Integration der Pflegeberatung durch die Pflegekassen gem. § 7a in kommunal verankerte, ggf. auch dezentral aufgestellte Pflegestützpunkte, zugestimmt. Auch auf dem Perspektivworkshop

Integration der Pflegeberatung nach § 7a SGB XI in die Beratung der Pflegestützpunkte

fand die These, dass mittelfristig die Aufgaben der Pflegeberatung der Kassen konsequent in regionale und lokale Beratungsstrukturen zu überführen respektive zu integrieren sind, Zustimmung. Dabei gilt es, die Schnittstellen zur gesundheitlichen Versorgung, zur Teilhabe, zur Altenhilfe, zur Freiwilligenarbeit und zur Prävention ebenso einzubeziehen wie die zum Erwachsenenschutz. Die Performance der Pflegekassen ist auch in sich häufig uneinheitlich:

- Wahrnehmung der Aufgaben durch eigenes Personal entweder in den Zentralen oder auch, soweit vorhanden, in den regionalen Geschäftsstellen,
- Beauftragung von Dienstleistern insb. für Aufgaben des Fallmanagements und der kontinuierlichen Beratung gem. § 7a SGB XI,
- Personalgestellung in Pflegestützpunkten mit einer kassenübergreifenden Zuständigkeit bei Tätigwerden in den Pflegestützpunkten,
- (Mit-)Finanzierung der Pflegeberatung, die integriert in den Pflegestützpunkten wahrgenommen wird.

Uneinheitliche Pflegeberatung in Deutschland: Modernisierungschancen

Diese sehr unterschiedlichen Versionen der Wahrnehmung der Aufgaben gem. §§ 7, 7a SGB XI führen sowohl auf der Ebene der Bundesländer, der Regionen, aber auch innerhalb der Kassen zu einer letztlich uneinheitlichen und inkonsistenten Aufgabenwahrnehmung. Insbesondere kleine Kassen, die vor Ort mit eigenen Geschäftsstellen nicht vertreten sind, zeichnet ein eher defensives Verhältnis gegenüber den Aufgaben der Pflegeberatung aus. Dieses uneinheitliche, inkonsistente und fachlich unbefriedigende Erscheinungsbild von Pflegeberatung und Pflegestützpunkten wird dadurch ergänzt, dass nicht in allen Bundesländern, wie dies etwa in Rheinland-Pfalz der Fall ist, flächendeckend und für einen sozialräumlich eingegrenzten Personenkreis Pflegestützpunkte vorhanden sind. Außerdem können die anspruchsvollen und für die Effizienz und Leistungsgerechtigkeit des Systems der Langzeitpflege maßgeblichen Aufgaben der Pflegeberatung und der Pflegestützpunkte nicht wahrgenommen werden. Auf dem Perspektivworkshop wurde diese Problematik allgemein anerkannt und in vertiefenden Diskussionsrunden eine Reihe von Stichworten und Impulsen für die Weiterentwicklung der Aufgaben der Pflegeberatung und der Pflegestützpunkte gegeben. Sie bezogen sich vor allem auf eine systematische Nutzung von Digitalisierungschancen und reichten von der Erörterung einer um die Pflegeakte ergänzte elektronische Patientenakte bis hin zu auf einer einheitlichen Software basierenden systematischen Evaluation sowohl der Pflegeberatung als auch des Care Managements.

Zwischenfazit: Die Aufgabe der Pflegestützpunkte und der Pflegeberatung ist im korporativen Föderalismus und im Wettbewerb der Kassen von einer nicht mehr als nützlich und förderlich zu qualifizierenden Vielfalt geprägt. Die Steuerungspotenziale eines Care und Case Managements können unter diesen Bedingungen nicht ausgeschöpft werden. Es bedarf einer wesentlich höheren Verbindlichkeit von Aufgaben, Zuständigkeiten, Verantwortlichkeiten und Finanzierungsmodalitäten sowohl für die Pflegeberatung als auch für die Pflegestützpunkte, soll der Care und Case Management-Ansatz, der in §§ 7a, c SGB XI im SGB XI aufgegriffen wurde, seine Potenziale und seine Wirkungen in Richtung Effizienzsicherung und individueller Bedarfsorientierung in der Langzeitpflege entfalten können. Eine integrierte Pflegeberatung in den Pflegestützpunkten als verbindliche Vorgabe erscheint als die tragfähigste, wirkungsvollste und kosteneffizienteste Perspektive, die vor Ort vielfach bereits praktiziert oder praktiziert werden könnte, landesrechtlich gefördert wird oder gefördert werden sollte und bundesrechtlich in jedem Fall stärkerer verbindlicher Vorgaben bedarf.

Föderalistische Vielfalt und Wettbewerb der Kassen hemmt Potenziale des Care und Case Managements

6.2.8 These 8: Die Programmatik PflegestützpunktPlus verweist auf eine Care und Case Management-basierte sektorenübergreifende Versorgungsstrategie.

Die „Pflegeberatung" firmierte im Gesetzgebungsverfahren zunächst unter Pflegebegleitung, ein Begriff, der durch ein Modellprojekt gem. § 8 Abs. 3 SGB XI besetzt war (www.pflegebegleitung.de). In der Sache und vom gesetzgeberischen Auftrag handelt es sich bei der Pflegeberatung gem. § 7a SGB XI eher um Versorgungsmanagement und nicht um „Pflegeberatung" im Sinne einer fachpflegerischen Beratung. Diese ist Teil der fachpflegerischen Begleitung im Rahmen der Pflegeprozessplanung (Koch-Straube 2008). Empirisch betrachtet handelt es sich bei dem Tätigkeitsprofil der Pflegeberatung der Kassen aber auch der Pflegestützpunkte nicht um „Pflegeberatung" im Sinne der pflegefachlichen Unterstützung. Es geht vielmehr um Leistungsberatung, an denen ganz häufig Sozialversicherungsfachangestellte beteiligt sind; es geht in den komplexen Fallkonstellationen häufig um sozialarbeiterische Unterstützungsbedarfe. Ein Case Management, das fachpflegerische Kompetenzen benötigt und einbezieht, ist häufiger gefragt, wäre aber zukünftig stärker in eine Sicherstellung pflegefachlicher Begleitung, sei es über Community Health Nurses oder die Pflegeprozesssteuerung durch Pflegefachkräfte einzubeziehen bzw. zu integrieren (vgl. Hülsken-Giesler et al. 2024, S. 114 ff.).

Pflegeberatung nicht nur als Leistungsberatung

Sowohl die vorliegenden Studien zu Pflegeberatung und Pflegestützpunkten (Klie et al. 2011; Wolff et al. 2023) als auch die Fokusgruppendiskussionen verweisen auf eine Vielzahl von Varianten der praktischen, pragmatischen und/oder konzeptionellen Ausrichtung von Pflegestützpunkten. Good Practice-Beispiele weisen in die Richtung PflegestützpunktPlus. Die Variationen von einer Ausdehnung der Aufgaben von Pflegestützpunkten sind vielfältig. Sie reichen von der dezentralen Organisation, der Verschränkung mit lokaler Gesundheitsberatung, etwa in Gesundheitskiosken, der Integration von Sozialberatung bis hin zur Digitalisierung im Sinne eines digitalen Ökosystems und zur Verknüpfung mit einer integrierten Sozialplanung sowie einer Orts- bzw. Stadtentwicklung. Konzeptionell weisen Pflegestützpunkte vielfältige Schnittstellen und konzeptionelle Berührungspunkte zu vergleichbaren Ansätzen auf. Man denke an die Patientenlotsen (Brinkmeier 2023;

Beispiele guter Praxis, die systematisch mit der Pflegeberatung verknüpft werden (sollten)

Stegmeier 2023), das PORT-System (Klapper 2018), die integrierten Seniorenbüros, in denen sowohl Aufgaben der Pflegestützpunkte als auch der Beratung im Rahmen der Altenhilfe und Prävention zusammengeführt werden, die regionalen Gesundheitszentren oder die besonderen Versorgungsformen mit Capitation-basierten Finanzierungsansätzen. Die Verschränkung von Care und Case Management-basierten Ansätzen, die sich (auch) auf Pflege angewiesene Menschen beziehen, erscheint für die Zukunft mehr als sinnvoll.

Integriertes Case Management für komplexe Herausforderungen notwendig

In §§ 7a, c SGB XI werden die regionalen Unterschiede, die Aspekte sozialer Ungleichheit, die sich sowohl zielgruppen- aber auch lokal und quartiers- und dorfbezogen besonders zeigen, wenig reflektiert. Die Prävalenz einer vergleichsweise früh erworbenen Pflegebedürftigkeit infolge chronischer Krankheiten ist in sozialen Milieus mit geringem Bildungskapital und einer schlechten sozioökonomischen Ausstattung besonders ausgeprägt. Auch die immer bedeutsamer werdenden Gruppen von Menschen mit Migrationshintergrund, die von bestehenden Leistungssystem nicht immer in gleicher Weise angesprochen werden, und für die es besondere Nutzungshürden gibt, die auch in den Fokusgruppendiskussionen immer wieder zur Sprache kamen, brauchen bisweilen andere und integrierte Formen des Care und Case Managements, die dann nicht allein auf Fragen der Pflege und Pflegebedürftigkeit hin ausgerichtet sind.

Sektorengrenzen und Schnittstellen fokussieren

Auch wird es immer bedeutsamer, die für das deutsche Gesundheitswesen und die Pflege prägenden Sektorengrenzen und Schnittstellen in den Blick zu nehmen. In den Fokusgruppendiskussionen wurde immer wieder betont, dass das Entlassmanagement aus den Kliniken nicht den Ansprüchen des § 11 SGB XI und eines Case Management-basierten Versorgungsmanagement entsprechen. Insofern weist die Programmatik PflegestützpunktPlus auf eine funktionale Weiterentwicklung des insgesamt erfolgversprechenden Care und Case Management-Ansatzes in der Kranken- und Pflegeversicherung hin. Spezielle, patientenbezogene Case Management-Ansätze wie Lotsenprogramme müssten stets mitreflektieren, inwieweit sie systemische Probleme, etwa die fehlende Eigenverantwortung von Pflegefachpersonen und eine Vernachlässigung ihrer fachlichen Begleitfunktion kompensieren und nicht die Gefahr in sich bergen, immer spezifischere Case Management Strukturen zulasten eines integrierten Systems zu provozieren.

Systemische Gesamtsteuerung auf kommunaler Ebene

Die Integration eines pflegebezogenen Case Managements in eine systemische Gesamtsteuerung lässt sich strukturell nur auf der örtlichen und kommunalen Ebene realisieren. Das sieht auch der Deutsche Landkreistag so (Deutscher Landkreistag 2023). Nun verspricht eine Übertragung von komplexen Steuerungsaufgaben auf die kommunale Ebene nicht automatisch Erfolg. Auch gilt es die bei den Kassen aufgebauten Kompetenzstrukturen und die von ihnen mitbedienten Netzwerke in eine Weiterentwicklung von Care und Case Management-Ansätzen in der Langzeitpflege einzubeziehen. Einige Bundesländer zeigen durch ihre Konzeption und Förderstrategien, wie sich integrierte Care und Case Management-Ansätze, die Integration der Pflegeberatung in Pflegestützpunkte im Speziellen, realisieren lassen. Die DAK-Gesundheit hat mit ihrem Projekt Regionales Pflegekompetenzzentrum (ReKo) wichtige Pionierarbeit in Richtung eines Ansatzes PflegestützpunktPlus geleistet.

Notwendigkeit einer Strukturreform der Pflegeversicherung

Der Perspektivworkshop hat die große Resonanz auf die Thematisierungsarbeit zum Thema Care und Case Management deutlich gemacht. Die aktuellen und künftigen Herausforderungen in der Langzeitpflege und in der gesundheitlichen Versorgung auf Pflege angewiesener Menschen verweisen auf einen unmittelbaren Handlungsbedarf: Es ist notwendig, die Idee und Praxis der Pflegeberatung und der Pflegestützpunkte im Sinne eines systematischen Care und Case Managements auf allen politischen Ebenen vom Bund über die Kassen, die Länder bis hin zu den Kommunen konsequent weiterzuverfolgen und nach Möglichkeit kurzfristig eine Strukturreform der Pflegeversicherung auf den Weg zu bringen, die auch in der Novellierung der §§ 7, 7a, 7c SGB XI zum Gegenstand haben sollte.

PflegestützpunktPlus: sektorenübergreifend, multiprofessionell, interdisziplinär

Zwischenfazit: Das deutsche Gesundheits- und Pflegesystem ist im hohen Maße segmentiert und weist zahlreiche Sektorengrenzen auf. Überdies sind auf Pflege angewiesene Menschen niemals nur auf Unterstützung in pflegerischer Hinsicht angewiesen. Teilhabedimensionen, Fragen sozialer Unterstützung, hauswirtschaftliche Leistungen und insbesondere auch heilkundliche Unterstützungs-, Therapie- und diagnostische Bedarfe sind in ihrer Lebenssituation ständige Begleiter. Um Pflegebedürftigkeit nach Möglichkeit zu vermeiden, hinauszuzögern oder ihr Fortschreiten zu bremsen, ist Prävention im Sinne von primärer und sekundärer Prävention gefragt. All das setzt ein sektorenübergreifendes, multiprofessionelles und interdisziplinäres Vorgehen voraus. Genau dafür steht eine Care und Case Management-basierte Vorgehensweise. Die beteiligten Institutionen folgen häufig ihren jeweiligen System- und Institutionslogiken. Der auf Pflege angewiesene Mensch und sein soziales Unterstützungssystem kennen sich in dem unübersichtlichen Gesamtsystem in der Regel nicht hinreichend aus. Um auf Pflege angewiesene Menschen in ihrer gesamten Lebenssituation zu stabilisieren und ihre Teilhabe zu sichern, bedarf es entsprechender regionaler, aber auch lokaler Infrastrukturen und Netzwerke. Sie in Zeiten zunehmender Personalknappheit, sich zuspitzender Ressourcenproblematik sowohl in den Privathaushalten als auch in den öffentlichen Haushalten aufzubauen, zu pflegen und mit ihrer Hilfe ein effizienteres Versorgungssystem zu entwickeln, verlangt nach einem intelligenten Care und Case Management. Die Pflegestützpunkte und die Pflegeberatung sind und waren programmatisch wichtige und aufgabenbezogen angemessene Strategien, die es weiterzuentwickeln gilt: Ganz im Sinne der Programmatik von PflegestützpunktPlus.

7. Ausblick und Empfehlungen: Pflegeberatung, Pflegestützpunkte & Strukturreform der Pflegeversicherung

Thomas Klie

7.1 Ausblick

Fokus auf die dominante Wirklichkeit der Pflege, die zu Hause stattfindet

Die DAK-Gesundheit widmet sich mit ihren Pflegereporten zentralen Herausforderungen und vernachlässigten Wirklichkeiten der (Langzeit-)Pflege. Mit dem Pflegereport 2024 wurde der Blick auf die demografisch bedingten Personalengpässe gelenkt – mit breiter Resonanz. Der Pflegereport 2025 setzt an den Lebenswirklichkeiten auf Pflege angewiesener Menschen und ihrer An- und Zugehörigen an, die ganz überwiegend die Verantwortung für die jeweiligen Pflegearrangements tragen. Damit schaut die DAK-Gesundheit nicht nur auf die Finanzierung der Pflegeversicherung (Ochmann et al. 2025; Rothgang 2025) und das pflegepolitisch besonders beachtete Thema der Heimkosten und der Belastung für die jeweiligen Heimbewohnerinnen und -bewohner. Die DAK wirft auch einen Blick auf die dominante Wirklichkeit der Pflege: die im eigenen Haushalt. Sie ist alternativlos – kulturell, finanziell, aber eben auch infrastrukturell. Auch wenn eine Heimaufnahme gewünscht sein sollte: Heime werden nur für eine Minderheit auf Pflege angewiesener Menschen verfügbar sein. Die Mangelsituation wird sich in der Zukunft zuspitzen.

In den 16 Fokusgruppendiskussionen mit Kolleginnen und Kollegen aus der kommunalen Pflegeplanung, der Pflegeberatung und den Pflegestützpunkten wurde von eindrücklichen Fallkonstellationen berichtet. Hier die aufwendige und vergebliche Suche nach einem Kurzzeitpflegeplatz in einer Pflegenotsituation: Es blieb nur die 112. Dort die verzweifelten Angehörigen, die nach einem Heimplatz suchen, für den im Pflegestützpunkt drei Stunden vergeblich telefoniert wurde. Dort der FTD-Betroffene, für den es kein geeignetes Versorgungsangebot in der Region gibt. Die begrenzten Kapazitäten ambulanter Dienste, die Kündigung von Pflegeverträgen durch Pflegedienste, denen das Personal fehlt oder solche, für die der Haushalt nicht mehr in die Tourenplanung integriert werden konnte.

Die Pflegenot kennt viele Gesichter

Die Pflegenot kennt viele Gesichter. Oft teilen die Beraterinnen die Verzweiflung mit den Ratsuchenden. Die Pflegeversicherung kennt eine Vielzahl von Leistungsansprüchen. Viele von ihnen sind den Pflegebedürftigen und ihren An- und Zugehörigen nicht bekannt. Sie zu informieren, sie über oftmals hilfreiche Ansprüche und Angebote aufzuklären: Das ist eine wichtige Aufgabe der an der Beratung Pflegebedürftiger beteiligter Stellen. Und Beratung wirkt. Nur, was nützt das Wissen um die Rechtsansprüche, wenn sie vor Ort nicht eingelöst werden können?

Nicht alle auf Pflege angewiesene Menschen sind von der skizzierten Not betroffen. Die meisten meistern die Pflegebedürftigkeit in ihren Haushalten, mit familiärer, nachbarschaftlicher und Unterstützung aus dem Freundeskreis. Auch genießen die allerdings nur von einer Minderheit der Pflegebedürftigen genutzten, ambulanten Pflegedienste einen überwiegend guten Ruf. In den stabilen Pflegearrangements zeigt die Pflegeversicherung ihr hilfreiches Gesicht.

Nur, es gibt eben auch in nennenswertem Umfang Pflegehaushalte, die in Not sind. Deren Zahl wird zunehmen: Das antizipiert auch die Bevölkerung. Die Zahl der auf Pflege angewiesenen Menschen wird steigen, die Zahl der Pflegefachpersonen wird sinken oder, wenn es gut geht, stabil bleiben. Der Ausbau der Infrastruktur im bisherigen Sinne und allein in der bisherigen Marktlogik wird kaum gelingen respektive die Sicherstellung der Versorgung der Bevölkerung in allen Regionen allein nicht mehr gewährleisten können.

Bevölkerung sieht Notwendigkeit einer grundlegenden Reform

Sehr realistisch antizipiert die Bevölkerung die zukünftigen Herausforderungen der Pflege und fordert eine grundlegende Reform der Pflegeversicherung: Weniger Bürokratie, mehr Unterstützung in der häuslichen Pflege, aber auch verlässliche hausärztliche Versorgung, bessere Beratung und kontinuierliche Unterstützung, dann, wenn man wirklich nicht mehr weiterweiß. Die Bevölkerung macht die Erfahrung nicht abgestimmter Hilfen, und kennt Koordinations- und Kooperationsdefizite. Genau auf diese von der Bevölkerung adressierten Bedarfslagen und die sich auf sie beziehenden Forderungen reagiert ein Care und Case Management: Bedarfsgerechte Unterstützung im Einzelfall, Qualifizierung des Gesamtsystems in Sachen Kooperation, Koordination, Abstimmung und Schließung von Infrastrukturlücken.

Diskrepanz zwischen gesetzlichen Vorgaben und Wirklichkeit

Die mit dem Pflegeweiterentwicklungsgesetz 2008 in Kraft getretenen Regelungen zur Pflegeberatung und den Pflegestützpunkten waren und sind von ihrer Programmatik her richtig. Allerdings steht die Programmatik – ausführlich und detailliert in den Vorschriften entfaltet in eklatantem Widerspruch zu der Wirklichkeit der Pflegeberatung und der Pflegestützpunkte. Das gilt nicht überall, das gilt aber überwiegend. Im Rahmen des Pflegereportes 2025 konnte eine ganze Palette von guter Praxis identifiziert werden[32]. Es wurde aber zugleich deutlich, wie groß die Unterschiede in der Ausgestaltung und der infrastrukturellen Umsetzung die Pflegeberatung und die Pflegestützpunkte sind.

Gleichwertigkeit der Lebensverhältnisse für auf Pflege angewiesene Menschen

Grundgesetzlich verankert ist das Ziel der Gleichwertigkeit der Lebensverhältnisse für alle Bürgerinnen und Bürger. In puncto pflegerischer Infrastruktur ist die Gleichwertigkeit keineswegs gewährleistet. Sicherlich braucht es regional ange-

32 Die Ergebnisse des DAK-Pflegereportes 2025 sind anschlussfähig an die Good Practice-Beispiele, die im vergangenen Jahr vom Bundesverband der Verbraucherzentralen und Verbraucherverbände – Verbraucherzentrale Bundesverband e.V. vorgestellt wurden. Auch hier zeigte sich: Es existieren bereits diverse regionale Lösungsansätze, um die Herausforderungen der Pflege zu bearbeiten (Verbraucherzentrale Bundesverband e.V. 2024).

passte Strukturen. Sie müssen nur den Anforderungen an eine bedarfsgerechte Versorgung gerecht werden, zu der ein wirksames Care und Case Management einen wichtigen Beitrag leisten kann. Das tut es in der Fläche aber nicht. Hierin liegt nicht nur ein Vollzugsdefizit, nicht nur die Versagung von Rechtsansprüchen für die Betroffenen. Mit den Umsetzungsdefiziten sind auch Effizienzverluste des Gesamtsystems verbunden. Sie werden wir uns in der Zukunft angesichts der Ressourcenknappheit sowohl personell als auch finanziell nicht mehr leisten können und dürfen. Daher wird man das pflegepolitische Augenmerk nicht nur auf die Finanzierung der Pflegeversicherung als solche und nicht nur auf die Heimkosten und ihre Begrenzung zu lenken haben, sondern eben auch auf resiliente, örtliche, die häusliche Sorge flankierende und stabilisierende Versorgung vor Ort. Auf den Ort kommt es an, auf die Region: das sind zentrale Befunde des Pflegereportes 2025.

Was folgt aus den Erkenntnissen des Pflegereportes 2025 im Einzelnen?

Care und Case Management mit Ortsbezug

- Abgesehen von einer sinnvollerweise breit aufzustellenden Beratung mit entsprechenden Zugängen, die die unterschiedlichen lebensweltlichen und kulturellen Bedingungen reflektieren, bei der die Pflege- und Krankenkassen weiterhin eine gewichtige Rolle spielen werden, geht es um kooperative und koordinierte Care und Case Management-Strukturen, die stets einen Ortsbezug aufweisen müssen. Nur mit Ortsbezug kann wirksam beraten werden: ob nun hinsichtlich bürgerschaftlicher Unterstützungsangebote der örtlichen Alzheimer Gesellschaft oder solche der lokalen gewerblichen Infrastruktur wie dem Metzger, der den Mittagstisch mitorganisieren kann. Die bürgerschaftliche Initiative, die Bürgergemeinschaft, das Nachbarschaftsnetzwerk, die Aktivitäten für die Begleitung von Menschen mit Demenz: sie muss man kennen.

Pflegeberatung braucht Netzwerke

- Auch fußen gute Kooperation und Koordination auf vertrauensbasierten, gut eingespielten und nach Möglichkeit digital unterstützten Netzwerken. Insofern ist eine Beratung, die über die Aufklärung und Information hinausgeht, notwendigerweise eine, die in digitale aufeinander abgestimmte Netzwerke eingebunden ist. Dies gilt sowohl für die verwendete Dokumentations- als auch die Care-Management-Software. So wird die Grundlage geschaffen, um übergreifend einen fundierten Vergleich der Pflegeberatung durchzuführen und sie langfristig zu evaluieren. Darüber hinaus ließen sich durch eine Abkehr von den in den Bundesländern bestehenden digitalen Insellösungen Effizienzpotenziale heben. Beim Aufbau eines digitalen Ökosystems ist es von großer Bedeutung, Interoperabilität über gängige Schnittstellen der Telematikinfrastruktur zu gewährleisten sowie langfristig auf eine Nutzung der elektronischen Patientenakte hinzuarbeiten. Hierbei stünde es den Versicherten frei, den Pflegeberatenden ein Lese- oder Schreibrecht zu erteilen. So würde es den Beratenden ermöglicht werden, ihr Case-Management auf Grundlage dieser transparenten, qualitätsgesicherten Daten durchzuführen, ohne die Hoheit der Versicherten über ihre Daten zu gefährden. Weiterhin wird es den Pflegeberatenden durch die gemeinsame Nutzung eines digitalen Ökosystems mit den am Versorgungsprozess Beteiligten vereinfacht, ihrer Schnittstellen- und Netzwerkfunktion gerecht zu werden.

- Eine qualifizierte Pflegeberatung im Sinne von Case Management-basierter Beratung, aber auch das Case Management im engeren Sinne ist auf kommunaler Ebene in den Pflegestützpunkten zu verankern und als eine Kooperations- und kofinanzierte Aufgabe von Land, Kommunen und Pflege- und Krankenkassen zu verstehen und zu gestalten. In einer Reihe von Bundesländern wird dies in entsprechender Weise praktiziert mit entsprechenden Finanzierungsregelungen. Den Pflege- und Krankenkassen ist es unbenommen schon heute mit Pflegestützpunkten zusammenarbeiten, Kooperationen einzugehen und das auch dort, wo dies landesrechtlich nicht verbindlich vorgesehen ist. Die DAK-Gesundheit geht hier in Niedersachsen mit gutem Beispiel voran.

Kofinanzierung

- Bei einer anstehenden Novellierung der §§ 7a ff. SGB XI – und einer zu fordernden Zusammenführung der Beratungsstrukturen und -angebote – etwa den Angeboten gemäß §§ 37 Abs. 3 und § 40 SGB XI – ist auf die Verbindlichkeit eines integrierten Versorgungsmanagements im Sinne des § 7a SGB XI hinzuwirken. Auch die Pflege- und Krankenkassen sollten sich entsprechende gesetzgeberische Vorschläge in einer anstehenden Strukturreform der Pflegeversicherung zu eigen machen. Sie profitieren von gut koordinierten, örtlichen Care und Case Management-Strukturen.

Novellierung der §§ 7a ff SGB XI

- Einen wesentlichen Beitrag zur Reduzierung einer heute noch dominanten, schlichten Leistungsberatung, die durch die Unübersichtlichkeit des Leistungsrechts des SGB XI provoziert wird, wäre eine konsequente Vereinfachung und Flexibilisierung des Leistungsrechts der sozialen Pflegeversicherung im Sinne von Budgets (vgl. hierzu: Klie et al. 2025 im Erscheinen). Die Pflegeberatung im Sinne der Leistungsberatung ist heute maßgeblich damit beschäftigt, Pflegebedürftigen und ihren An- und Zugehörigen in dem Dschungel unübersichtlicher Regelungen des Pflegeversicherungsrechtes Pfadfinderdienste zu leisten. Durch ein vereinfachtes Leistungsrecht und den Abbau von Bürokratie würde ein spürbarer Beitrag zur Sicherstellung einer gesundheitlichen und pflegerischen Versorgung vor Ort geleistet werden können.

Vereinfachtes Leistungsrecht fördert den Abbau von Bürokratie

Der Pflegereport 2025 und die für ihn durchgeführten Untersuchungen machen deutlich, dass Fragen der Pflege niemals isoliert zu betrachten sind. Sie sind eng verzahnt mit Fragen der gesundheitlichen Versorgung, der Wohnsituation, des sozialen Zusammenhalts vor Ort, der klinischen und vertragsärztlichen Versorgung: Insofern verlangt eine personenzentrierte Begleitung auf Pflege angewiesener Menschen nach einem sektorenübergreifenden Blick und einer entsprechenden Handlungsweise.

Die Programmatik PflegestützpunktPlus verweist auf konsequent regional ausgerichtete gesundheitliche und pflegerische Versorgungskonzepte. Sie gewinnen auch in der gesundheitlichen und ärztlichen Versorgung an Bedeutung (Karagiannidis et al. 2025). Fachpflegerische und medizinische Versorgung, das GKV- und SPV-System werden deutlich funktionaler miteinander verschränkt werden müssen, als dies gegenwärtig der Fall ist. Auch die Krankenhausreform wird regional Bewegung in die Versorgungslandschaft bringen. Umgewandelte Krankenhäuser werden sich im Konversionsprozess stärker als in der Vergangenheit explizit Aufgaben der Langzeitpflege zuzuwenden haben. Medizinische Versorgungszentren und andere regional ausgerichtete gesundheitliche Versorgungseinheiten werden ihrerseits nicht ohne Care und Case Management auskommen. Einer allzu starken Diversifizierung von Case Management-Ansätzen, etwa durch diverse Lotsen-Programme sollte eher zugunsten eines wirksamen, konsequent regional ausgerichteten Care und Case Managements mit Vorsicht begegnet werden. Die wertvollen Erfahrungen aus Lotsen-Ansätzen gilt es in die fachpflegerischen Begleitfunktionen in die Arbeit von Pflegestützpunkten zu integrieren.

Konsequent regional ausgerichtete gesundheitliche und pflegerische Versorgungskonzepte

Pflegeprävention

Ein deutlich größeres Augenmerk ist auch im Kontext der Arbeit von PflegestützpunktenPlus auf die Pflegeprävention zu lenken. Durch eine größere Gesundheitskompetenz, gezielte Präventionsangebote für von Pflegebedürftigkeit bedrohte Personen und bessere Lebensbedingungen vor Ort kann die Pflegeprävalenz beeinflusst und die Nachfrage nach Leistungen der Pflegeversicherung verringert werden. Populationsbezogene Versorgungsansätze und Präventionsstrategien: In ihnen liegt die Zukunft der Gestaltung der gesundheitlichen und pflegerischen Versorgung. Mit den Erkenntnissen des DAK-Pflegereportes 2025 werden derartige Ansätze mit weiterem fachlichem und empirischem Rückenwind ausgestattet.

7.2 Zielbild PflegestützpunktPlus

Die Programmatik der DAK-Gesundheit, die mit dem DAK-Pflegereport verfolgt wird, zielt auf das Zielbild *„PflegestützpunktPlus"*, einer Weiterentwicklung der in §§ 7a, c SGB XI bereits 2008 mit dem Pflegeweiterentwicklungsgesetz gesetzlich vorgesehenen Case und Care Management-Institutionen. Sechs Bausteine gehören zu einem PflegstützpunktPlus:

Abbildung 84: Perspektiven PflegestützpunktPlus

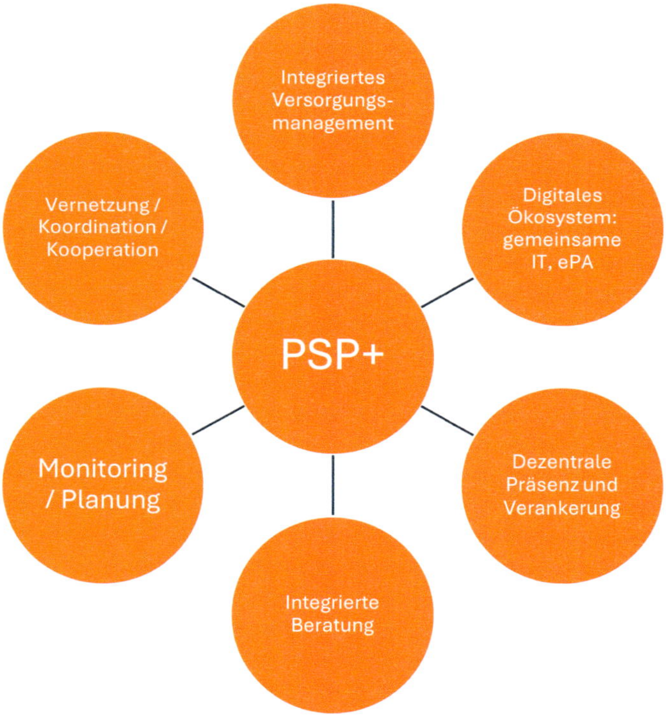

Quelle: Eigene Darstellung

Versorgungsmanagement

Die aktuell dominante Beratung und Information, die im Rahmen der Pflegeberatung erfolgt, wäre konsequent in § 7 SGB XI Angebote zu verlagern und zielgruppenspezifisch und ortsnah zu organisieren. Die Pflegeberatung im Sinne einer Case Management basierten Begleitung und des Fallmanagements ist im Kern Versorgungsmanagement. Entsprechend sollte klarstellend die bisherige Bezeichnung des § 7a SGB XI als „Pflegeberatung" durch „Versorgungsmanagement" ersetzt werden. Das Versorgungsmanagement in den Pflegestützpunkten gilt es im Sinne eines PflegestützpunktPlus mit anderen Care and Case Management-Ansätzen in der Region und in der gesundheitlichen Versorgung zu verschränken.

Digitales Ökosystem

Ohne Digitalisierung lässt sich heute keine fundierte, aktuelle, sektorenübergreifende und regional ausgerichtete Beratung und ein entsprechendes auf Beratung basierendes Versorgungsmanagement gewährleisten. Nicht nebeneinander, sondern aufeinander bezogene und ggf. integrierte oder einheitliche IT-Lösungen gilt es i. S. e. digitalen Ökosystems zu implementieren und zu fördern.

Dezentrale Präsenz von Pflegestützpunkten

Pflege findet im Wesentlichen vor Ort statt, pflegefachliche Begleitung flankiert im Wesentlichen solidarische Formen der Sorge und Pflege. Um sie stützen, einzubeziehen, zu initiieren und zu stabilisieren, braucht es eine dezentrale Präsenz von Pflegestützpunkten und Care und Case Management-Ansätzen.

Integrierte Beratung

Die Beratung auf Pflege angewiesener Menschen und ihrer An- und Zugehörigen hat aufeinander bezogen und integriert zu erfolgen. Vor diesem Hintergrund sind die bisher verstreuten Beratungsansprüche und -angebote auf Pflege angewiesener Menschen zusammenzuführen in ein Gesamtkonzept der pflegefachlichen Begleitung, Beratung, Schulung und des Case Managements.

Monitoring und Planung

Sowohl hinsichtlich der Fachkräfte als auch der Zahl der auf Pflege angewiesenen Menschen, ihrer Präferenzen und der ihnen zur Verfügung stehenden Infrastrukturen und entsprechender personeller Ressourcen bedarf es eines nach Möglichkeit KI-gestützten Monitorings, das als Grundlage für eine kommunal und regional ausgerichtete Pflegestrukturplanung dient.

Vernetzung, Koordination und Kooperation

Vernetzung im Welfare Mix

Im Sinne des Care Managements sind die gesundheitlichen, pflegerischen, technischen, sozialen Unterstützungsformen mit ihren entsprechenden Akteuren in einem wohlfahrtspluralistischen Sinne, das heißt unter Einbeziehung der zivilgesellschaftlichen und informellen Strukturen, über ein Care Management zu vernetzen, zu koordinieren und die Kooperation zu etablieren.

Care und Case Management ist systemisch zu gestalten und mit Planung zu verbinden. Die Assessment-gestützte Begutachtung durch den MD, die die Beratung im Einzelfall und die Pflegeprozesssteuerung durch Pflegefachpersonen sowie die Fallsteuerung durch ein Case Management in komplexen Konstellationen ist zu verbinden mit dem Care Management, der Koordination, Vernetzung und Infrastrukturentwicklung und einzubetten in ein Infrastrukturmonitoring und -entwicklung und Planung.

Abbildung 85: Care und Case Management

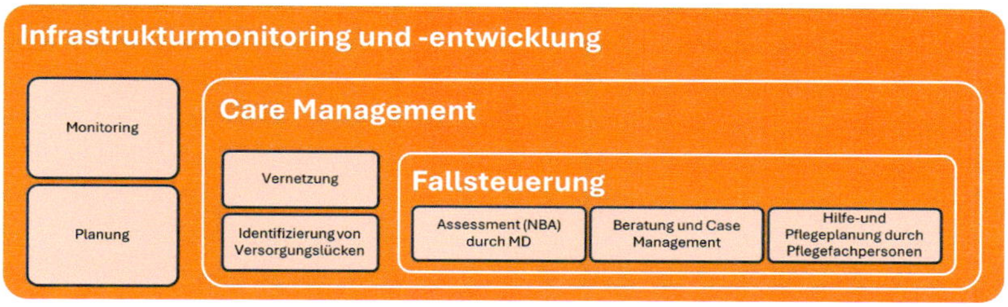

Quelle: Eigene Darstellung

PflegestützpunktePlus sind Teil eines effizienten Gesamtversorgungssystems. Von ihnen profitieren alle Beteiligten: Die Krankenhäuser, die Kommunen, die Pflege- und Krankenkassen sowie der Medizinische Dienst und die Einrichtungen und Dienste und dies zugunsten der auf Pflege angewiesenen Menschen und ihren An- und Zugehörigen. Diese Mehrnutzen-Perspektive gilt es stärker als in der Vergangenheit zu etablieren.

Abbildung 86: PflegestützpunktPlus – Teil eines effizienten Gesamtversorgungssystems

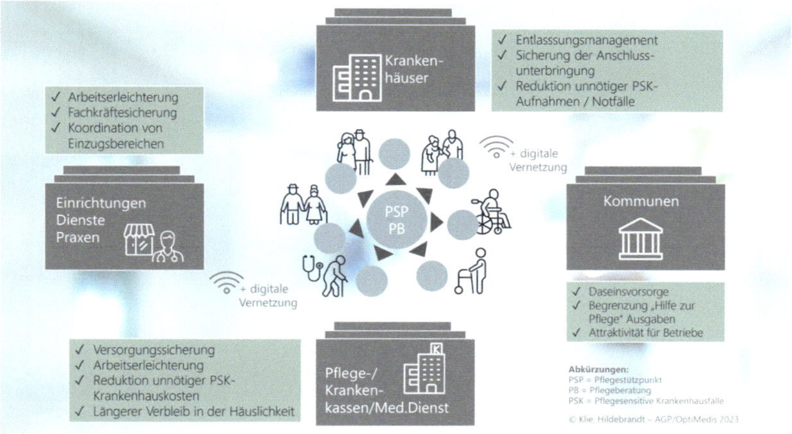

Quelle: OptiMedis

7.3 Langzeitpflege fit für die Zukunft – Pflegeversicherung re-set?

Resilientes System Langzeitpflege

Der DAK-Pflegereport 2025 geht der Frage nach, wie ein resilientes System der Langzeitpflege für die Zukunft aussehen kann. Die aktuellen, aber vor allen Dingen die künftigen Herausforderungen sind groß. Eine in der Zukunft weiter steigende Zahl von Pflegebedürftigen, die erhöhten Finanzierungsbedarfe, die Stagnation resp. der Rückgang der Zahl von beruflich Pflegenden – trotz Zuwanderung, sich verändernde Lebensformen und der Rückgang der Zahl von Angehörigen, die in klassischen informellen Pflegesettings bereit und in der Lage sind, Pflegeaufgaben zu übernehmen – all diese Dynamiken markieren Herausforderungen. Ein Ausbau der Infrastruktur ist angesichts der Personalsituation nur in begrenztem Umfang zu erwarten.

Langzeitpflege fit für die Zukunft – was heißt das?

- Ein resilientes Pflegesystem muss darauf ausgerichtet sein, die Pflegeprävalenz zu senken – insbesondere durch eine erhöhte Gesundheitskompetenz und gezielte Pflegeprävention.
- Das in den 30 Jahren Pflegeversicherung mit seinen 90 Gesetzesänderungen immer komplizierter ausgestaltete System der Langzeitpflege bedarf dringend der Vereinfachung.
- Der zunehmenden Zahl von selbstorganisierten Pflegearrangements und Pflegegeldbeziehern sollte eine obligatorische fachliche Begleitung zur Verfügung stehen – nicht zuletzt für Notsituationen.
- An- und Zugehörige brauchen eine sie entlastende bedarfsgerechte Unterstützung, für die Case Management-basierte Arbeitsweisen, die in der Pflegeberatung und in den Pflegestützpunkte angelegt sind, eine große Rolle spielen.
- Die Handlungsautonomie von beruflich Pflegenden, ihr kompetenzorientierter Einsatz und die ihr zu übertragenden Heilkundeaufgaben inkl. fallabschließender Behandlung erscheint als eine Notwendigkeit in Zeiten eines Mangels an Fachpflegekräften und Ärzten und Ärztinnen in der ambulanten Versorgung. Wie im Ausland üblich, gilt es sie in ihrer Eigenverantwortung zu stärken.
- Erforderlich ist eine effiziente und optimierte Gestaltung von Prozessen, die den Zugang zu Leistungen der Pflegeversicherung, die Sicherung der Qualität und die Begleitung Pflegebedürftiger betrifft: Hier das Assessment und der Pflegeplan des Medizinischen Dienstes, dort die individuelle Pflegeprozessplanung durch den Pflegedienst in der Einrichtung, hier wiederum die Versorgungsplanung der Pflegekasse.
- Nicht zuletzt mithilfe der Digitalisierung und der Tele-Pflege gibt es erhebliche Potenziale für eine Optimierung und Effizienz, auf die auch ein systematisches Care und Case Management ausgerichtet ist.

- Die das deutsche Gesundheits- und Pflegesystem prägenden Sektorengrenzen gilt es durch übergreifende Ansätze und einheitliche Leistungsformen durchlässiger zu machen.
- Budgetorientierte Finanzierungsansätze könnten sowohl die Autonomie der auf Pflege angewiesenen Menschen als auch die Handlungsspielräume der Professionellen in der gesundheitlichen und pflegerischen Versorgung erhöhen.
- Die immer noch verbreiteten nicht indizierten Klinikeinweisungen, Notfalleinsätze und Arztkontakte gilt es ebenso zu minimieren wie Heimaufnahmen, die sich aus Mängeln und Defiziten häuslicher Pflegearrangements ergeben.
- Die weiterhin ausgeprägte Bereitschaft der Bevölkerung, sich auch um auf Pflege angewiesene Menschen zu kümmern, sich solidarisch mit ihnen zu zeigen und dies auch im Alltag, verweist auf Potenziale alter und neuer Formen alltäglicher Solidarität, für die Leitbilder der Caring Community dienen können.

Interdisziplinär aufgestellte Teams

In diesem Zusammenhang sind die Überlegungen zu PflegestützpunktenPlus gestellt. Sie verweisen auf eine zukünftige Pflegelandschaft mit interdisziplinär aufgestellten Teams, die auf regionaler und lokaler Ebene den Zugang zur Versorgung, die Begleitung von auf Pflege angewiesenen Menschen und das Care und Case Management übernehmen – mit einer künftig bedeutsameren Rolle der Kommunen im Verbund mit den Pflege- und Krankenkassen. In diesen Teams spielen Pflegefachpersonen der Medizinischen Dienste mit ihrem Assessment und künftig auszugestaltenden Beratungsfunktion ebenso eine wichtige Rolle wie an Heilkundeaufgaben beteiligte Pflegefachpersonen und Community Health Nurses: Mit ihnen lassen sich Pflegestützpunktstrukturen weiterentwickeln. Für die Finanzierung entsprechender Strukturen sind künftig populationsbezogene Modelle gefragt mit neuen Formen von Kostenmonitoring und der Priorisierung von Bedarfen innerhalb der regional zur Verfügung stehenden Ressourcen. Die individuellen Leistungen auf Pflege angewiesener Menschen und ihrer Ansprüche auf diese gilt es zu vereinfachen und zu differenzieren nach pflegefachlichen und heilkundlichen Begleitfunktionen einerseits und assistierenden Unterstützungsformen für die Bewältigung von Sorge- und Pflegeaufgaben im Alltag andererseits.

PflegestützpunktePlus stehen für ein regional und lokal ausgerichtetes Care Management, in dem die Koordination und Vernetzung von Angeboten nicht nur in der Langzeitpflege, sondern auch mit der ärztlichen und Notfallversorgung gewährleistet wird, pflegepräventive Angebote vorgehalten und entwickelt und Caring Communities in ihrer solidaritätsbasierten Unterstützung begleitet werden.

Keine zusätzlichen Strukturen

Langzeitpflege fit für die Zukunft? Es geht nicht um neue und zusätzliche Strukturen. Es kann auch nicht darum gehen, immer mehr Beratungsangebote zu schaffen, immer mehr Pflegefachpersonen für Qualitätssicherungsaufgaben „abzuziehen". Es geht um ein effizientes Gesamtsystem. Dafür steht das Care und Case Management, dafür steht auch das Zielbild der PflegestützpunktePlus, die als wichtiger Baustein einer Strukturreform der Pflegeversicherung angesehen werden.

In der 21. Legislaturperiode gilt es die Weichen für ein resilientes Pflegesystem in Zeiten demografischer Transformation zu stellen. Der DAK-Pflegereport 2025 liefert wichtige, an bereits vorbereiteten Reformansätze anschlussfähige Bausteine für eine Weiterentwicklung der Pflegeversicherung. Zu nennen sind etwa das in der 20. Legislaturperiode vorbereitete Pflegekompetenz- und ANP-Gesetz und die Regelungsvorschläge zur Stärkung der Rolle der Kommunen in der Langzeitpflege.

Werkstätten der Weiterentwicklung der Pflegeversicherung

Die DAK-Gesundheit beteiligt sich an den Werkstätten der Weiterentwicklung der Pflegeversicherung, sei es in Modellprojekten gem. § 123 SGB XI, in denen es um ein integriertes Care und Case Management, KI-gestützte Planung und neue Versorgungsformen geht, sei es an dem Ansatz der subjektorientierten Qualitätssicherung mit einer Weiterentwicklung der Aufgaben und Funktionen des Medizinischen Dienstes, sei es durch vielfältige Ansätze der Pflegeprävention und regionaler Kooperationsformen etwa mit Kommunen und ihren Pflegestützpunktstrukturen und leistet so ihren Beitrag zur Resilienz einer zukunftssicheren Langzeitpflege. Die DAK-Gesundheit steht auch für eine aktive Rolle in der Pflegepolitik. Sie erkennt die Grenzen eines Ausbaus von Leistungen und der Anhebung von Beitragssätzen – und setzt auf ein effizientes System. Sie nimmt ihre pflegepolitische Gestaltungsrolle mit diesem DAK-Pflegereport bezogen auf eine notwendige Ausrichtung der Pflegepolitik auf die Pflege vor Ort wahr.

7.4 Literaturverzeichnis

Karagiannidis, Christian/Augurzky, Boris/Alscher, Dominik (2025). Die Gesundheit der Zukunft Wie wir das System wieder fit machen Christian Karangiannidis, Boris Augurzky, Dominik Alscher. Stuttgart, S. Hirzel Verlag GmbH.

Klie, Thomas/Ranft, Michael/Szepan, Nadine-Michèle (2025 im Erscheinen). Strukturreform PFLEGE und TEILHABE III.

Ochmann, Richarc/Albrecht, Martin/Sonnenbeger, David (2025). Beitragsentwicklung in der Sozialversicherung. Update der szenarienbasierten Projektion bis zum Jahr 2035 im Auftrag der DAK-Gesundheit. IGES Institut GmbH. Online verfügbar unter https://caas.content.dak.de/caas/v1/media/88710/data/a57e74372daa9edc30149d9b452e96f0/250121-download-kurzbericht-pk-rekordanstieg-bei-sozialabgaben.pdf (abgerufen am 04.03.2025).

Rothgang, Heinz (2025). Beitragssatzeffekte einer Pflegebürgervollversicherung. Gutachten im Auftrag des Bündnis für eine solidarische Pflegevollversicherung. Online verfügbar unter www.der-paritaetische.de/fileadmin/user_upload/Fachinfos/doc/Pflegevollversicherung_Gutachten_Finanzierung_.pdf (abgerufen am 04.03.2025).

Verbraucherzentrale Bundesverband e.V. (2024). Innovationen in der häuslichen Pflege: Good Practices. Online verfügbar unter https://www.vzbv.de/sites/default/files/2025-03/24-12-06%20InnovationenInderPflege-Projektbericht-final.pdf (abgerufen am 01.04.2025).

Abbildungsverzeichnis

Tabellenverzeichnis

Verzeichnis der Autorinnen und Autoren

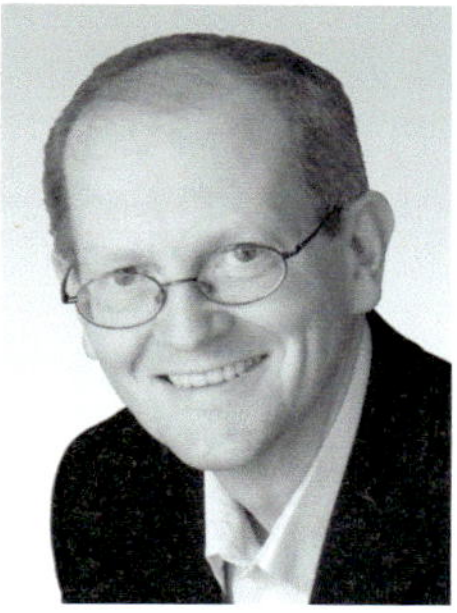

Dr. Wilhelm Haumann studierte in Münster. Seit 1995 ist er wissenschaftlicher Mitarbeiter des Instituts für Demoskopie Allensbach. Als Projektleiter im Bereich der Sozialforschung hat er hier zahlreiche demoskopische Studien durchgeführt. Schwerpunkte waren dabei Umfragen zur Pflege, zur Entwicklung und Förderung von Familien sowie zum bürgerschaftlichen Engagement.

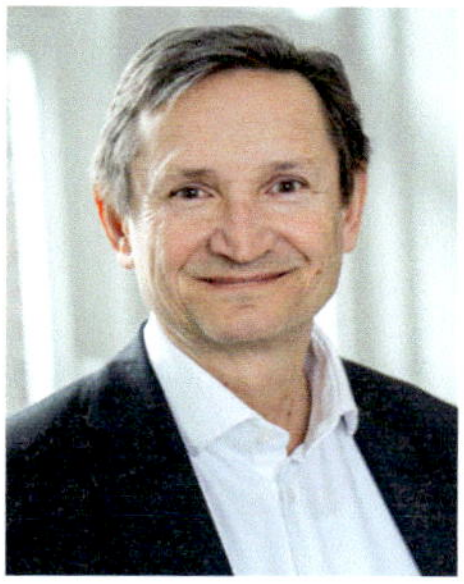

Dr. h. c. Helmut Hildebrandt ist Vorstandsvorsitzender der OptiMedis AG. Sein Schwerpunkt liegt im Aufbau und Management regionaler populationsbezogener IV-Systeme. So war er zum Beispiel von 2005 bis 2018 neben seiner Vorstandstätigkeit bei der OptiMedis AG Geschäftsführer der Gesundes Kinzigtal GmbH in Baden-Württemberg und ist aktuell Geschäftsführer der Gesunder Werra-Meißner-Kreis GmbH im nordhessischen Eschwege. Der Apotheker und Gesundheitswissenschaftler verfügt über langjährige Erfahrungen in qualitativer Forschung (Medizinsoziologie) und konzeptioneller Arbeit in Gesundheitsförderung und Organisationsentwicklung. Er hat viele Jahre für die Weltgesundheitsorganisation an Präventionsprojekten mitgearbeitet und über 20 Jahre Krankenkassen, Verbände, Unternehmen und Einrichtungen der Gesundheitswirtschaft beraten. Er wurde 2022 mit dem Vordenker-Award ausgezeichnet.

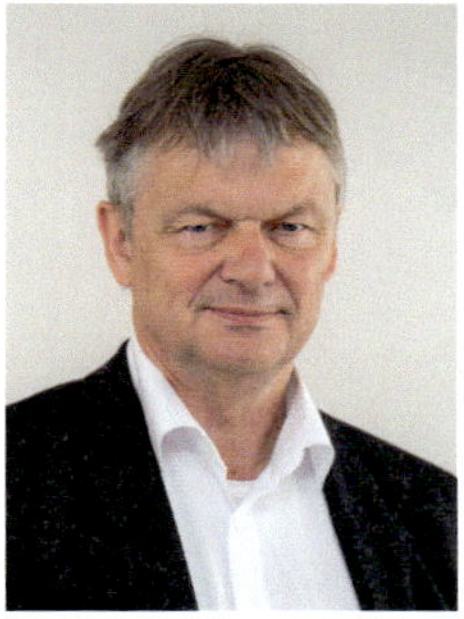

Prof. Dr. habil. Thomas Klie, geb. 1955 in Hamburg, Rechts- und Sozialwissenschaftler sowie Gerontologe. Er leitet das Forschungsinstitut AGP Sozialforschung sowie das Zentrum für zivilgesellschaftliche Entwicklung in Freiburg und Berlin. Er war Mitglied der Sechsten und Siebten Altenberichtskommission sowie Vorsitzender der Zweiten Engagementberichtskommission der Bundesregierung. Er lehrt in Freiburg und Graz und arbeitet als Rechtsanwalt in Freiburg, München und Berlin und ist Politik beratend tätig. Seit 2022 ist er Geschäftsführer im International Centre for Socio-Legal SOCLES gGmbH. Er verantwortet seit 2015 die DAK-Gesundheit Pflegereporte.

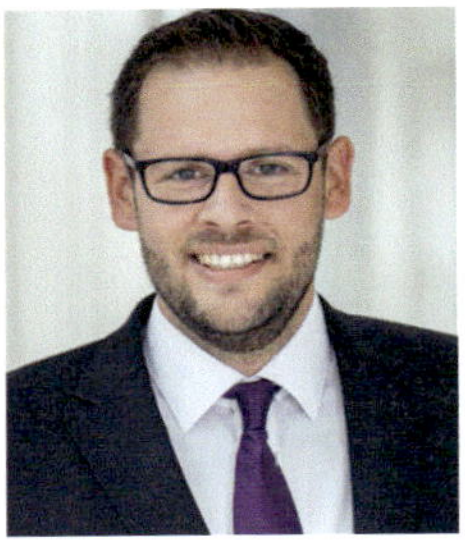

Philip Lewin ist Analyst Gesundheitsdaten & Web-Entwickler bei der OptiMedis AG. Zu seinen Aufgaben gehört die Durchführung von deskriptiven, prädiktiven und präskriptiven Analysen sowie die Entwicklung von maßgeschneiderten Visualisierungskonzepten für die Kommunikation von Ergebnissen. Darüber hinaus ist er an der Entwicklung eines automatisierten Verfahrens zur Erstellung von Feedbackberichten für medizinische Leistungserbringer beteiligt. Vor seiner Zeit bei OptiMedis arbeitete er als wissenschaftlicher Mitarbeiter am Institut für Sozialmedizin und Epidemiologie sowie am Institut für Krebsepidemiologie e. V. der Universität zu Lübeck. Dort war er an der Durchführung zahlreicher epidemiologischen Studien beteiligt.

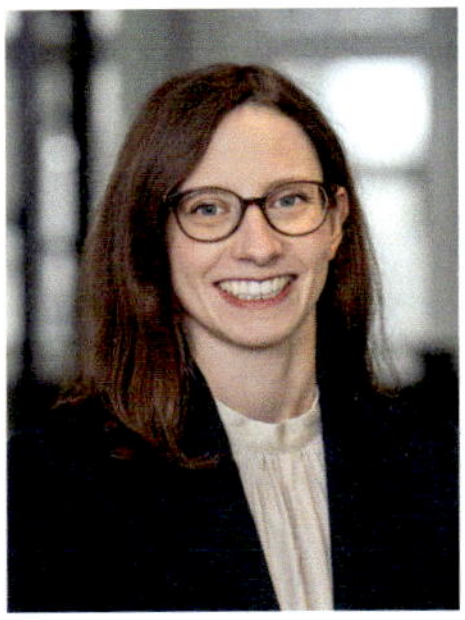

Dr. Mareike Mähs ist Analystin Gesundheitsdaten & Versorgungsforschung bei der OptiMedis AG. Hier ist sie für die Aufbereitung, Analyse sowie Interpretation von Gesundheitsdaten, die Evaluierung von Gesundheitsprogrammen, die Durchführung von betriebswirtschaftlichen sowie gesundheitsökonomischen Auswertungen sowie die Kommunikation der Analyseergebnisse zuständig. Sie studierte European Public Health an der Maastricht University und Public Health/Gesundheitswissenschaften an der Universität Bielefeld. Zudem promovierte sie zur gesundheitsökonomischen Evaluation von Ambient Assisted Living-Technologien an der Universität Vechta. Dort arbeitete sie von 2016 bis 2022 als wissenschaftliche Mitarbeiterin am Institut für Gerontologie und forschte in den Bereichen Evaluation sowie Implementierung von Technologien im Gesundheits- und Pflegebereich, gesundheitsökoncmische Evaluation von AAL- sowie E-Health-Technologien und Geschäftsmodelle von Innovationen in Quartiersnetzwerken.

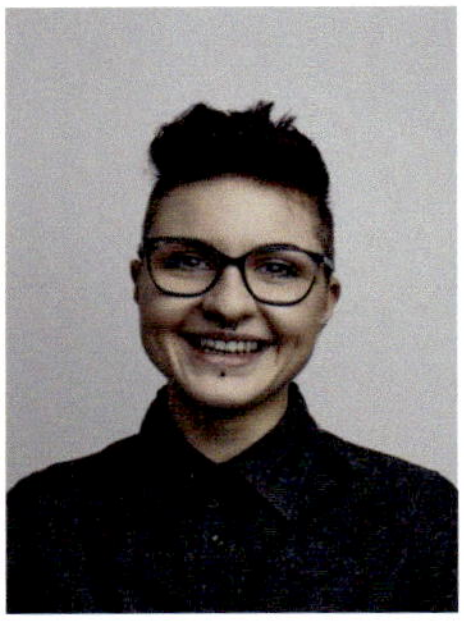

Sam Schwierk ist Sozialarbeiter (B. A.) und studiert den Studiengang Master of Science Public Health an der APOLLON Hochschule der Gesundheitswirtschaft. Er war als Sozialarbeiter im Bereich der Altenhilfe tätig und ist nun wissenschaftlicher Mitarbeiter bei AGP Sozialforschung. Auf Honorarbasis bietet er ein gerontologisches Seminar für den Bachelorstudiengang Soziale Arbeit, an der Evangelischen Hochschule Freiburg, an.

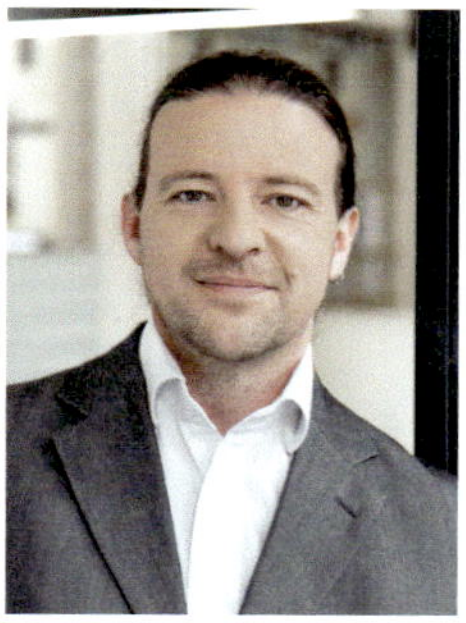

Pascal Wendel ist Fachinformatiker für Anwendungsentwicklung und seit 2011 bei OptiMedis tätig, seit 2020 als Leiter Analytik Gesundheitsdaten & IT. Er hat mehr als 25 Jahre Erfahrung in der Datenverarbeitung und IT-Administration – von der Entwicklung und Implementierung von Data-Warehouse-Lösungen und der Erstellung von Reports für Endkunden bis zur Installation und dem Betrieb von Hard- und Software. Er ist verantwortlich für die Entwicklung des OptiMedis Data Warehouse, die Integration von Daten aus der Gesundheitsversorgung wie zum Beispiel GKV-Routinedaten, die Analyse und Visualisierung von klinischen Daten und die Entwicklung von innovativen Tools. Ein weiterer Schwerpunkt ist die Erstellung von Deckungsbeitrags-Berechnungen (Morbi-RSA) für die Regionen, in denen OptiMedis populationsorientierte, integrierte Versorgungssysteme umsetzt.

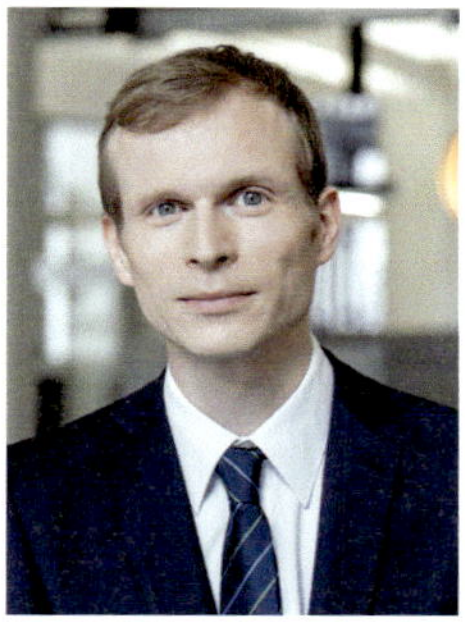

Marco Zeptner Marco Zeptner ist Analyst für Gesundheitsdaten sowie Software-Entwickler und seit 2017 bei der OptiMedis AG tätig. Er hat mehr als 15 Jahre Erfahrung in der Datenverarbeitung und der Bereitstellung präziser Spezialsoftware im Analytik-Bereich. Er ist verantwortlich für die Bereitstellung der GKV-Routinedaten für das OptiMedis-Data Warehouse sowie die Implementierung innovativer Analytik-Möglichkeiten in diese Plattform. Er studierte an der Universität Bielefeld Wirtschaftsmathematik und sammelte im Anschluss daran mehrere Jahre Erfahrung in der Entwicklung neuer Technologien in einem mittelständigen Unternehmen.